MENTALISIEREN IN KLINIK UND PRAXIS
Herausgegeben von Ulrich Schultz-Venrath

Mentalisieren ist die Fähigkeit, sich auf innerpsychische (mentale) Zustände (wie z. B. Gedanken, Gefühle, Wünsche, Bedürfnisse) von sich selbst und anderen zu beziehen und diese als dem Verhalten zugrundeliegend zu begreifen. Mentalisieren wird als wesentliche menschliche Kompetenz angesehen.

Die Fähigkeit des Mentalisierens ist bei verschiedenen psychischen Störungen unterschiedlich stark eingeschränkt oder nicht vorhanden. Dies hat häufig schwerwiegende Folgen. Die Mentalisierungsfähigkeit wiederherzustellen ist eine zentrale therapeutische Aufgabe in den verschiedenen Psychotherapien.

Die einzelnen Bände der Reihe stellen in kompakter Form die Anwendungsmöglichkeiten mentalisierungsbasierter Maßnahmen auf wichtigen Störungsfeldern vor.

Die Einzelbände behandeln folgende Themen:

1. Band: Mentalisieren in Gruppen
2. Band: Mentalisieren bei Depressionen
3. Band: Mentalisieren mit Kindern und Jugendlichen
4. Band: Mentalisieren mit Paaren
5. Band: Mentalisieren des Körpers
6. Band: Mentalisieren bei Persönlichkeitsstörungen
7. Band: Mentalisieren bei Traumatisierungen
8. Band: Mentalisieren bei Essstörungen
9. Band: Mentalisieren bei Psychosen (erscheint 2023)

Almut Zeeck & Sebastian Euler

Mentalisieren bei Essstörungen

Klett-Cotta

MIX
Papier | Fördert gute Waldnutzung
FSC® C014496

Klett-Cotta
www.klett-cotta.de

Cover: Bettina Herrmann, Stuttgart
unter Verwendung einer Abbildung von vizualni / Adobe Stock
Gesetzt von Eberl & Koesel Studio, Kempten
Gedruckt und gebunden von GGP Media GmbH, Pößneck
ISBN 978-3-608-98332-6
E-Book ISBN 978-3-608-12221-3
PDF-E-Book ISBN 978-3-608-20640-1

Bibliografische Information der Deutschen Nationalbibliothek
Die Deutsche Nationalbibliothek verzeichnet diese Publikation in der Deutschen Nationalbibliografie; detaillierte bibliografische Daten sind im Internet über http://dnb.d-nb.de abrufbar.

Inhalt

1 Einleitung ... 9

2 Essstörungen ... 14
2.1 Störungsbilder ... 16
2.1.1 Komorbidität ... 21
2.2 Epidemiologie und Verlauf ... 23
2.3 Ätiologie ... 24
2.4 Körperliche Folgen von Essstörungen ... 30
2.5 Behandlung von Essstörungen ... 31
2.5.1 Evidenzbasierte Therapieansätze ... 32
2.5.2 Wirkfaktoren ... 34
2.5.3 Schwierigkeiten in der Behandlung ... 35

3 Grundlagen des Mentalisierungskonzeptes und der Mentalisierungsbasierten Therapie (MBT) ... 39
3.1 Grundlagen des Mentalisierungskonzeptes ... 39
3.1.1 Entwicklungspsychologie und Mentalisieren ... 44
3.1.2 Modi des psychischen Erlebens ... 48
3.1.3 Dimensionen des Mentalisierens ... 52
3.1.4 Epistemisches Vertrauen – »epistemic trust« ... 53
3.1.5 Mentalisieren und Psychopathologie ... 54
3.1.6 Mentalisieren und Psychotherapie – der Forschungsstand ... 55
3.2 Mentalisierungsbasierte Therapie (MBT) ... 61
3.2.1 Ziele ... 62
3.2.2 Grundhaltung ... 63
3.2.3 Vorgehen und Interventionen ... 64
3.2.4 Gruppentherapie ... 73

4 Essstörungen aus Sicht des Mentalisierungskonzeptes ... 82
4.1 Essstörungen und Mentalisieren ... 82
4.1.1 Generelle Einschränkungen der Mentalisierungsfähigkeit ... 83
4.1.2 Beeinträchtigung der Dimensionen des Mentalisierens ... 86
4.2 Mentalisieren des Selbst ... 88
4.2.1 Affektwahrnehmung und -regulation ... 89
4.2.2 Selbstbild, Selbstwertregulation und Individuation ... 97
4.3 Körpererleben ... 101
4.4 Bindungsmuster und interaktionelle Probleme ... 110
4.4.1 Bindungsmuster ... 110
4.4.2 Interpersonelle Schwierigkeiten ... 113
4.4.3 Zusammenfassung: Bindung und Mentalisieren bei Essstörungen ... 118

5 Mentalisierungsbasierte Therapie (MBT) bei Essstörungen ... 122
5.1 Diagnostik und Indikationsstellung ... 126
5.1.1 Essstörung und Komorbidität ... 129
5.1.2 Fähigkeit zu Mentalisieren ... 130
5.1.3 Bindungsmuster und Vulnerabilität in Beziehungen ... 135
5.1.4 Indikationsstellung ... 137
5.1.5 Zusammenfassung ... 140
5.2 Ziele der Therapie ... 140
5.3 Therapeutische Grundhaltung ... 141
5.3.1 Position des Nichtwissens bei Essstörungen ... 145
5.3.2 Sicherheit geben ... 146
5.4 Struktur der Behandlung ... 148
5.4.1 Strukturieren ... 148
5.4.2 Krisenpläne ... 153
5.5 Phasenspezifisches Vorgehen ... 154
5.5.1 Psychoedukation ... 158
5.5.2 Fallformulierung ... 159
5.5.3 »Verträge« und weitere Instrumente ... 170

5.6 Therapeutische Interventionen ... 176
5.6.1 Formen der Interventionen ... 176
5.6.2 Vorgehen orientiert am vorherrschenden Modus ... 184
5.7 Vorgehen bei zentralen Themen ... 189
5.7.1 Restriktives Essverhalten und Kontrolle ... 189
5.7.2 Essanfälle und Impulsregulation ... 192
5.7.3 Körpererleben ... 197
5.7.4 Selbsterleben ... 201
5.7.5 Interaktionen mit Angehörigen und in der Herkunftsfamilie ... 203
5.7.6 Umgang mit Medikamenten ... 206
5.8 Mentalisieren der therapeutischen Beziehung ... 207
5.9 Gruppentherapie ... 212
5.10 Schwer zu mentalisierende therapeutische Situationen ... 220
5.11 Fallbeispiel Anorexia nervosa ... 220
5.11.1 Anamnese ... 221
5.11.2 Persönlichkeitsdiagnostik ... 222
5.11.3 Mentalisierungsdiagnostik ... 223
5.11.4 Therapieverlauf ... 226

6 Komplexe Therapieprogramme ... 242
6.1 Stationäre und tagesklinische Behandlung von Essstörungen ... 242
6.2 Mentalisierungsbasierte stationäre und tagesklinische Behandlung von Essstörungen ... 246
6.3 Schnittstellen, Transfer in den Alltag ... 262

Resümee und Ausblick ... 265

Anhang ... 268
Anhang 1: Diagnostische Kriterien nach ICD-10, ICD-11 und DSM-5 ... 268
Anhang 2: Psychoedukation, Einführung zu MBT bei Essstörungen ... 274

Literatur 276

Die Autorin und der Autor 301

KAPITEL 1

Einleitung

Essstörungen sind Erkrankungen, die in der Regel in der Pubertät und Adoleszenz beginnen – und damit in einer wichtigen, das weitere Leben eines Menschen prägenden Entwicklungsphase. Sie verlaufen oft über viele Jahre und gehen mit einem großen Leidensdruck und mit massiven Einschränkungen der Lebensqualität der Betroffenen, aber auch der Angehörigen, einher. Ihre Behandlung stellt nicht zuletzt wegen der zum Teil vitalen Gefährdung eine große Herausforderung dar. Die Ursachen von Essstörungen fordern von uns Psychotherapeuten, dass wir uns mit existenziellen Fragen und mit Schnittstellen zwischen gesellschaftlich-kulturellen Rahmenbedingungen, der individuellen, durch Beziehungserfahrungen geprägten Entwicklung eines Individuums und genetisch-biologischen Faktoren beschäftigen. Bis heute ist nur ein Bruchteil dieser Zusammenhänge verstanden.

In der Therapie der Essstörungen ist Psychotherapie die Methode der ersten Wahl. Über die letzten Jahrzehnte wurden störungsspezifische Ansätze entwickelt, deren Wirksamkeit gezeigt werden konnte. Eine grundsätzliche Wirksamkeit heißt aber nicht, dass alle Patientinnen[1] mit diesen therapeutischen Ansätzen gleichermaßen erreicht werden können: Bei Anorexia und Bulimia nervosa kommt es nach wissenschaftlichen Untersuchungen in nur ca. 50 % der Fälle zu Heilungen. Dies ist als unbefriedigend anzusehen.

Die psychotherapeutische Behandlung essgestörter Patientinnen geht mit Schwierigkeiten einher, die u. a. mit dem Erleben und Den-

1 Da es sich bei Menschen mit einer Anorexia oder Bulimia nervosa zu 90 % um Mädchen und Frauen handelt, wird in diesem Buch die weibliche Form verwendet – in allen anderen Fällen das generische Maskulinum. Andere Geschlechter sind jeweils mit gemeint (m/w/d).

ken der Betroffenen zu tun haben, welches für Therapeuten und Außenstehende oft nur begrenzt nachvollziehbar ist. Diese Schwierigkeit beim Verstehen kann sich auf die therapeutische Beziehung und den Behandlungserfolg auswirken. So kann es sein, dass Patientinnen das Vorgehen von Therapeuten als unpassend oder sogar bedrohlich erleben, da sie es mit ihren Überzeugungen und Empfindungen nicht in Einklang bringen können. Ein Beispiel ist die Überzeugung einer jungen Frau mit einer Anorexia nervosa, dass sie mindestens ein Kilogramm zunehmen und unförmig aussehen wird, wenn sie morgens ein Brot mit Butter und Marmelade essen würde. Sie verbindet das Essen eines Brotes mit dem Gefühl, sich nicht mehr unter Kontrolle zu haben und aufgrund ihrer schlechten Selbstdisziplin nicht mehr gemocht zu werden. Es würde hier wenig helfen zu betonen, dass ein Brot mit Marmelade nicht zu einer Gewichtszunahme führen wird und nichts damit zu tun hat, wie die junge Frau von anderen Menschen wahrgenommen wird. Das ist für Therapeuten eine große Herausforderung.

Warum nun das Thema Mentalisieren? Wir sind überzeugt, dass das Mentalisierungskonzept mit seinem theoretischen Modell und die Mentalisierungsbasierte Therapie mit ihren praktischen Vorgehensweisen Möglichkeiten bieten, die das Verständnis für das Erleben essgestörter Patientinnen erweitern und zu einer Verbesserung des therapeutischen Vorgehens beitragen können. Wir glauben, dass das Mentalisierungskonzept hilft, sich stärker am Denken und Erleben der Patientinnen zu orientieren und »schädliche« Interventionen und Interaktionen in der Behandlung zu vermeiden. Damit sind Interventionen gemeint, die die Patientinnen nicht erreichen, überfordern oder von ihnen eventuell sogar als Angriff wahrgenommen werden. Das Mentalisierungsmodell konzeptualisiert, inwieweit ein Mensch in der Lage ist, sein eigenes Fühlen, Denken und Handeln »von außen zu sehen« und zu reflektieren – und sich umgekehrt bei seinem Gegenüber vorzustellen, was mögliche Gefühle und Motive sind, die dessen Handeln bestimmen. Es wird angenommen, dass die Fähigkeit zu Mentalisieren eng mit den individuellen Möglichkeiten verbunden ist, Affekte und innere Zustände zu regulieren und zwischenmenschliche Situationen adäquat zu gestalten.

Eine Anzahl an Studien weist darauf hin, dass die Fähigkeit des Mentalisierens bei Menschen, die an einer Essstörung leiden, deutlich eingeschränkt ist (auch wenn dies nicht immer und nicht bezogen auf alle Aspekte des Mentalisierens der Fall sein muss). Auch Mangelernährung und Untergewicht scheinen Auswirkungen zu haben. Eine eingeschränkte Fähigkeit zu Mentalisieren kann ausgehend von dem oben genannten Beispiel bedeuten, dass die Überzeugungen der jungen Frau für sie eine unverrückbare Realität sind. Würde ein Therapeut versuchen, »seine Realität« dagegenzuhalten, würde sie sich unverstanden fühlen. Zunächst bedarf es von Seiten des Therapeuten also eines Versuchs, sich in die Welt der Patientin hineinzuversetzen und sie verstehen zu wollen. Es kommt daher auch maßgeblich auf seine Mentalisierungsfähigkeit an. Ein mentalisierungsorientiertes Bemühen des Therapeuten wird vermutlich dazu führen, dass die junge Frau das Gefühl bekommt, dass dieser sich wirklich für ihr Erleben und ihre Not interessiert. Sie wird sich nicht nur in der therapeutischen Beziehung sicherer fühlen, sondern möglicherweise auch bereiter sein, den Äußerungen des Therapeuten zu folgen. Hinzu kommt, dass die Fähigkeit zu Mentalisieren zwar beim Einzelnen allgemein mehr oder weniger ausgeprägt sein kann, aber zusätzlich auch sehr von der aktuellen Situation und dem jeweiligen Kontext abhängig ist. Sie fluktuiert also, was auch in der Behandlung zu berücksichtigen ist.

Das Mentalisierungskonzept kann als ein grundlegendes Modell des psychischen Funktionierens verstanden werden. Einschränkungen der Fähigkeit zu Mentalisieren können die Vulnerabilität erhöhen, eine psychische Erkrankung zu entwickeln, die sich in Schwierigkeiten in Bezug auf sich selbst und in Beziehungen zu anderen äußert. Das Mentalisierungskonzept geht davon aus, dass es zentral ist, bei der Behandlung psychischer Störungen Einschränkungen des Mentalisierens zu berücksichtigen und diese Fähigkeit gezielt zu fördern, um eine Verbesserung der Affektregulation, der Wahrnehmung des eigenen Selbst und der Gestaltung zwischenmenschlicher Beziehungen zu erreichen. Eine Förderung dieser Fähigkeit wird also als zentraler Wirkmechanismus in der Psychotherapie verstanden.

Dieses Buch beschäftigt sich mit dem Thema Mentalisieren bei Essstörungen. Bislang findet sich nur eine begrenzte Anzahl an wissenschaftlichen Studien, die die Mentalisierungsfähigkeit bei Menschen mit einer Essstörung untersucht haben. Noch weniger Studien haben die Wirksamkeit der Mentalisierungsbasierten Therapie (MBT) bei Essstörungen geprüft, auch wenn wir hoffen, dass sich dies in Zukunft ändern wird.

Das Buch verfolgt folgende Ziele:

- eine Übersicht über zentrale psychische Problembereiche bei Essstörungen zu geben und diese mit Hilfe des Mentalisierungskonzeptes zu beschreiben;
- darzustellen, wie die Theorie des Mentalisierens helfen könnte, das Denken und Fühlen essgestörter Menschen besser nachzuvollziehen;
- zu zeigen, wie eine Orientierung an den Grundprinzipien der Mentalisierungsbasierten Therapie (MBT) und für die MBT charakteristische Interaktionen in der Behandlung von Patientinnen mit Essstörungen aussehen könnten;
- zu skizzieren, wie eine Orientierung an den Prinzipien der MBT in bisherige Therapieansätze und Behandlungssettings integriert werden kann.

Das Buch wird sich im Wesentlichen auf die Behandlung von jungen Erwachsenen und Erwachsenen beziehen. Die Ausführungen können aber auch für die Arbeit mit Kindern und Jugendlichen anregend und hilfreich sein.

Abschließend soll an dieser Stelle betont werden, dass die Autoren nicht der Überzeugung sind, dass die Mentalisierungsbasierte Therapie (MBT) in ihrer Adaptation für Essstörungen grundsätzlich eine »bessere« Therapie als die schon etablierten, störungsspezifischen Verfahren darstellt. Auch andere Therapien fördern vermutlich über verschiedene Wege die Mentalisierungsfähigkeit, wenn auch nicht explizit. Umgekehrt ist es unabdingbar, dass wesentliche Komponenten bestehender Verfahren – wie die konkrete Arbeit am Essverhalten und an einer Gewichtszunahme – auch in ein MBT-orientiertes Vorgehen bei Essstörungen integriert werden. Wir hoffen mit unserem Buch zeigen zu können, dass eine Orientierung am Mentalisierungskonzept und eine explizite Berücksichtigung des Mentalisierens in der Behandlung von Essstörungen eine große Chance bietet, die therapeutische Arbeit mit Patientinnen und Patienten und die Behandlungsergebnisse zu verbessern.

Freiburg und Zürich, im März 2023
Almut Zeeck und Sebastian Euler

KAPITEL 2

Essstörungen

Essstörungen sind Krankheitsbilder, bei denen ein biologisch notwendiges Verhalten, nämlich die Aufnahme von Nahrung, und die dieses Verhalten steuernde Wahrnehmung von Hunger und Sättigung sich in einer problematischen Weise verändern. Auf der Verhaltensebene wird die Nahrungsmenge entweder sehr stark eingeschränkt, sodass es zu einer Mangelernährung kommt, oder die Kontrolle über das Essen geht verloren. Häufig trifft auch beides zusammen zu. Psychische und soziale Faktoren spielen dabei eine entscheidende Rolle.

Das Essen und der eigene Körper bekommen eine spezifische psychische Bedeutung und werden mit problematischen Überzeugungen verknüpft – zum Beispiel der Überzeugung, nur liebenswert zu sein, wenn man dünn ist. Für manche Menschen steht dabei das Essen selbst im Vordergrund, für andere ihr Körper, der durch Einschränkungen der aufgenommenen Nahrungsmenge verändert und »kontrolliert« werden kann. Vor allem bei der Anorexia nervosa (AN) und der Bulimia nervosa (BN) ist das Erleben des Körpers ins Negative verschoben: Er wird in der Regel als unförmig, »dick« und hässlich empfunden. In Hinblick auf die psychische Funktionalität, welche Essen und Körper bekommen, werden folgende Aspekte als bedeutsam angenommen, denen individuell eine unterschiedliche Gewichtung zukommen kann: die Regulation aversiver affektiver Zustände, Fragen der Selbstdefinition und Identität sowie der Handlungsmacht und Kontrolle und die Regulation der Beziehung zu anderen Menschen (s. a. Kapitel 4).

Zur Entstehung von Essstörungen tragen viele Faktoren bei. Neben der individuellen Entwicklung und genetisch-biologischen Faktoren ist zu berücksichtigen, dass Essstörungen auch ein Phänomen sind, welches vor einem sozialen und kulturellen Hintergrund verstanden werden muss. So spielen ökonomische Bedingungen, das Angebot an Nahrungsmitteln, das Ausmaß an körperlicher Arbeit sowie das in einer Gesellschaft vorherrschende Körperideal eine Rolle (Habermas 2015). Die sozialen Bedingungen und Ideale änderten sich im 19. und 20. Jahrhundert in den westlichen Industrienationen stark: Nahrung war immer mehr verfügbar, gleichzeitig nahm der Energieverbrauch ab, da körperliche Arbeit eine zunehmend geringere Rolle spielte. Vor allem nach dem II. Weltkrieg etablierte sich ein Ideal des schlanken Körpers in einer Zeit, in der parallel weniger der Hunger als das Problem zunehmenden Übergewichts entstand. Die Adipositas wurde als ein medizinisches Problem definiert und in den 1970er Jahren die heute noch geltenden Grenzen für Übergewicht und Adipositas eingeführt (Habermas 2015). Die AN spielte ab den 1960er und 1970er Jahren als Krankheitsbild eine immer größere Rolle, die BN folgte ab den 1980er Jahren.

In Hinblick auf das Schönheitsideal war nun Schlanksein und nicht mehr ein wohlgenährter Körper attraktiv. Dies galt zunächst für Frauen, während das Ideal bei Männern erst später »körperlicher« wurde: Bei ihnen gilt heute ebenfalls ein schlanker, vor allem aber ein sportlicher und muskulöser Körper als erstrebenswert (McCreary et al. 2007), wobei das Schönheitsideal weiter im Wandel ist: In den Medien werden in den letzten Jahren nun Frauen immer häufiger mit nicht nur schlankem, sondern auch athletischem Körper gezeigt (Homan et al. 2012; Thompson et al. 2004). Dies spiegelt sich in der Phänomenologie von Essstörungen: Während Körpergewicht, welches durch Muskulatur bedingt ist, von den meisten Patientinnen heute als »akzeptabel« erlebt wird, wird Gewicht, welches durch Fettgewebe verursacht ist, als nicht tolerierbar erlebt. Exzessives und zwanghaftes Sporttreiben, u. a. zum Verbrauch von Kalorien und zur Beeinflussung der Körperform, ist inzwischen ein häufiges Phänomen und Teil der Pathologie sowohl bei der AN als auch bei BN (Zeeck & Schlegel 2013).

Die Verknüpfung von übermäßiger Nahrungsaufnahme oder restriktivem Essen/Hungern mit moralischen Vorstellungen reicht lange zurück: Ein Kontrollverlust wie etwa die »Völlerei« zählte im

Mittelalter zu den Todsünden, während Fasten, Askese und Versagung mit Reinheit und mit der Annäherung an Gott und Selbstkontrolle im positiven Sinne assoziiert waren. Die Angst vor Übergewicht, die überwertige Idee zu dick zu sein und gesellschaftliche Praktiken wie Diätverhalten verbreiteten sich nach Habermas (2015) aber erst in der zweiten Hälfte des 19. Jahrhunderts. Eine moralische Bewertung des Essverhaltens findet sich auch im Erleben der Menschen mit einer Essstörung: Eine Einschränkung der Nahrungsaufnahme wird als positive Kontrolle und Selbstbeherrschung erlebt. Auf einer meist nicht bewussten Ebene wird sie mit der Fähigkeit assoziiert, Bedürftigkeit und Affekte in Schach zu halten (so z.B. Ärger, Neid oder Wünsche nach Nähe oder sexueller Befriedigung). Ein Kontrollverlust beim Essen, bei welchem Menschen mit einer Essstörung es häufig so erleben, als wenn sie sich »endlich alles nehmen, was sonst verboten ist«, wird moralisch als verwerflich empfunden und geht mit Scham- und Schuldgefühlen einher. Übergewicht steht unter anderem für mangelnde Selbstdisziplin und Trägheit.

2.1 Störungsbilder

Es werden drei große Gruppen von Essstörungen unterschieden: die Anorexia nervosa (AN), die Bulimia nervosa (BN) und die Binge-Eating-Störung (BES). Die BES wurde in die letzte, 2013 publizierte Fassung des Diagnostical and Statistical Manual of Mental Disorders, das amerikanische Klassifikationssystem für psychische Erkrankungen (DSM-5, American Psychiatric Association 2013), als weitere Essstörungskategorie mit aufgenommen und stellt nun auch in der neuen Ausgabe der Internationalen Klassifikation der Erkrankungen ICD-11 eine eigene Gruppe dar (World Health Organization 2022). Alle drei Essstörungen sind in den Klassifikationssystemen mit den frühkindlichen Fütterstörungen und anderem auffälligen Essverhalten in der Gruppe »Fütter- und Essstörungen« zusammengeführt worden, um deutlich zu machen, dass Essstörungen über die gesamte Lebensspanne hinweg vorkommen können (Gradl-Dietsch et al. 2020). Dazu zählen Krankheitsbilder wie die sogenannte

»Pica«[2] (das Essen nicht nahrhafter, nicht zum Verzehr bestimmter Stoffe), die Ruminationsstörung (wiederholtes Hochwürgen und Kauen von Nahrung) und eine Störung mit Vermeidung oder Einschränkung der Nahrungsaufnahme (im Englischen ARFID, *Avoidant/Restrictive Food Intake Disorder*), welche Überschneidungen mit der in der ICD-10 bislang diagnostizierbaren »Fütterstörung im Kindesalter« aufweist. Charakteristisch ist bei Letzterer ein Desinteresse am Essen oder eine Vermeidung der Nahrungsaufnahme. Das Pica-Syndrom und die Fütterstörung treten bei Entwicklungsstörungen wie der Autismus-Spektrum-Störung gehäuft auf (Zeeck & Nickel 2023). Auf die frühkindlichen Ess- und Fütterstörungen wird in diesem Buch nicht weiter eingegangen.

Im Folgenden werden die diagnostischen Kriterien der drei Essstörungen beschrieben (siehe auch Tab. 2-1, S. 20; in Anhang 1 finden sich die detaillierten Kriterien nach ICD und DSM).

Anorexia nervosa. Die AN ist vor allem durch ein selbst herbeigeführtes Untergewicht und eine Körperbildstörung charakterisiert. Trotz bestehenden Untergewichts wird der Körper als »zu dick« erlebt und das Gewicht wird durch restriktives, oft von strengen Regeln bestimmtes Essverhalten reduziert oder im Bereich des Untergewichts gehalten. An Verhaltensweisen, die gewichtsregulierend wirken sollen, können exzessives Sporttreiben, selbstinduziertes Erbrechen oder ein Abführmittel- oder Diuretika-Missbrauch hinzukommen (»aktive Form« der AN). Die Mangelernährung hat Folgen auf körperlicher, psychischer und sozialer Ebene: So verstärken sich bei Untergewicht zwanghaft-ritualisierte Verhaltensweisen, die Gedanken engen sich auf die Beschäftigung mit der Ernährung sowie dem Gewicht ein und Affekte sind weniger spürbar. Ein sozialer Rückzug ist häufig (Zeeck & Ehrlich 2021).

Bulimia nervosa. Für die BN sind Essanfälle charakteristisch, bei denen die Kontrolle über das Essverhalten verloren geht. Um nicht an Gewicht zuzunehmen, werden gegenregulierende Maßnahmen – wie

2 Nach lat. Pica = Elster

z. B. selbstinduziertes Erbrechen oder exzessives Sporttreiben – eingesetzt. Vor Essanfällen erleben manche Betroffene ein regelrechtes *craving* (starkes Verlangen/Gier), welches so stark ausgeprägt sein kann, dass sie sogar kaum genießbare Dinge zu sich nehmen oder sich durch umfangreiche Einkäufe verschulden.

Binge-Eating-Störung. Die BES ist ebenfalls durch Essanfälle charakterisiert, aber ohne dass es zu gegenregulierenden Maßnahmen kommt. Daher sind 60–70 % der Betroffenen übergewichtig (de Zwaan & Friederich 2006). Die Kriterien für einen Essanfall beinhalten unter anderem, dass innerhalb eines begrenzten Zeitraums (z. B. zwei Stunden) sehr viel mehr gegessen wird als üblich, ein Gefühl des Kontrollverlustes auftritt und die Essanfälle zu einem Leidensdruck führen (American Psychiatric Association 2013). Für eine Übersicht über die Hauptsymptome bei Essstörungen siehe unten Tab. 2-1.

Alle drei Essstörungen (AN, BN, BES) sind zwar jeweils als eigenständige Gruppe definiert, die Grenzen zwischen ihnen sind aber unscharf und fließend: So kann eine AN im Kindesalter im weiteren Verlauf in ca. einem Drittel bis in der Hälfte der Fälle in eine BN übergehen (Bulik et al. 1997; Eddy et al. 2008). Da Essstörungen in der Regel über mehrere Jahre verlaufen, kann es so dazu kommen, dass über die Zeit verschiedene Diagnosen vergeben werden müssen:

> Ein Mädchen nimmt im 15. Lebensjahr stark an Gewicht ab, weil es seinen Körper als unerträglich »fett« erlebt und daher kaum noch kalorienreiche Speisen zu sich nimmt. Es entwickelt eine AN, die vor allem über ein selbst herbeigeführtes Untergewicht definiert ist. Die massive Einschränkung der Nahrungsmenge führt nach einer gewissen Zeit zu Heißhunger und zu Essanfällen, in denen das Mädchen die Kontrolle über das Essverhalten verliert. Aus Angst vor einer Gewichtszunahme beginnt es, selbstinduziert zu erbrechen und viel Sport zu treiben. Steigt das Gewicht trotzdem bis in den normalen Bereich an, liegt eine BN vor, deren Hauptkriterien Essanfälle und einer Gewichtszu-

nahme entgegenregulierende Verhaltensweisen (bei Normalgewicht) sind. Im Alter von 19 Jahren konnte es die junge Frau mit therapeutischer Unterstützung schaffen, das selbstinduzierte Erbrechen aufzugeben und ihren Körper zunehmend zu akzeptieren – sie muss nicht mehr so fokussiert auf ihr Gewicht achten, hungern oder Sport treiben, um dieses zu regulieren. Es kommt aber trotzdem noch zweimal pro Woche zu einem Kontrollverlust beim Essen (ohne Gegenregulation durch selbstinduziertes Erbrechen oder exzessiven Sport), wenn sie emotional sehr angespannt ist. Nun erfüllt sie die Diagnose einer BES. Als es im Alter von 25 Jahren zu einer sehr schmerzhaften Trennung und dem Tod des Vaters kommt, beginnt sie erneut zu hungern und gerät ins Untergewicht – d.h. es wird nun erneut eine AN diagnostiziert.

»Atypische Formen« oder »nicht näher bezeichnete Essstörungen« – das heißt Essstörungen, bei denen nicht alle Kriterien für die drei großen Gruppen von Essstörungen erfüllt werden – stellen klinisch die größte Gruppe dar (Fairburn 2003). Unter anderem vor diesem Hintergrund und wegen der Übergänge zwischen den verschiedenen Essstörungen schlug die Arbeitsgruppe um Christopher Fairburn ein »transdiagnostisches Modell« vor (Fairburn et al. 2003 – s.a. Kap. 2.3). Die Tatsache, dass viele schwer beeinträchtigte Menschen mit einer Essstörung in die unspezifische, nicht näher bezeichnete Gruppe fielen und so Schwierigkeiten hatten eine adäquate Behandlung zu bekommen, war auch einer der Gründe dafür, dass die Kriterien für AN und BN in den neuen Ausgaben der Klassifikationssysteme DSM-5 und ICD-11 weiter gefasst wurden, sodass nun mehr Betroffene die Kriterien für eine der drei Essstörungen erfüllen und nicht einer »Restkategorie« zugeordnet werden müssen (American Psychiatric Association 2013; World Health Organization 2022). Die wichtigsten Änderungen im Vergleich zu den Vorgängerversionen sind, dass das Gewichtskriterium bei der AN verändert wurde – es reicht ein Gewicht bzw. Body Mass Index (BMI) von unter 18,5 kg/m^2 (statt früher 17,5 kg/m^2) bzw. ein Gewicht unterhalb der 5. Altersperzentile für die Diagnose aus. Auch fällt das Kriterium einer endokrinen Störung weg, welche vor allem am Vorliegen einer Amenorrhoe festgemacht wurde, die nicht vorliegt, wenn Hormonpräparate eingenommen werden, und für Jungen/Männer unpassend ist. Bei der BN änderte sich vom DSM-IV zum DSM-5 das Häufigkeits- und Zeitkriterium, welches erstmals in die neue ICD-Klassifikation aufgenommen wird: Es muss nun zu einem Essanfall pro Woche in den letzten drei Monaten gekommen sein – anstelle von durchschnittlich zwei Essanfällen pro Woche.

AN und BN beginnen fast immer in der Pubertät und Adoleszenz – die BN etwas später als die AN. Der früheste Beginn liegt bei ca. neun bis zehn Jahren (Herpertz-Dahlmann 2015). Eine Binge-Eating-Symptomatik kann sogar schon im Alter von sechs Jahren, im Sinne eines *Loss of Control Eating*[3] auftreten. Hier ist aber umstritten, ob schon von einer BES gesprochen werden sollte. Die vulnerable Phase für die Entstehung einer Essstörung ist damit die Zeit des Erwachsenwerdens mit ihren gravierenden körperlichen und seelischen Veränderungen. Während von AN und BN überwiegend Mädchen und Frauen betroffen sind (siehe auch Kap. 2.2), ist das Geschlechterverhältnis bei der BES etwas ausgewogener – mit zwei Drittel Frauen und einem Drittel Männer (Herpertz et al. 2015).

Tab. 2-1: Zentrale Symptome von Essstörungen

- Anorexia nervosa (AN)
  - selbst herbeigeführtes Untergewicht
  - Angst vor Gewichtszunahme
  - Veränderung der Wahrnehmung des eigenen Körpers (»Körperbildstörung«)
- Bulimia nervosa (BN)
  - Essanfälle (Kontrollverlust)
  - Maßnahmen, die einer Gewichtszunahme entgegensteuern (z. B. selbstinduziertes Erbrechen, Hungerphasen, exzessiver Sport)
  - Körperunzufriedenheit
- Binge-Eating-Störung (BES)
  - Essanfälle (Kontrollverlust)
  - Fehlen o. g. gegenregulierender Maßnahmen

3 Kontrollverlust beim Essen – der Begriff »loss of control eating« wird in der wissenschaftlichen Literatur gebraucht.

2.1.1 Komorbidität

Bei Essstörungen besteht oft eine Komorbidität mit anderen psychischen Erkrankungen wie Depressionen, Angststörungen oder Suchterkrankungen. Diese Störungen können auch sekundär bedingt, d.h. eine Folge der Essstörung sein oder sich im Rahmen der Essstörung verstärken. So kann sich beispielsweise eine depressive Symptomatik entwickeln, wenn sich eine junge Frau mit einer BN immer stärker sozial isoliert und nur noch mit Essanfällen und Erbrechen sowie nachfolgenden Schuldgefühlen beschäftigt ist. Es kann auch zu vermehrtem Alkoholkonsum kommen, um das Erbrechen zu erleichtern und die Stimmung zu regulieren. Komorbide Störungen, wie z.B. eine Angsterkrankung, können aber auch schon vorher bestehen (Godart et al. 2002; Swinbourne et al. 2012). Dann werden sie oft von der Essstörung »kaschiert« und erst wieder »sichtbarer«, wenn sich die Symptome der Essstörung bessern.

Die frühere Annahme, dass Menschen mit einer Essstörung immer »schwer gestört« seien – damit war in der Regel gemeint, dass sie eine Persönlichkeitsstörung haben –, ist in dieser Pauschalität nicht richtig. Es findet sich das ganze Spektrum: Menschen, die beziehungs- und leistungsfähig sind und über gute psychische Fähigkeiten verfügen, in einer Krisenzeit aber trotzdem eine Essstörung entwickeln; und Menschen, die nur über eingeschränkte psychische Bewältigungsmöglichkeiten verfügen und/oder schwere emotionale, körperliche oder sexuelle Traumatisierungen erlebt haben. Eine Essstörung kann folglich ein »Lösungsversuch« für unterschiedliche zugrundeliegende Probleme sein. In Hinblick auf Persönlichkeitszüge lässt sich aber sagen, dass Menschen mit einer restriktiven AN eher ängstlich-zwanghafte und perfektionistische Züge aufweisen, während Menschen mit einer BN oder BES in einem höheren Ausmaß impulsive Züge zeigen (Cassin & Ranson 2005; Dahlenburg et al. 2019; Dufresne et al. 2020; Lilenfeld et al. 2006). Westen und Harden-Fischer (2001) sowie Thompson-Brenner und Westen (2005) unterscheiden im Weiteren drei Persönlichkeits-»profile«, die sich bei Essstörungen finden lassen: ein Profil, welches sich durch geringe Kontrolle und Dysregulation auszeichnet (»dysregulated/undercontrolled«), ein Profil, bei welchem die Betroffenen vor allem zwanghafte Züge zeigen und »eingeengt« *(constricted)* erscheinen, sowie ein hochfunktionales, perfektionistisches Profil *(high-functioning/perfectionistic)*.

Betrachtet man abschließend noch die Komorbidität mit Persönlichkeitsstörungen, so ist die Borderline-Persönlichkeitsstörung (BPS) bei der BN häufiger als bei der AN, während bei dieser die zwanghafte Persönlichkeitsstörung überwiegt (Martinussen et al. 2016). Umgekehrt weisen über die Hälfte aller Menschen mit einer BPS auch ein gestörtes Essverhalten auf (Khosravi 2020). Dies passt zu Befunden von Miller et al. (2019), dass affektive Instabilität, Impulsivität und unangemessene Wut vor allem mit einer bulimischen Symptomatik assoziiert sind, eine Beeinträchtigung des Identitätserlebens hingegen eher mit einer AN.

Wichtig ist in der Diagnostik (Tab. 2-2 und Kap. 5.1) eine individuelle Beurteilung, bei der neben der Essstörung auch komorbide Störungen einschließlich einer möglichen Persönlichkeitsstörung und deren Schweregrad oder eine Persönlichkeitsproblematik berücksichtigt werden sollten. Eine Persönlichkeitsdiagnostik schließt neben einer Beurteilung des psychischen Funktionsniveaus eine optionale Spezifizierung von beeinträchtigten Persönlichkeitsmerkmalen ein (s. Systematik der ICD-11 sowie das alternative Modell für Persönlichkeitsstörungen des DSM-5) (Euler 2022).

Tab. 2-2: Diagnostik

- Art der Essstörung
  - Restriktiv
  - Ausmaß an Kontrollverlust
  - Unter-/Normal-/Übergewicht
  - Gegenregulierende Maßnahmen
- Komorbide Störungen
  - Angst, Depression, Zwangserkrankung, Suchterkrankungen
  - Vorbestehend oder sekundär
- Persönlichkeit
  - Komorbide Persönlichkeitsstörung (schwer, mittel, leicht) oder Persönlichkeitsproblematik (ICD-11)
  - Persönlichkeitsmerkmale nach ICD-11: negative Affektivität, Distanziertheit, Dissozialität, Enthemmung und Anankasmus
  - »Strukturniveau«, z. B. nach OPD-2 oder Einschränkung psychischer Funktionen (Identität, Selbststeuerung, Empathie, Nähe) nach DSM-5
- Traumatische Beziehungserfahrungen (Missbrauch oder Vernachlässigung) bzw. komplexe posttraumatische Belastungsstörung (ICD-11)

2.2 Epidemiologie und Verlauf

Die Lebenszeitprävalenz der AN wird für Mädchen und Frauen mit bis zu 4 % und für Männer mit ca. 0,3 % angegeben. Die Häufigkeit scheint sich in den letzten Dekaden insgesamt nicht verändert zu haben, aber bei Kindern und Jugendlichen unter 15 Jahren zuzunehmen (van Eeden et al. 2021). Die Erkrankung beginnt in den meisten Fällen zwischen dem 12. und 19. Lebensjahr und verläuft im Durchschnitt über sechs Jahre. Bei der BN liegt die Lebenszeitprävalenz für Frauen bei 3 % und für Männer bei 1 % (van Eeden et al. 2021). Von einer BES sind 1,6 % aller Frauen und ca. 0,3–0,8 % aller Männer betroffen (Fichter 2015; Keski-Rahkonen 2021).

Die Heilungsraten liegen bei Erwachsenen mit einer AN oder BN wahrscheinlich bei ca. 50 % (Herpertz et al. 2019), wobei einschränkend zu sagen ist, dass es nur eine begrenzte Anzahl an Studien zum Langzeitverlauf gibt und sich die meisten Untersuchungen auf Menschen beziehen, die sich in Behandlung begeben haben. Wird bereits im Kindes- bzw. Jugendalter interveniert, sind die Chancen auf eine komplette Heilung besser (Herpertz-Dahlmann et al. 2015). Bei der BES scheinen die Symptome im Jugendalter oft vorübergehend zu sein, während sie bei Erwachsenen längerfristig anhalten, häufiger mit komorbiden psychischen Störungen einhergehen (Keski-Rahkonen 2021). Es finden sich insgesamt noch wenig Studien zum Langzeitverlauf, es scheint aber nach Behandlung bei ca. zwei Dritteln aller Patientinnen zu Heilungen zu kommen (Fichter & Quadflieg 2004; Hilbert et al. 2012).

Heilung bedeutet, dass kein Symptom einer Essstörung mehr vorliegen darf. Ein Teil der Betroffenen behält nach der Erkrankung eine leichte »Restsymptomatik«, d. h. sie denken z. B. trotz einer Normalisierung des Essverhaltens und des Gewichts häufiger als andere über ihr Gewicht und ihr Essverhalten nach.

Vor allem die AN ist durch die körperlichen Folgen der Mangelernährung eine »gefährliche« Krankheit. Sie weist die höchste Mortalität einer psychischen Erkrankung im jungen Lebensalter auf, sie ist bezogen auf den Durchschnitt um das Sechsfache erhöht (Zeeck & Ehrlich 2021).

Wie beschrieben, sind Essstörungen kulturgebundene Erkrankungen, welche es in der aktuellen Häufigkeit erst seit der Mitte des letzten Jahrhunderts gibt. Sie verlaufen in der Regel über mehrere Jahre und nicht selten chronisch.

2.3 Ätiologie

Wie bei den meisten psychischen Erkrankungen geht man bei den Essstörungen davon aus, dass ein Zusammenspiel verschiedener Faktoren als Ursache für die Erkrankung anzunehmen ist. Es gibt inzwischen gute empirische Belege dafür, dass folgende Faktoren bei der AN und der BN zu einer Vulnerabilität, d. h. zu einem erhöhten Risiko führen, die jeweilige Essstörung zu entwickeln: Bei der AN finden sich eine genetische Disposition (Watson et al. 2019), ängstlich-zwanghafte sowie in Richtung Introvertiertheit gehende Persönlichkeitszüge (Farstad et al. 2016), ein vermehrtes Schlankheitsstreben und ein restriktives Essverhalten (Striegel-Moore & Bulik 2007); in beiden Gruppen Schwierigkeiten im Umgang mit Affekten und ein Überwiegen negativer Affekte (Harrison et al. 2010; Lavender et al. 2015), eine unsichere Bindung und ungünstige frühe Beziehungserfahrungen (Cardi et al. 2018; Jewell et al. 2016; Johnson et al. 2002; Treasure et al. 2012; Treasure et al. 2020), ein tiefgreifendes Gefühl von Ineffektivität sowie ein ins Negative verschobenes Selbsterleben (Bulik et al. 2006; Jacobi et al. 2004; Seidel et al. 2016). In einer der wenigen prospektiven, longitudinalen Studien sagte die Kombination von vermehrtem Schlankheitsstreben und vermehrter Ängstlichkeit/Depressivität im Alter von 16 bis 17 Jahren das vermehrte Auftreten einer AN im Alter von 19 bis 20 Jahren vorher (Peñas-Lledó et al. 2015). Ferner scheint es einen Zusammenhang zwischen frühkindlichen Auffälligkeiten beim Essverhalten und einer späteren Essstörung zu geben (Kotler et al. 2001).

Des Weiteren werden bei der AN Schwierigkeiten im Ausdruck und in der Verarbeitung sozio-emotionaler Signale (Caglar-Nazali et al. 2014; Kothari et al. 2015; Treasure & Schmidt 2013) und ein durch kognitive Inflexibilität und starke Detailorientierung geprägter kognitiver Stil (Lang et al. 2014; Wu et al. 2013) als potenzielle Risikofaktoren, vor allem aber als Faktoren, die die Erkrankung aufrechterhalten, diskutiert. Frühere wissenschaftliche Untersuchungen wiesen darauf hin, dass sich diese kognitiven Auffälligkeiten in einer Situation von Untergewicht und Mangelernährung noch weiter verstärken können (Caglar-Nazali et al. 2014; Zakzanis et al. 2010), was aber aktuelle systematische Übersichtsarbeiten nicht mehr bestätigen konnten (Fuglset 2021). Im Gegensatz dazu scheinen emotionale Prozesse durch ein Untergewicht und eine Mangelernährung deutlich beeinflusst zu werden, worauf in Kap. 4 noch ausführlich eingegangen werden wird: Affekte werden nur noch »gedämpft« wahrgenommen, es kann zu vermehrter Depressivität, Irritabilität und Reizbarkeit kommen.

Darüber hinaus gibt es prädisponierende Faktoren – d. h. Faktoren, die für die Entwicklung einer Essstörung anfällig machen –, auslösende Faktoren, die in der Regel mit einer Überforderung psychischer Bewältigungsmöglichkeiten einhergehen und zum Beginn eines problematischen Essverhaltens führen, sowie aufrechterhaltende Faktoren. Letztere sind dafür verantwortlich, dass sich ein Krankheitsprozess unabhängig von den auslösenden Faktoren verselbständigt. Nicht wenige Patientinnen schildern diesen Verselbständigungsprozess im klinischen Alltag sehr eindrucksvoll: Zunächst hätten sie gezielt versucht, an Gewicht abzunehmen, und das Essverhalten verändert. Als sie dies aber wieder rückgängig machen wollten, sei es nicht mehr möglich gewesen. Die Erkrankung habe »die Kontrolle übernommen«. Zwei Beispiele:

> Eine Patientin, welche nach einer schmerzhaften Trennung nur noch mit ihrem Essverhalten und ihrem Körpergewicht beschäftigt ist, spürt den Verlust und ein Gefühl des Alleinseins weniger – zieht sich aber sozial immer mehr zurück. Sie braucht die Beschäftigung mit dem Essen, um nicht mit ihrer Einsamkeit konfrontiert zu werden, ist stolz, wenn die Waage wieder weniger anzeigt. Im Laufe der Zeit hat sie auch weniger Hunger und ein Völlegefühl, wenn sie normale Mahlzeiten isst, was ihr sehr unangenehm ist. Dies trägt dazu bei, dass sie weniger zu sich

nimmt, als ihr Körper braucht, wodurch sie untergewichtig bleibt.
Eine andere junge Frau hat mit einer strengen Diät begonnen, entwickelt aber zunehmend Heißhunger und Essanfälle. Diese führen dazu, dass sie ihre Nahrungsmenge noch stärker als zuvor kontrolliert und beginnt, selbstinduziert zu erbrechen, um nicht zuzunehmen. Dies erhält eine Situation aufrecht, in der es immer wieder zu erneutem Heißhunger kommt. Sie findet aus dem Teufelskreis von restriktivem Essverhalten, Kontrollverlust und Gegensteuerung nicht mehr heraus.

Für ein allgemeines Modell zur Ätiologie siehe Abbildung 2-1: Biologisch-genetische, soziokulturelle sowie entwicklungsbedingte Faktoren führen zu einer Anfälligkeit, eine Essstörung zu entwickeln. Auslösend sind schließlich Situationen, in denen es zu einer Überforderung bisheriger Bewältigungsmöglichkeiten kommt. Dies kann der Auszug aus dem Elternhaus sein, die Trennung der Eltern, eine Ausgrenzungssituation in der Schule oder ein längerer Auslandsaufenthalt. Eine Veränderung des Essverhaltens – und des Gewichts – ist als ein Lösungsversuch zu verstehen, der wiederum Folgen hat, welche die Essstörungssymptomatik mit aufrechterhalten. Im zwi-

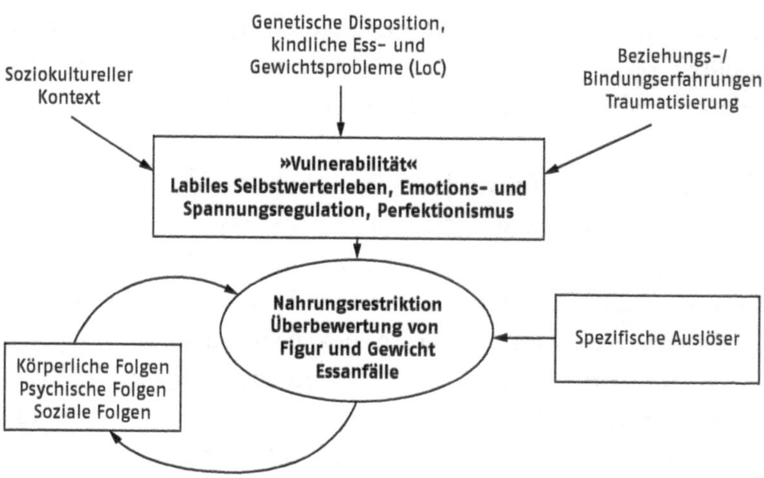

Abb. 2-1: Allgemeines Modell zur Ätiologie von Essstörungen

schenmenschlichen Bereich kann das eine vermehrte Aufmerksamkeit und Sorge der Angehörigen sein, auf der körperlich-biologischen Ebene ein Auftreten von Heißhunger und Essanfällen, welche wiederum zu einer erneuten Nahrungseinschränkung führen.

Im Folgenden möchten wir die zwei am häufigsten zitierten Modelle vorstellen, in denen die Entstehung und Aufrechterhaltung von Essstörungen beschrieben wird. Es handelt sich um das transdiagnostische Modell von Christopher Fairburn und das kognitiv-interpersonelle Modell von Janet Treasure und Ulrike Schmidt. Letzteres bezieht sich spezifisch auf die AN (siehe Tab. 2-3).

Fairburn et al. (2003) schlagen in ihrem Modell vor, Essstörungen als ein Kontinuum »transdiagnostisch« zu verstehen, das heißt nicht zwischen AN, BN und BES zu trennen. Sie sehen eine dysfunktionale Selbstwertregulation mit durchgehend negativer Selbstbewertung im Zentrum der Psychopathologie. Der von Fairburn vor dem Hintergrund seines Modells entwickelte kognitiv-behaviorale Therapieansatz (»erweiterte« kognitiv-behaviorale Therapie für Essstörungen, CBT-E) fokussiert nicht nur auf eine Veränderung essstörungstypischer Überzeugungen und Verhaltensweisen, sondern auch auf eine Veränderung von Bereichen, die als bedeutsam für die Aufrechterhaltung der Essstörung angesehen werden: eine Selbstwertproblematik, die geringe Toleranz vor allem für negative Affekte, zwischenmenschliche Schwierigkeiten sowie einen pathologischen Perfektionismus.

Treasure und Schmidt (Schmidt & Treasure 2006; Treasure & Schmidt 2013; Treasure et al. 2020) fassen aktuelle empirische Befunde zu einem »kognitiv-interpersonellen« Modell der Entwicklung und Aufrechterhaltung der AN zusammen, welches sie aufgrund neuer Befunde jeweils aktualisierten und in seiner letzten Version »erweitertes kognitiv-interpersonelles Modell der Aufrechterhaltung der AN (Enhanced Cognitive Interpersonal Maintenance Model) nennen. Das basale Modell nimmt an, dass ängstlich-vermeidende und perfektionistisch-rigide Persönlichkeitszüge, Überzeugungen hinsichtlich des Nutzens einer Nahrungsrestriktion und ungünstige Reaktionen Angehöriger – wie z. B. vermehrte Aufmerksamkeit und Kontrolle – die Erkrankung aufrechterhalten. Im erweiterten Modell geht es den Autoren darum, eine Lücke bisheriger Modelle zu schließen und den Krankheitsverlauf, die Schwere der AN sowie komorbide Erkrankungen zusätzlich zu berücksichtigen. Nach diesem Modell sind vor allem drei Komponenten zentral, um einen schweren und chronischen Verlauf einer AN zu erklären:

1. zwischenmenschliche Interaktionen, welche aus den ungünstigen Reaktionen anderer auf die Erkrankung bestehen bei gleichzeitig starvationsbedingten Einschränkungen der sozialen Wahrnehmung auf Seiten der Patientinnen,
2. die Habituation (das Zur-Gewohnheit-Werden) von essgestörten Verhaltensweisen, welche sich auch auf neurobiologischer Ebene verfestigen (einschließlich einer Angst vor der Nahrungsaufnahme), und
3. eine chronische Stressreaktion, welche sowohl auf prädisponierende Faktoren (genetische Vulnerabilität, ungünstige frühe Beziehungserfahrungen) zurückzuführen ist als auch auf Folgen des chronischen Hungerzustands (Zunahme komorbider Symptome wie Ängstlichkeit, Zwanghaftigkeit und Depression, physiologische Veränderungen wie erhöhte Cortisolspiegel).

Zu einer Konzeptualisierung von Essstörungen aus Sicht des Mentalisierungsmodells siehe Kap. 4.

Essstörungen entwickeln sich in einer bestimmten Lebensphase – der Pubertät und Adoleszenz. Es kann davon ausgegangen werden, dass einige der oben genannten Faktoren wie Schwierigkeiten im Umgang mit Affekten, schwierige interaktionelle Erfahrungen (in der Familie oder mit Peers) und ein unsicheres Selbstwerterleben dazu beitragen, dass gerade diese wichtige Zeit nicht gut bewältigt werden kann. Bedeutsam in dieser Entwicklungsphase ist die Auseinandersetzung mit der körperlichen Reifung und der damit verbundenen Veränderung des Körperbildes sowie die Identitätsbildung in Hinblick auf die Geschlechterrolle, die Lösung von primären Bezugspersonen und die Entwicklung eines autonomen, erwachsenen Selbst (Gander et al. 2015). Dies sind gravierende Anforde-

Tab. 2-3: Modelle der Entstehung und Aufrechterhaltung von Essstörungen

Kognitiv-interpersonelles Modell der Anorexia nervosa (Treasure & Schmidt 2013; Treasure et al. 2020)	Transdiagnostisches Modell (Fairburn et al. 2003)
Interpersonelle Probleme: ■ Prädisponierend: – Soziale Ängste – Schwierige Kindheitserfahrungen ■ Aufrechterhaltend: – Intensive und dysfunktionale emotionale Reaktionen anderer auf die Erkrankung – Zunehmende soziale Isolation **Neurobiologische Faktoren:** ■ Prädisponierend: – Genetische Disposition – Ängstlich-vermeidende und perfektionistisch-rigide Persönlichkeitszüge ■ Aufrechterhaltend: – Habituation von Verhalten – Regulationsprozesse von Gewicht und Hunger, Angst vor Nahrungsaufnahme **Chronischer, krankheitsbedingter Stress:** ■ Aufrechterhaltung durch soziale Isolation, Depressivität und Ängste ■ Weitere Komorbidität	**Essen und Gewicht:** ■ Aufrechterhaltend: – Dysfunktionale Überzeugungen bezogen auf Figur und Gewicht – Diätverhalten – Selbstinduziertes Erbrechen **Allgemein:** ■ Prädisponierend und aufrechterhaltend: – Geringer Selbstwert – Dysfunktionale Selbstwertregulation ■ Aufrechterhaltend: – Affektintoleranz – Pathologischer Perfektionismus – Zwischenmenschliche Schwierigkeiten

rungen, die zu Ohnmachts- und Überforderungsgefühlen führen können. Schon Hilde Bruch, die Pionierin in der Beschreibung und Behandlung von Essstörungen, schilderte in ihrem berühmten Buch »Der goldene Käfig« (Bruch 1989) eindrucksvoll anhand klinischer Fallbeispiele, wie es aufgrund einer Überforderung und mangelnder Voraussetzungen für eine gelungene Individuation zur Entwicklung einer Essstörung kommt. Auch Arthur Crisp betonte diesen Entwicklungsaspekt sehr deutlich. Er sprach bei der AN von einem *flight from growth* (Crisp 1997): Durch das Hungern soll die eigentlich unausweichliche Pubertät vermieden sowie der Körper in einen kindlich-präpubertären Zustand zurückversetzt werden.

Eine bedeutsame Rolle spielen in der Pubertät und Adoleszenz auch die weiter oben schon genannten soziokulturellen Faktoren, die den Wunsch fördern, am Körper etwas verändern zu wollen. Wenn der Körper sich verändert, könnte sich auch am inneren Erleben und den zwischenmenschlichen Problemen etwas ändern, so die mehr oder weniger bewusste Hoffnung. Der Körper wird dann zu einem Austragungsort innerer Konflikte und Nöte.

2.4 Körperliche Folgen von Essstörungen

Essstörungen können gravierende Folgen haben. Auf der körperlichen Ebene sind es vor allem Folgen der chronischen Mangelernährung und gegenregulierender Verhaltensweisen, wie des selbstinduzierten Erbrechens oder eines Abführmittel- und Diuretika-Missbrauchs (Herpertz et al. 2019; Zeeck & Ehrlich 2021). Die häufigsten Spätfolgen sind bei der AN eine Knochendichteminderung bis hin zu einer schweren Osteoporose und bei Menschen mit selbstindiziertem Erbrechen ausgeprägte Zahnschäden durch säurebedingte Schädigungen der Zahnhartsubstanz. Durch selbstinduziertes Erbrechen und Laxantien- oder Diuretika-Missbrauch kann es ferner zu Elektrolytentgleisungen mit Herzrhythmusstörungen und langfristig zu Nierenschäden kommen. Bei schweren Verläufen kann eine intensivmedizinische Behandlung notwendig werden – dies gilt vor allem für schwerste Formen der AN mit extremem Untergewicht, welche mit einer deutlich erhöhten Sterblichkeit einhergehen (Arcelus 2011). Eine ausführliche Übersicht über körperliche Folgen von Essstörungen und deren Behandlung findet sich in den deutschen Leitlinien zur Diagnostik und Behandlung (Herpertz et al. 2019).

Besonderer Aufmerksamkeit bedarf in der Behandlung der schweren AN vor allem die Phase der Wiederernährung. Hier kann es zu lebensbedrohlichen Elektrolytverschiebungen kommen (unter anderem zu einer Hypophosphatämie, einer Verringerung des Phosphats). Vor diesem Hintergrund ist eine engmaschige medizinische Mitbetreuung und Behandlung von Menschen mit schweren Essstörungen unverzichtbar.

2.5 Behandlung von Essstörungen

Bei der Behandlung von Essstörungen geht es um zwei zentrale Schwerpunkte (Herpertz et al. 2019): einerseits um eine Veränderung des Essverhaltens und eine Normalisierung des Körpergewichts auf einer ganz konkreten, verhaltensbezogenen Ebene und andererseits um eine Arbeit an den psychischen Problembereichen. Diese umfassen das Selbst- und Körpererleben, den Umgang mit aversiven, negativen Affekten und zwischenmenschliche Schwierigkeiten. Bisherige Therapieansätze fokussieren dabei entweder stärker auf dysfunktionale Überzeugungen, das Erlernen von funktionaleren Strategien im Umgang mit Affekten und die Veränderung von Verhaltensmustern (v. a. kognitiv-behaviorale Therapieansätze), oder aber auf das Erleben von Beziehungen, das Verstehen innerer Prozesse und die Selbstwahrnehmung (psychodynamische Ansätze). Unterschiede zwischen kognitiv-behavioralen und psychodynamischen Therapieansätzen finden sich in Hinblick auf die Art der Interventionen, z. B. ob mit Hausaufgaben gearbeitet wird oder bis zu welchem Ausmaß das dynamische Geschehen in der therapeutischen Beziehung explizit thematisiert wird. Es finden sich jedoch auch viele Überschneidungen, v. a. in Hinblick auf störungsspezifische Elemente wie z. B. die Arbeit an der Gewichtsentwicklung bei der AN (mit Hilfe von Behandlungsvereinbarungen; s. a. Abschnitt 5.5.3) oder hinsichtlich der Arbeit an Zusammenhängen zwischen affektivem Erleben und Essanfällen bei der BN oder BES.

Die Veränderung des negativen Körpererlebens und der bei der AN vorliegenden Körperbildstörung sollte einen weiteren Schwerpunkt in der Therapie darstellen. Hier gibt es überraschenderweise nur wenige wissenschaftliche Untersuchungen zur Wirksamkeit körpertherapeutischer Interventionen. Interventionen, welche direkt auf eine Veränderung des Körpererlebens abzielen (Spiegelexposition, Sporttherapie, spezifische Körpertherapie), sind meistens nur in Kliniken Teil des therapeutischen Programms und in der ambulanten Versorgung kaum etabliert.

Grundsätzlich kann die Behandlung auf verschiedenen Versorgungsebenen erfolgen: ambulant, tagesklinisch oder stationär. Während bei AN aufgrund der körperlichen Gefährdung, der Angst vor einer Gewichtszunahme und der großen Ambivalenz der Betroffenen in Hinblick auf eine Änderung ihres Essverhaltens häufiger stationäre Behandlungsepisoden notwendig sind, ist dies bei der BN und BES seltener der Fall und abhängig von der Schwere der Essstörung sowie der vorliegenden Komorbidität (Herpertz et al. 2019).

2.5.1 Evidenzbasierte Therapieansätze

Auch wenn kognitiv-behaviorale Therapieansätze am häufigsten auf ihre Wirksamkeit hin geprüft wurden und für die BN die höchsten Effektstärken zeigen, scheint bei der Behandlung von Essstörungen das gleiche zu gelten, was sich auch sonst in der Psychotherapieforschung immer wieder zeigt: Im Durchschnitt unterscheiden sich störungsspezifische Therapien verschiedener theoretischer Orientierung in Hinblick auf ihre Effektivität nicht wesentlich (Hilbert et al. 2019; Svaldi et al. 2019; Zeeck et al. 2018). Dies ließe sich mit gemeinsamen Wirkfaktoren begründen, sogenannten *common factors*, die in allen Therapieansätzen eine Rolle spielen. Beispiel für einen allgemeinen Wirkfaktor ist eine unterstützende, den Entwicklungsprozess fördernde therapeutische Beziehung. Eine weitere Erklärung könnte sein, dass alle störungsspezifischen Therapieansätze unabhängig von ihrem theoretischen Hintergrund bestimmte Elemente enthalten, die in der Essstörungsbehandlung zu einer Veränderung der Problematik führen, wie etwa die Arbeit an einer Gewichtszunahme bei Untergewicht und eine Arbeit an der Normalisierung des Essverhaltens. Dabei sollte berücksichtigt werden, dass es sich bei einem Vergleich von Therapieansätzen jeweils um Durchschnittswerte für Gruppen von Patientinnen handelt. In diesen Gruppen wird es vermutlich wiederum Untergruppen von Patientinnen geben, die in Abhängigkeit von ihren psychischen Fähigkeiten, ihrer Persönlichkeit, dem Verlauf der Erkrankung und der Art ihrer sozialen Probleme eines unterschiedlichen Vorgehens bedürfen. Die Entwicklung und empirische Überprüfung sogenannter personalisierter Therapieansätze, die sich am individuellen klinischen Bild ausrichten, steht aber in der Psychotherapieforschung auch bei anderen Störungsbildern noch ganz am Anfang.

Entsprechend der letzten Fassung der deutschen AWMF-Leitlinie für die Diagnostik und Therapie der Essstörungen (Herpertz et al. 2019) gelten die in Tabelle 2-4 genannten Behandlungsansätze für die drei Essstörungen als evidenzbasiert. In Hinblick auf das Behand-

Tab. 2-4: Evidenzbasierte Therapieansätze, aktuelle S_3-Leitlinie (AWMF)

Anorexia nervosa	Bulimia nervosa	Binge-Eating-Störung
Erweiterte Kognitive Verhaltenstherapie (KVT-E) **Fokale Psychodynamische Therapie (FPT)** **»Maudsley Model of Anorexia nervosa Treatment for Adults« (MANTRA)*** **»Specialist Supportive Clinical Management« (SSCM)*** Bei Kindern und Jugendlichen: **Familienbasierte Therapie**	**Kognitive Verhaltenstherapie (KVT)** inkl. ihrer Weiterentwicklungen wie Dialektisch Behaviorale Therapie Interpersonelle Therapie (IPT)* [Psychodynamische Therapie (PT)] Ergänzend, wenn nicht ausreichend wirksam: Medikation mit einem SSRI (meiste Studien zu **Fluoxetin 60 mg)** Bei Kindern und Jugendlichen: **Kognitive Verhaltenstherapie**, ggf. alternativ familienbasierte Therapie; in einzelnen Fällen Selbsthilfe ausreichend	**Kognitive Verhaltenstherapie (KVT)** **Strukturierte, manualisierte Selbsthilfe** **Interpersonelle Psychotherapie (IPT)*** [Psychodynamische Psychotherapie (PT)] [Humanistische Psychotherapie]* Ergänzend: Lisdexamfetamin*; SSRI*

Fett: Empirisch gute Belege (Empfehlungen der Leitlinie mit »A« oder »B«); [ ] = noch sehr eingeschränkte Evidenz; * = kein in Deutschland zugelassenes Verfahren bzw. Medikament lungssetting sollten erwachsene Patientinnen mit AN primär im Einzelsetting behandelt werden, bei der BES und der BN sind auch gruppentherapeutische Settings gut wirksam (Burlingame et al. 2016). Eine Behandlung von Kindern und Jugendlichen sollte hingegen – wenn nicht klare Gründe dagegensprechen – unter Einbezug der Familie/der nahen Angehörigen durchgeführt werden.

Wirksamkeitsstudien zur Behandlung von Essstörungen orientieren sich in der Regel an einer Reduktion der Symptomatik als Zielkriterium. Dies ist aber nicht ausreichend, denn eine Verbesserung der wahrgenommenen Lebensqualität, eine Stärkung des Selbstwerterlebens, eine größere Zufriedenheit in Beziehungen und eine Besserung komorbider Symptome sind gleichfalls von großer Bedeutung. Ein systematisches Review, in das 18 Studien eingingen, weist in genau diese Richtung (de Vos et al. 2017): Neben der Remission der Essstörungsproblematik ließen sich das allgemeine Wohlbefinden und eine Verbesserung der Belastbarkeit als zentrale Aspekte identifizieren, die für einen guten Behandlungserfolg von Bedeutung sind. Die am häufigsten von ehemals Betroffenen genannten Aspekte waren neben einem Rückgang der Essstörungssymptome: Selbstakzeptanz, positive Beziehungen, persönliches Wachstum, eine Verbesserung der Anpassungsfähigkeit und ein Gewinn an Autonomie.

2.5.2 Wirkfaktoren

Studien zu Wirkfaktoren in der Psychotherapie essgestörter Patientinnen sind leider rar (Brauhardt et al. 2014; Wollburg et al. 2013). In Hinblick auf allgemeine Wirkfaktoren, die in allen Psychotherapieverfahren eine Rolle spielen, zeigte sich auch für Essstörungen, dass die Qualität der therapeutischen Arbeitsbeziehung von Bedeutung ist: Eine gute therapeutische Arbeitsbeziehung ist mit einem besseren Therapieergebnis assoziiert. Der Zusammenhang scheint in Verfahren, in denen der Fokus auf einer Veränderung des Verhaltens liegt, jedoch weniger deutlich zu sein als in stärker beziehungsorientierten Therapieansätzen. Besonders wichtig ist die Etablierung einer guten Arbeitsbeziehung bei jüngeren Patientinnen mit einer

Essstörung (Graves et al. 2017; Werz et al. 2021). So findet sich ein wechselseitiger Zusammenhang zwischen Symptomänderung und der Qualität der therapeutischen Arbeitsbeziehung: Eine rasche Symptombesserung verbessert die therapeutische Arbeitsbeziehung bzw. Allianz, deren Qualität wiederum Einfluss auf den Therapieerfolg hat (Graves et al. 2017). Eine schlechtere Allianz zu Beginn der Therapie erhöht bei AN das Risiko eines Therapieabbruchs bei stationärer Behandlung (Sly et al. 2013). Interessanterweise scheint sich bei der AN ein stärkerer Zusammenhang zwischen Arbeitsbeziehung und Therapieergebnis zu zeigen als bei der BN (Werz et al. 2021).

Zur Frage nach spezifischen Wirkfaktoren einzelner Therapieverfahren finden sich bislang nur wenige Studien. In einem Review zu Wirkfaktoren der kognitiven Verhaltenstherapie bei BN und der BES kommen die Autoren zu dem Schluss, dass unklar bleibt, wie und für wen dieser Behandlungsansatz wirkt (Linardon et al. 2017). Es finden sich aber Hinweise darauf, dass die Reduktion eines restriktiven Essverhaltens und die Förderung eines regelmäßigen Essens zu einer Verringerung von Essanfällen führt (Linardon et al. 2017; Sivyer et al. 2020). Elemente einer Konfrontationstherapie bzw. Exposition scheinen nur minimale zusätzliche Effekte zu haben (Butler & Heimberg 2020), wobei sich in den meisten Studien die Wirkung der Exposition nicht gut von der Wirkung anderer Interventionen differenzieren lässt. Noch weniger Untersuchungen finden sich für psychodynamische Ansätze. Eine Förderung der Mentalisierungsfähigkeit könnte aber ein möglicher Wirkfaktor sein (Katznelson et al. 2020; Zeeck et al. 2022) (s. Kap. 4).

2.5.3 Schwierigkeiten in der Behandlung

Die Behandlung von Menschen mit einer Essstörung – insbesondere, wenn es sich um eine AN oder BN handelt, bringt einige Herausforderungen und Schwierigkeiten mit sich (s. Tab. 2-5). Ein zentrales Thema ist die Ambivalenz der Betroffenen hinsichtlich der Aufgabe ihrer Symptomatik (Clausen et al. 2013). Dies unterscheidet Essstörungen wesentlich von anderen Erkrankungen wie z. B. von einer Depression oder einer Angststörung. Die Essstörung wird als etwas erlebt, das »lebensnotwendig« ist bzw. notwendig ist, um ein Gefühl von Handlungsmacht, Steuerungsfähigkeit und Orientierung aufrechtzuerhalten – oft auch, um sonst nicht aushaltbare Gefühle von Einsamkeit und Insuffizienz in Schach zu halten (Serpell et al. 1999). Häufig wird Patientinnen diese Funktion und das zunächst unbewusste Festhalten an der Essstörung erst im Verlauf einer psychotherapeutischen Behandlung zugänglich. Eine Angst davor, was nach einer erfolgreich behandelten Essstörung auf sie zukommen könnte, findet sich häufig bei Patientinnen mit einem langjährigen Verlauf, die durch die Erkrankung wichtige Entwicklungsschritte verpasst haben (wie z. B. erste sexuelle Erfahrungen oder Erfahrungen in der Auseinandersetzung mit Gleichaltrigen) und daher die Essstörung als einen Teil ihrer Identität erleben (Treasure et al. 2020).

Eine Herausforderung im Umgang mit Patientinnen ist auch der Umgang mit einem zentralen Konflikt: dem Wunsch nach Autonomie bei gleichzeitig ebenso großen Wünschen nach Nähe und einem Gefühl von Abhängigkeit – vor allem bei der AN (Jewell et al. 2016; Tasca & Balfour 2014). Der Wunsch nach Autonomie kann unter anderem zu einem Unterlaufen von Therapievereinbarungen bei vordergründiger Anpassung führen, was einem Veränderungsprozess entgegensteht (s. a. Kap. 5).

Einen Veränderungsprozess in der Therapie erschweren können auch ängstlich-zwanghafte Persönlichkeitszüge oder eine ausgeprägte Impulsivität. Die Erstgenannten können mit einer ängstlichen Vermeidung neuer Erfahrungen und einem rigiden Festhalten an Gewohntem einhergehen, ein hohes Maß an Impulsivität mit einer gesteigerten Suche nach neuen Reizen und wiederholten Verlusten der Steuerungsfähigkeit, ggf. mit Selbstgefährdung (Howard et al. 2020; Kessler et al. 2016; Zipfel et al. 2015).

Darüber hinaus können Menschen mit einer Essstörung bei anderen intensive emotionale Reaktionen auslösen – vor allem Wut, Angst und Hilflosigkeit (Thompson-Brenner et al. 2012) – oder den Wunsch, sie zu kontrollieren oder sofort handeln zu müssen. Dies basiert unter anderem auf dem selbstschädigenden Charakter von Essstörungssymptomen, der bei AN durch das Untergewicht deutlich sichtbar ist. Der Wunsch nach Einflussnahme und Kontrolle

Tab. 2-5: Herausforderungen in der Behandlung von Essstörungen

- Ambivalenz hinsichtlich einer Veränderung
- Einengung der Gedanken auf Essen und Gewicht
- Intensive und die Problematik eher verstärkende emotionale Reaktionen Anderer (Therapeuten/Familienmitglieder/Partner: Ärger, Angst, Ohnmacht, Kontrollbedürfnis)
- Wunsch nach Autonomie bei gleichzeitigem Appell nach Unterstützung
- Essstörung hat restaurative Funktion
- Essstörung wird Teil der Identität
- Verfestigte Verhaltensmuster, die durch »Einsicht« nicht verändert werden können
- Körperliche Gefährdung

→ Aufbau einer tragfähigen therapeutischen Arbeitsbeziehung erschwert

trifft auf eine scheinbare Unbekümmertheit der Betroffenen, die sich selbst nicht als krank erleben und Hilfe zurückweisen. Auf diese Mechanismen, die als Mentalisierungsversagen des gesamten Systems verstanden werden können, wird in Kapitel 4 noch ausführlicher Bezug genommen.

Bei der BN spielt zu Beginn häufig ein Schamgefühl eine große Rolle, weshalb die Erkrankung gerne lange geheim gehalten wird. Bei Patientinnen mit einer Persönlichkeitsproblematik und traumatischen Vorerfahrungen kommt es nicht selten zu einem Wechsel zwischen dringlichen Hilfsappellen und plötzlichen Beziehungsabbrüchen bzw. dem Nichtwahrnehmen von angebotenen Sitzungen.

Ein weiterer Aspekt ist, dass Schwierigkeiten in zwischenmenschlichen Situationen oder in der Beziehung zum Therapeuten nicht ohne weiteres mit den Patientinnen reflektiert werden können, nicht zuletzt aufgrund einer eingeschränkten Mentalisierungsfähigkeit. Die Betroffenen sind vor allem beim Vollbild der Erkrankung in Gedanken an Essen und Gewicht gefangen, mit der Gefahr, dass Patientin und Therapeut zwei unterschiedliche Sprachen sprechen und sich aus ihren unterschiedlichen Perspektiven heraus nicht verstehen.

Eine Herausforderung für Therapeuten besteht darin, trotz der genannten Schwierigkeiten eine kooperative, unterstützende therapeutische Beziehung aufzubauen, Neugier und Interesse an den Patientinnen aufrechtzuerhalten, den Grad der Angst und der Furcht vor Autonomieverlust im Auge zu behalten und mit ihnen eine Sprache des gegenseitigen Verständnisses zu entwickeln – sowie dabei gleichzeitig einen Weg zu finden, essgestörte Verhaltens- und Denkweisen in Frage zu stellen und einen Entwicklungsprozess anzustoßen (Zeeck et al. 2021).

KAPITEL 3

Grundlagen des Mentalisierungskonzeptes und der Mentalisierungsbasierten Therapie (MBT)

3.1 Grundlagen des Mentalisierungskonzeptes

Mentalisieren beschreibt die Fähigkeit, sich selbst und andere (das eigene Verhalten/das Verhalten anderer) bezogen auf mentale Zustände (z. B. Gefühle, Absichten und Wünsche) wahrzunehmen und einzuordnen (Fonagy et al. 2002). Vereinfacht kann man sagen: Mentalisieren beschreibt die Fähigkeit, sich selbst »von außen« und andere »von innen« zu sehen. Treffend ist auch die prägnante Formulierung *holding (one's own and other's) mind in mind* (Allen & Fonagy 2006). Diese Definition beinhaltet damit sowohl ein Selbstgewahrsein als auch ein Verständnis für soziale Interaktionen. Mentalisieren ist ein fundamentaler psychischer Prozess, ohne den ein stabiles Gefühl des eigenen Selbst, ein gegenseitiges Verstehen und Empfinden von Sicherheit in Beziehungen sowie konstruktive soziale Interaktionen nicht möglich sind (Fonagy et al. 2002): Mentalisieren ist eine grundlegende Fähigkeit, die es den Menschen ermöglicht, sich in der komplexen sozialen Welt, in der sie leben, zurechtzufinden (Luyten et al. 2020, S. 298)[4].

Dass ein Gewahrsein bezogen auf mentale Prozesse für ein Verständnis für eigene Handlungen und die von anderen von Bedeutung

4 »It is a fundamental capacity that enables people to navigate the complex social world they live in.«

ist (Bateman & Fonagy 2016), soll an folgendem Beispiel illustriert werden:

> Ein Schüler möchte seinem Lehrer erklären, warum er seine Hausaufgaben aufgrund einer akuten Erkrankung seines Vaters am Tag zuvor nicht machen konnte. Der Lehrer wirkt unfreundlich und reagiert unwirsch. Der Schüler vermutet, dass dies nicht mit ihm zu tun hat, sondern wahrscheinlich noch eine Reaktion auf einen üblen Streich von Mitschülern ist. Er kann auch einordnen, dass sein Versuch, sich zu erklären, angemessen ist und er wegen der Hausaufgaben kein schlechtes Gewissen haben muss. Dies ist gelungenes Mentalisieren. Könnte er beides nicht in dieser Form reflektieren, würde er die Reaktion des Lehrers möglicherweise als Ablehnung seiner Person und das Nichterledigen der Hausaufgaben als Versagen interpretieren. Das würde sich fundamental auf die anschließende Interaktion mit dem Lehrer auswirken.

Zwei weitere Beispiele veranschaulichen, was Mentalisieren bezogen auf die Dimension »Selbst vs. Andere« bedeutet, zunächst bezogen auf das Mentalisieren des Selbst. Wenn man eine Vorstellung davon hat, welche inneren Prozesse das eigene Verhalten mitbestimmen (z. B. Ängste, Bedürfnisse oder Wertvorstellungen), kann man nicht nur Handlungsimpulse zuordnen und das eigene Verhalten besser regulieren, es ist auch eine Grundlage dafür, es anderen verständlich zu machen.

> Eine Frau musste erleben, wie der alkoholabhängige Vater die Mutter häufig verbal aggressiv bedrohte. Im Streit mit ihrem Partner kann sie nur schwer ertragen, wenn seine Stimme lauter wird, sie bekommt Fluchtimpulse. Er wiederum ärgert sich, dass Streiten mit ihr nur schwer möglich ist. Erklärende Worte von Seiten der Frau können die Situation entspannen. Dafür ist jedoch Voraussetzung, dass sie durch ein Bewusstsein für ihre »empfindliche Stelle« einordnen kann, dass ihre automatische Reaktion auf früheren Erfahrungen beruht. Ihre eigene Reaktion

zu verstehen, führt vermutlich auch dazu, dass sie Streitigkeiten mit ihrem Partner besser aushalten kann.

Ein Beispiel für Mentalisieren des Anderen wäre eine Situation, in der ein sozial unsicherer junger Mann auf einer Feier erstmals jemanden anspricht, der ihm schon länger sympathisch war. Der andere antwortet nur knapp und sehr distanziert. Der junge Mann könnte dies auf sich selbst beziehen und als Ablehnung der eigenen Person interpretieren. Das könnte dazu führen, dass er sich erneut zurückzieht und es bei diesem einen Versuch belässt. Die Reaktion könnte bei ihm auch Selbstzweifel und ein negatives Selbsterleben verstärken. Die Mentalisierungsfähigkeit beinhaltet hier, dass sich der junge Mann vorstellen kann, dass im anderen Dinge vermutlich vorgehen, die mit ihm selbst etwas zu tun haben könnten, aber nicht unbedingt müssen: Es gab eventuell Ärger mit der Freundin oder der andere könnte gerade heftige Kopfschmerzen haben. Statt das Verhalten nur als Ablehnung zu deuten (das es ebenfalls bedeuten kann), kann er offenlassen, in welcher Richtung die Reaktion zu verstehen ist. Das Bewusstsein darüber, dass es verschiedene mögliche Interpretationen gibt und mentale Prozesse opak (»undurchsichtig«) sind, wird dazu führen, dass der junge Mann zu einem späteren Zeitpunkt wahrscheinlich nochmals den Versuch unternehmen wird, mit dem anderen in einen Austausch zu kommen. Andernfalls würde er diesen Versuch vermutlich unterlassen.

Die Mentalisierungsfähigkeit ist eine sehr komplexe Kompetenz, über welche neben dem Menschen vermutlich noch die Menschenaffen und manche Vogelarten in einer begrenzteren Form verfügen. Es wird angenommen, dass sie evolutionär angelegt ist (Luyten et al. 2020; Tomasello 2018). Während das Substantiv *Mentalization* erstmals 1888 von dem Neurologen Corning und dann in den 60er Jahren des letzten Jahrhunderts von der französischen psychoanalytischen psychosomatischen Schule eingeführt wurde (Schultz-Venrath 2021), wurde das Verb Mentalisieren erstmals 1989 parallel von Uta Frith sowie Peter Fonagy und George Moran definiert

(Fonagy in Brockmann et al. 2022, S. 8). Die Arbeitsgruppe um Fonagy und Target entwickelte das Mentalisierungskonzept auf der Basis psychoanalytischer Konzepte, neuerer wissenschaftlicher Befunde der Entwicklungspsychologie (insbesondere der Bindungstheorie) sowie der kognitiven Psychologie (mit ihrem Modell der *Theory of Mind*[5]). Während die zur damaligen Zeit sehr aktuelle *Theory of Mind (ToM)* auf experimentellen Untersuchungen basierte und eher biologisch-genetische Ursachen für Defizite angenommen wurden, geht das Mentalisierungskonzept davon aus, dass frühe soziale Interaktionen im Rahmen sicherer Bindungsbeziehungen für die Entwicklung der Mentalisierungsfähigkeit wesentlich sind. Begriffe wie »Empathie« oder der in der englischsprachigen Literatur häufig verwendete Begriff der *psychological mindedness* haben Ähnlichkeiten, sind aber nicht so umfassend wie der Begriff des »Mentalisierens«. Ein ebenfalls verwandtes Konstrukt ist das der Alexithymie (»Seelenblindheit«), auf welches wir in Kap. 4 noch zurückkommen. Insofern wird das Mentalisierungsmodell auch als »Brückenkonzept« bezeichnet (Euler & Walter 2020).

Das Mentalisierungskonzept versteht Mentalisieren als ein multidimensionales Konstrukt, welches vier verschiedene, neurobiologisch begründete Dimensionen beschreibt (siehe Kap. 3.3). Eine der Dimensionen umfasst »Mentalisieren des Selbst« sowie »Mentalisieren des Anderen«. Die Konzepte der Empathie und der *ToM* fokussieren dagegen »nur« auf den Anderen und nicht auf das Selbst. Dabei bezieht sich Empathie auf die emotionale *Einfühlung*, die *ToM* stärker auf das kognitive *Erfassen* bezüglich des Anderen. Damit wird auch eine weitere Dimension (kognitives vs. affektives Mentalisieren) tangiert.

Basierend auf neurowissenschaftlichen und entwicklungspsychologischen Forschungsergebnissen nehmen Fonagy und seine Arbeitsgruppe an, dass Mentalisieren als Fähigkeit zwar grundsätzlich genetisch angelegt ist, sich aber in wesentlichen Teilen in der Interaktion mit den frühen Bezugspersonen und anderen Menschen bzw.

5 Die Theory of Mind bezeichnet die Fähigkeit, sich das Verhalten anderer aufgrund von deren Wünschen, Gefühlen und Überzeugungen zu erklären.

der sozialen Umgebung entwickelt (Luyten et al. 2020). Sie gehen ferner davon aus, dass eine Einschränkung der Mentalisierungsfähigkeit den meisten psychischen Störungsbildern zugrunde liegt, da sie eng mit der Fähigkeit zur Affektregulation und dem Verständnis für soziale Interaktionen und damit der Fähigkeit, Beziehungen angemessen zu gestalten, verbunden ist (Fonagy et al. 2002) (siehe Kap. 3.1).

In den letzten Jahren wurde das Mentalisierungskonzept unter anderem um das Konzept des epistemischen Vertrauens *(epistemic trust)* erweitert (siehe Kap. 3.4) (Fonagy & Allison 2014). Dieses Konzept fußt auf der Annahme, dass soziales Lernen und die Offenheit für neue, zwischenmenschliche Erfahrungen voraussetzen, dass sich ein Individuum im Kontakt mit einem anderen Menschen sicher fühlt. Nur wenn dies der Fall ist, wird es dessen Informationen als vertrauenswürdig einstufen. Das bedeutet andersherum: Erwartet man vom gegenüber »nichts Gutes«, wird man eher misstrauisch bleiben (i.S. von *epistemic hypervigilance* oder *epistemic mistrust*), Informationen als potenziell falsch einstufen und nicht bereit sein, Neues zu Lernen. Übertragen auf die therapeutische Arbeitsbeziehung bedeutet dies: Nur wenn eine Patientin sich in der Beziehung zum Therapeuten sicher fühlt, wird sie bereit sein, sich neuen Erfahrungen gegenüber zu öffnen, bzw. sich auf einen vom Therapeuten angestoßenen Veränderungsprozess einlassen. Da ein Großteil der Patientinnen mit Essstörungen unsichere Bindungsmuster aufweist (s. Kap. 4), sind diese Überlegungen für die Therapie sehr bedeutsam.

Eine zusätzliche Erweiterung des Konzeptes nahm Fonagy vor, als sich empirisch zeigte, dass die Mentalisierungs- und Bindungsfähigkeit der Eltern zwar für die spätere Mentalisierungsfähigkeit des Kindes eine Rolle spielt, diese aber nur einen Teil erklären kann (siehe Abschn. 3.1.1). Aktuell wird davon ausgegangen, dass auch die soziale Umgebung (u.a. Peers, Nachbarn, Freunde) sowie sozioökonomische Bedingungen die Entwicklung eines Kindes in Hinblick auf seine Mentalisierungsfähigkeit und die Entwicklung epistemischen Vertrauens mit beeinflussen. Eine hinreichend gute Fähigkeit zu Mentalisieren und eine Offenheit für soziale Lernprozesse geht wiederum mit einer besseren Resilienz und Anpassungsfähigkeit an Belastungssituationen einher (Luyten et al. 2020).

Das Mentalisierungskonzept wird als ein umfassendes, transtheoretisches Konzept verstanden, welches einerseits ein Modell zum Verständnis mentaler Prozesse und von Psychopathologie darstellt und andererseits als Grundlage für psychotherapeutisches Arbeiten dienen kann (Bateman & Fonagy 2019; Bateman & Fonagy 2016; Luyten et al. 2020). Aufbauend auf diesem Konzept entwickelten Bateman und Fonagy die Mentalisierungsbasierte Therapie (MBT) für Menschen mit einer Borderline-Persönlichkeitsstörung, welches eines der evidenzbasierten Verfahren für deren Behandlung ist (Euler et al. 2018; Simonsen et al. 2019). In der Folge wurde der MBT-Ansatz auch auf die Behandlung anderer Störungsbilder übertragen (z.B. depressive Erkrankungen, Somatisierungsstörungen, antisoziale und narzisstische Persönlichkeitsstörungen, und die Behandlung Jugendlicher mit Störungen des Sozialverhaltens) (Bateman & Fonagy 2019; Diez Grieser & Müller 2018; Euler 2021; Schultz-Venrath 2020; Staun 2017; Taubner & Volkert 2017).

3.1.1 Entwicklungspsychologie und Mentalisieren

Die Arbeiten von John Bowlby, der die Bindungstheorie begründete, sowie die wissenschaftlichen Befunde aus der Entwicklungspsychologie haben das Mentalisierungsmodell maßgeblich beeinflusst. Bowlbys Bindungstheorie geht von einem grundlegenden Bedürfnis nach Bindung aus, wobei frühe Interaktionserfahrungen mit den primären Bezugspersonen das spätere Verhalten in Beziehungen wesentlich prägen (Bowlby 1988). Eine sichere Bindung kann u.a. als Voraussetzung dafür angesehen werden, eine gesunde, von Selbstwirksamkeit und Autonomie geprägte Eigenständigkeit zu entwickeln. Es besteht die Sicherheit, dass man bei einer anderen Person oder in sich selbst (durch gute und stabile innere Repräsentanzen) Hilfe, Schutz und Unterstützung finden kann – vor allem in Situationen von Angst, Schmerz und Verunsicherung (Fonagy & Target 1996). Basierend auf experimentellen Untersuchungen mit dem Fremde-Situations-Test an Kleinkindern und ihren Eltern konnten

Ainsworth et al. (1978) verschiedene Bindungsmuster identifizieren, die sich im Bindungsverhalten Erwachsener wiederfinden: ein sicheres Bindungsmuster sowie verschiedene Typen einer unsicheren Bindung. Bei den unsicheren Bindungsmustern, welche durch ungünstige und wenig feinfühlige Verhaltens- und Kommunikationsweisen der primären Bezugspersonen entstehen, werden ein unsicher-vermeidendes und ein unsicher-ambivalentes Bindungsmuster unterschieden. Später wurde noch ein desorganisiertes Bindungsmuster beschrieben, welches sich durch unerwartete und keinem der anderen Muster zuzuordnende Verhaltensweisen auszeichnet. Erlebt ein Kind vor allem abweisendes, verletzendes und wenig emotional zugewandtes Verhalten, wird es sich schützen, in Beziehungen vorsichtig sein und nicht viel Nähe zulassen. Es entwickelt eine Strategie, »Bindungsstress« durch Rückzug (distanziert-vermeidend) zu minimieren, was mit der Unterdrückung von Affekten *(deactivating)* einhergeht. Im Gegensatz dazu kommt es bei unzuverlässig, wechselhaft responsiven Bindungspersonen zu einer Strategie, bei welcher diese immer im Blick behalten werden (ängstlich-ambivalent) und die Aufmerksamkeit auf jedes kleine bindungsrelevante Signal gerichtet ist *(hyperactivating)*, um die Abwendung der Bindungsperson zu verhindern. Diese Strategien spiegeln sich auch in physiologischen Korrelaten wider (Dias et al. 2011). Eine desorganisierte Bindung basiert dagegen auf der nur schwer integrierbaren Erfahrung von Bedrohung und Traumatisierung einerseits und dem Gefühl der Angewiesenheit auf die Bezugsperson andererseits. Diese Bindungsmuster können bei Erwachsenen mit dem Erwachsenen-Bindungsinterview (»Adult Attachment Interview«, AAI; Main & Goldwyn 1996) erfasst werden.

Die Bedeutung der Fähigkeit primärer Bezugspersonen, auf ein Kind feinfühlig und angemessen einzugehen, wurde schon von Winnicott (1965) in seinem Konzept der *good enough mother* und seiner Beschreibung der Relevanz von Spiegelungs- und Containment-Prozessen betont. So spielt die Qualität der frühen Interaktionen im Mentalisierungskonzept eine zentrale Rolle. Es spricht vieles dafür, dass sich die Mentalisierungsfähigkeit auf dem Boden der frühen Bindungsbeziehungen durch »markierte Affektspiegelung«

entwickelt: Ausreichend feinfühlige Bezugspersonen reagieren auf Affektausdrücke ihres Kindes, indem sie diese aufnehmen und spiegeln, wodurch das Kind sich erkannt fühlt und Resonanz erfährt. Als Folge gewinnt ein Kind Sicherheit in Hinblick auf sein affektives Erleben und merkt, dass es dieses an andere/in die Welt kommunizieren kann (Fonagy et al. 2002). Feinfühlige Bezugspersonen spiegeln Affekte in einer »verdauten«, markierten Weise – geben also z. B. eine Angst und einen Ärger des Kindes nicht ungefiltert zurück, sondern reagieren beruhigend und in abmildernder Form. Damit wird der Affekt des Kindes sowohl gezeigt (sodass es ihn im anderen erkennt) als auch entschärft (sodass es gleichzeitig die Verarbeitung des Affekts erkennt). Spiegelte ein Vater einem Kind seine Angst ungefiltert zurück, bekäme dieses noch mehr Angst und fühlte sich noch hilfloser. Es würde darin bestärkt, dass die Welt grundsätzlich ängstigend ist. Mit einer gelungenen markierten Spiegelung hilft die Bezugsperson dem Kind bei der Identifikation und Regulation seiner Affekte. Dieser Prozess ist verbunden mit einer »referenziellen Entkoppelung«, d. h. die markierte und kontingente Spiegelung der Bezugsperson ermöglicht dem Kind, den Ausdruck als Spiegelung seiner selbst einzuordnen und nicht als Ausdruck des Affekts der Bezugsperson (Dornes 2004). So entstehen mentale Repräsentanzen, die es später in die Lage versetzen, sein Selbsterleben, emotionale Prozesse und das Geschehen in Beziehungen selbst zu regulieren. Die Fähigkeit einer Bezugsperson, sich in den Säugling einzufühlen und dessen Signale richtig zu interpretieren, ist für diesen Prozess eine wichtige Voraussetzung. Bindungspersonen, die sich zurückweisend, nur in manchen Momenten einfühlsam, oder sogar vernachlässigend und traumatisierend verhalten, werden die Mentalisierungsfähigkeit ihrer Kinder wenig fördern, wofür inzwischen empirische Hinweise vorliegen: Die Bindungssicherheit der Eltern führt nicht nur mit höherer Wahrscheinlichkeit zu sicher gebundenen Kindern, sondern geht auch mit einer besseren Mentalisierungsfähigkeit einher (Lo & Wong 2020). Umgekehrt spielt die Fähigkeit zu Mentalisieren als Mediator zwischen einer traumatischen Bindungserfahrung und der Stärke der psychischen Beeinträchtigung eine Rolle (Chiesa & Fonagy 2014).

Die Fähigkeit zu Mentalisieren (»Reflective Functioning«, RF) kann mit Hilfe der »Reflective Functioning-Scale« (RF-S) erfasst werden (s. Kap. 4.1). In einer Metaanalyse zeigte sich, dass höhere RF-Werte und eine höhere im Verhalten beobachtbare Sensitivität der Eltern unabhängig voneinander mit einem sicheren Bindungsmuster der Kinder in Zusammenhang standen (Zeegers et al. 2017). Dieses ist wiederum eine wichtige Grundlage für eine adaptive Stressregulation, für soziales Lernen und für die Entwicklung der Mentalisierungsfähigkeit. Die Zusammenhänge waren jedoch schwächer, als erwartet, und es finden sich Hinweise darauf, dass Bindungsmuster weniger stabil sind, als eigentlich angenommen (Luyten et al. 2020). Deutlichere Zusammenhänge finden sich zwischen der Mentalisierungsfähigkeit der Eltern und der späteren Fähigkeit der Kinder und Jugendlichen zu mentalisieren (Meins et al. 2002; Rosso & Airaldi 2016). Die elterliche Fähigkeit, sich in die Welt ihres Kindes einzufühlen und einzudenken, scheint auch für die psychische Gesundheit ihrer Kinder von großer Bedeutung und damit ein protektiver Faktor zu sein: Ist diese gut ausgeprägt, zeigen Kinder in der mittleren Phase der Kindheit weniger emotionale und Verhaltensauffälligkeiten und bessere soziale Kompetenzen (Charpentier Mora et al. 2022).

Bei ungünstigen frühen Bindungserfahrungen kann es zur Entwicklung eines »fremden Selbst« kommen. Mit »fremdem Selbst« sind im Mentalisierungskonzept unverbundene Selbstanteile gemeint, die durch kontinuierliche, nicht kontingente Spiegelungsprozesse zentraler Bezugspersonen oder nicht integrierbare Beziehungserfahrungen entstehen. Nicht integrierbare Beziehungserfahrungen sind beispielweise solche, in denen ein Kind durch Menschen, auf die es sich existenziell angewiesen fühlt, traumatisiert wird (emotional, körperlich oder sexuell). Nicht kontingente Spiegelungsprozesse liegen dann vor, wenn eine Bezugsperson nicht in der Lage ist, sich in die innere Welt des Kindes einzufühlen, oder wenn die gespiegelten Affekte nicht zum Erleben des Kindes passen (bzw. eigene sind). Sie werden aber trotzdem verinnerlicht. Das eigene Erleben und die Spiegelung/Rückmeldung können nicht miteinander in Verbindung gebracht werden und bleiben getrennt.

Einer überforderten Mutter, auf die sich das Kind angewiesen fühlt und deren Nähe es sich wünscht, gelingt es z. B. nicht, dieses Bedürfnis kontingent (korrekt) und markiert ([teil-]verarbeitet) zu spiegeln. Sie vermittelt ihm durch den Ausdruck der eigenen Überforderung und Genervtheit stattdessen immer wieder, dass es etwas falsch mache und störe. Das Kind kann diese Botschaft nicht mit dem eigenen Erleben in Einklang bringen, sondern internalisiert sie als Ablehnung und Invalidierung des eigenen Bedürfnisses. Ein repetitives Muster solcher Spiegelungen führt schließlich dazu, dass das Gefühl von Abgelehntwerden und Falschsein als fremdes Selbst internalisiert wird, welches später – auch wenn Interaktionsangebote aus dem sozialen Umfeld anders geartet sind – das Selbsterleben dominiert. Es kann also nicht einfach durch korrigierende Interaktionserfahrungen »überschrieben« werden. Gleichzeitig werden negative Selbstanteile als fremd und nichtkohärent mit anderen Anteilen des Selbst erlebt. Fremde Selbstanteile sind in der Regel so unerträglich, dass sie durch projektive Mechanismen externalisiert werden. Andere werden so erlebt, als verhielten sie sich andauernd kritisch und ablehnend (Projektion). Wenn sich der eine oder die andere in Interaktionen jedoch gleichzeitig selbst als kritisch und ablehnend erlebt, handelt es sich um eine projektive Identifikation.

Das Konzept des fremden Selbst unterscheidet sich somit vom Konzept des »falschen Selbst« von Winnicott (1965), welches dann entsteht, wenn sich ein Kind an die Erwartungen und Vorstellungen einer Bezugsperson anpassen muss, anstatt von diesen bei der Entwicklung eines eigenständigen, kreativen, bzw. des »wahren« Selbst gefördert zu werden.

3.1.2 Modi des psychischen Erlebens

Das Mentalisierungskonzept geht davon aus, dass sich die Fähigkeit zu Mentalisieren schrittweise entwickelt und zunächst sogenannte frühe oder nonmentalistische Modi vorherrschen (s. Tab. 3-1). Diese finden sich bei Säuglingen und Kleinkindern, bis diese etwa ab dem vierten Lebensjahr ihre Mentalisierungsfähigkeit entwickeln. Nonmentalistische Modi verschwinden jedoch in der Folge nicht, sondern können auch bei Erwachsenen das Erleben bestimmen, wenn deren Mentalisierungsfähigkeit eingeschränkt ist, oder dann vorherrschen, wenn das Mentalisieren in bestimmten Situationen »einbricht« (s.u.) (für Übersichten siehe z.B. Euler & Walter 2020; Schultz-Venrath 2023).

In der Erfahrungswelt des Kindes, welches sich gegen Ende des ersten Lebensjahres zunehmend als Urheber eigenen Handelns erlebt, ist zunächst »wirklich« und bedeutsam, was *konkret und auch körperlich spürbar* ist – d.h. das Kind fordert eine zugewandte und fürsorgliche Haltung und Handlung einer primären Bezugsperson ein, etwa mit Brei gefüttert zu werden oder wegen einer Schürfwunde mit einem bunten Pflaster versorgt zu werden. Dies wird als *teleologischer Modus* bezeichnet. Schultz-Venrath (2021) hat zusätzlich den *Körper-Modus* als frühesten nonmentalistischen Modus vorgeschlagen, um körpernahe Erlebensprozesse, welche vor allem von der Geburt bis zum Ende des ersten Lebensjahres eine bedeutsame Rolle spielen, besser abbilden zu können (s. Kap. 4.3). Etwa ab dem zweiten Lebensjahr treten weitere Modi des Erlebens hinzu: der Äquivalenz- und der »Als-ob-Modus«. Der *Äquivalenzmodus* beschreibt, dass ein Kind das eigene Erleben und seine Gedanken auf die Welt und andere überträgt – innere und äußere Welt sind dabei identisch. Wenn es die Welt als bedrohlich erlebt, dann *ist* diese bedrohlich und das Kind geht davon aus, dass sie auch für andere nur so sein kann. Das Erleben im Äquivalenzmodus kann auch als *»zu real«* bezeichnet werden, weil es nicht relativierbar ist. Das innere Erleben entspricht der äußeren Welt. Ebenso werden im Äquivalenzmodus neben der Außenwelt innere mentale Erlebnisformen »zu real« erlebt. So sind erschreckende innere Bilder (Ängste, Albträume, Flashbacks) überwältigend und können nicht relativiert werden. Eine Relativierung kann neben kontingenten und markierten Spiegelungen (s.o.) über spielerische entwicklungsfördernde Interaktionen mit Bezugspersonen erfolgen, in denen das Kind positiv erlebt, dass auch andere Sichtweisen möglich sind. Dies setzt eine vertrauensvolle Beziehung voraus sowie die Fähigkeit der Bezugsperson, mit unterschiedlichen Facetten der Realität zu spielen, welche neben der Perspektive des Kindes und der eigenen auch das grundsätzliche Gewahrsein der Validität subjektiver Wahrnehmung beinhaltet.

Im *Als-ob-Modus* werden dagegen innere Welt und äußere Realität voneinander getrennt gehalten – Gedanken und Vorstellungen sind von der Wirklichkeit abgekoppelt und daher nicht mit einem Affekt verbunden. Sie führen nicht zu einer Änderung im Handeln, sie sind *»zu wenig real«*. Für den Als-ob-Modus ist im Erwachsenenalter unter anderem das sogenannte »Pseudomentalisieren« charakteristisch, ein scheinbares Reflektieren über mentale Prozesse, welches aber ohne Konsequenzen bleibt. Die Sprache bildet hier nicht die Brücke zwischen Außenkommunikation und mentalem Erleben, sondern dient dazu, die Abkapselung des mentalen Selbst zu sichern. Dabei kommt es häufig zu einer chamäleonartigen Anpassung an die psychologisierende Sprache von Therapeuten.

Brockmann et al. (2022) sprechen von einem Oszillieren zwischen Äquivalenz- und Als-ob-Modus bis zum vierten Lebensjahr und betonen, dass der Als-ob-Modus hilfreich sein kann, wenn das Erleben im Äquivalenzmodus zu ängstigend und bedrohlich wird. Auch im Umgang mit dem Als-ob-Modus tragen die Interaktionen mit Bezugspersonen wesentlich dazu bei, mit negativen Affektzuständen umzugehen (vor denen der Als-ob-Modus schützt).

Mit der Integration dieser vier nonmentalistischen Modi entwickelt sich die Fähigkeit zu Mentalisieren etwa ab dem vierten und fünften Lebensjahr.

Nonmentalistische Modi treten im späteren Lebensalter bevorzugt dann auf, wenn Affektregulationen misslingen. Unabhängig davon, ob die Mentalisierungsfähigkeit mehr oder weniger gut entwickelt ist, ist Mentalisieren grundsätzlich kontextabhängig: Empirische Befunde zur Informationsverarbeitung weisen darauf hin, dass Mentalisieren vor allem dann aussetzt oder »einbricht«, wenn es zu einer hohen, meist bindungsassoziierten, emotionalen Spannung (»Arousal«) kommt, wie etwa in einer Situation mit heftiger Angst oder Wut (Luyten et al. 2012; Mayes 2006). Für Mentalisierungsprozesse braucht es einen mittleren Level an emotionaler Beteiligung. Ein zu hoher Stresslevel führt neurobiologisch dazu, dass statt präkortikaler Areale automatisch andere, basalere Hirnareale aktiviert

Tab. 3-1: Nonmentalistische Modi

Körper-Modus	Prä- und postnatal erlebt der Säugling Körper und Psyche ungetrennt und ist primär mit seinen Körper- und Hautempfindungen beschäftigt
Teleologischer Modus (ab Ende des 1. Lebensjahres)	Etwas ist nur dann real/bedeutsam, wenn es beobachtbar oder physisch erlebbar ist
Äquivalenzmodus (ca. ab dem 2. Lebensjahr)	Die innere Welt wird mit der äußeren Realität gleichgesetzt, etwas »ist, wie es ist«. Es findet eine Gleichsetzung mentaler und erlebter Realität statt – nicht: »ich fühle mich hässlich«/ »ich fühle mich im Recht«, sondern: »ich bin hässlich«/»ich habe Recht«
Als-ob-Modus (ca. ab dem 2. bis 3. Lebensjahr)	Innere und äußere Welt können differenziert werden, bleiben aber voneinander abgekoppelt. Gefühle und Gedanken haben keine Verbindung untereinander und mit der Außenwelt

werden, die für automatisierte, stereotype und primitive Reaktionsmuster, wie z.B. eine Flucht- oder Kampfreaktion oder Erstarrung (»Totstellreflex«) verantwortlich sind. In einer bedrohlichen Situation geht es evolutionsgeschichtlich sinnvollerweise dann nicht mehr um eine Reflexion des Geschehens, also um Mentalisieren, sondern um schnelles Handeln. Ein hohes Ausmaß an emotionaler Spannung in als bedrohlich erlebten Bindungssituationen ist auch für therapeutische Prozesse von Bedeutung. Ebenso ist in Situationen der Ruhe und Entspannung Mentalisieren in der Regel nicht erforderlich.

Übertragen auf die Situation zwischen einer Patientin und einem Therapeuten ist Mentalisieren am besten dann möglich, wenn es um emotional bedeutsame Themen geht, die in einer Atmosphäre besprochen werden, die mit einem gewissen, aber nicht zu ausgeprägten Spannungsniveau verbunden ist (»nicht zu heiß und nicht zu kalt«). Bricht Mentalisieren während einer Behandlung ein, kann das ein Hinweis darauf sein, dass die aktuelle emotionale Spannung und das Gefühl von Sicherheit in der Beziehung zum Therapeuten nicht aufeinander abgestimmt sind.

3.1.3 Dimensionen des Mentalisierens

Basierend auf neurowissenschaftlichen und Beobachtungsstudien werden verschiedene Dimensionen des Mentalisierens unterschieden (Luyten et al. 2012). Mentalisieren kann entweder *automatisch (implizit)* erfolgen – man spürt beispielweise intuitiv, dass das Gegenüber gerade nicht angesprochen werden will – oder *explizit (kontrolliert)*. Explizites Mentalisieren läge vor, wenn jemand bewusst versucht zu reflektieren, warum sie/er einen bestimmten Handlungsimpuls (z.B. wütend eine Tür zugeschlagen) hat. In psychotherapeutischen Prozessen geht es vor allem um ein explizites, gemeinsames Mentalisieren mit dem Ziel, neue Sichtweisen auf emotionale und interaktionelle Prozesse zu entwickeln. Implizites (automatisches) Mentalisieren berücksichtigt zu wenig situative Informationen und geht mit der Gefahr von Annahmen einher, die zu sehr auf eigenen Erfahrungen basieren, ausgeprägtes explizites Mentalisieren hingegen stört den natürlichen, freien Verlauf emotionaler Prozesse oder sozialer Interaktionen.

Des Weiteren kann Mentalisieren mehr dem *kognitiven* oder mehr dem *affektiven Pol* zugeneigt sein. Ein Nachdenken über eigene Überzeugungen und Vorannahmen ist kognitives Mentalisieren, sich in sein eigenes Schamgefühl einzufühlen und dieses zu kontextualisieren ist affektives Mentalisieren. Ausgeprägtes affektives Mentalisieren führt zur sogenannten emotionalen Ansteckung *(emotional contagion)*, ausgeprägtes kognitives Mentalisieren von anderen erfasst deren kognitive mentale Prozesse, ohne die Gefühle zu berücksichtigen.

Mentalisieren kann sich ferner auf die eigene Person *(selbst-orientiert)* oder auf andere beziehen *(anderer-orientiert)*. Darüber hinaus kann es an nicht sichtbaren, mentalen Prozesse *(internal)*, d.h. an inneren Vorgängen, oder aber an äußerlich Wahrnehm- und Beobachtbarem *(external)* orientiert sein. Mit »externalen«, beobachtbaren Aspekten sind beispielsweise Gesichtsausdrücke eines anderen gemeint. Ausgeprägtes selbst-orientiertes Mentalisieren berücksichtigt die Perspektive anderer zu wenig, ausgeprägtes anderer-orientiertes Mentalisieren blendet den eigenen Anteil an interpersonellen Prozessen aus. Zu starkes internales Mentalisieren ermöglicht zu wenig korrigierende Beobachtungen der äußeren Wahrnehmung, ausgeprägtes externales Mentalisieren fokussiert zu sehr auf mimische oder andere körperliche Ausdrucksformen.

Wie Einschränkungen der Mentalisierungsfähigkeit bezüglich der Dimensionen aussehen, wird in Abschnitt 5.1.2 ausführlicher beschrieben.

Gelingendes Mentalisieren wechselt flexibel und situationsadäquat zwischen den Polen der verschiedenen Dimensionen und ist folglich in der Lage, von einer ständigen Beschäftigung mit den möglichen Intentionen anderer (explizites, kognitives, internales, anderer-bezogenes Mentalisieren) Abstand zu nehmen und sich mit den eigenen Bedürfnissen und Empfindungen (explizites, kognitives und affektives, internales, selbst-bezogenes Mentalisieren) zu beschäftigen.

Zur zentralen Technik der mentalisierungsbasierten Therapie (MBT) gehört der Versuch des Therapeuten, Gegenbewegungen *(contrary moves)* innerhalb dieser Dimensionen zu fördern; so wird eher der kognitive Pol angesprochen, wenn eine Patientin von überwältigenden Affekten überflutet scheint, oder es wird eine Reflexion der Sichtweisen anderer angeregt, wenn sie nur mit sich selbst beschäftigt ist.

3.1.4 Epistemisches Vertrauen – »epistemic trust«

Der Begriff des epistemischen Vertrauens entstammt der Bindungsforschung und der sozialen Lerntheorie. Beide gehen davon aus, dass sich ein Säugling auf die Bindungsperson als Quelle zuverlässiger Informationen über die Welt konzentriert. Der Aufbau eines subjektiven Selbstgefühls ist dann ein Aspekt des Erwerbs von Wissen über die Welt durch die Interaktionen mit der Bezugsperson, die sich in diesem Zusammenhang auf die Gedanken und Gefühle des Kindes konzentriert (Fonagy & Allison 2014). Epistemisches Vertrauen ist die Voraussetzung dafür, von einem anderen lernen zu wollen und für neues Wissen offen zu sein. Das Konzept des epistemischen Vertrauens wurde in das Mentalisierungskonzept integriert, um Aspekte der sozialen Kommunikation stärker zu berücksichtigen

(Fonagy et al. 2015; Fonagy et al. 2017a, 2017b; Luyten et al. 2020; Staun & Schultz-Venrath 2023).

Lernen von einem anderen Menschen kann schnell und tiefgreifend erfolgen, wenn man sich in der Beziehung sicher fühlt und die Botschaften des Gegenübers als bedeutsam und auf einen persönlich bezogen wahrnimmt. Dies wird dann der Fall sein, wenn dieser über eine gute Mentalisierungsfähigkeit verfügt, über die er vermitteln kann, dass er sein Gegenüber in seiner Individualität wahrnimmt und »meint«. *Epistemisches Misstrauen* hingegen entsteht, wenn die Erfahrung in Beziehungen von Missbrauch und Unzuverlässigkeit geprägt ist (Fonagy et al. 2017a). Die Entwicklung von epistemischem Vertrauen setzt also voraus, dass Kinder in einer sicheren, vorhersagbaren Welt aufwachsen, Beziehungen als sicher erleben und affektive Resonanz erfahren (Brockmann et al. 2022; Fonagy et al. 2015).

Fonagy und Allison (2014) übertragen das Konzept des epistemischen Vertrauens auf den therapeutischen Prozess und die therapeutische Arbeitsbeziehung. Sie betonen, dass es eines Gefühls der Sicherheit und des »Gesehenwerdens« bedarf, damit sich Patientinnen Lernprozessen gegenüber öffnen und auf einen mit Unsicherheit und Ängsten verbundenen Veränderungsprozess einlassen können. Dafür muss es dem Therapeuten gelingen, seiner Patientin ein verlässliches und vertrauenswürdiges Beziehungsangebot zu machen, Aspekte zu kommunizieren, die für sie relevant sind, und diese mit Hilfe von verbalen und nonverbalen ostentativen Hinweisreizen (*ostensive cues*, z. B. Augenkontakt, die Nennung des Namens oder ein speziell unterlegter Tonfall) vermitteln, d. h. zu erkennen geben, dass er sie als ein eigenständiges Subjekt erfasst und wahrnimmt.

3.1.5 Mentalisieren und Psychopathologie

Einschränkungen der Fähigkeit zu Mentalisieren scheinen grundsätzlich mit einem höheren Ausmaß an Psychopathologie einherzugehen (Katznelson 2014). Die meisten Studien zu Zusammenhängen zwischen Reflective Functioning (RF) und Psychopathologie liegen für die Borderline-Persönlichkeitsstörung vor, bei welcher sich signifikant niedrigere RF-Werte finden als bei Gesunden (Gullestad et al. 2013; Levy et al. 2006). Ferner finden sich Hinweise auf eine Assoziation zwischen niedrigen RF-Werten und Beeinträchtigungen der Persönlichkeitsstruktur bzw. der Persönlichkeitsfunktionen (Fischer-Kern et al. 2015; Zettl et al. 2020). Auch bei anderen psychischen Störungen finden sich Hinweise auf Einschränkungen der Mentalisierungsfähigkeit, so bei Menschen mit einem schweren Verlauf einer Depression, bei Angststörungen, bei anderen Persönlichkeitsstörungen und Essstörungen (Katznelson 2014; Luyten et al. 2020). Weniger schwere Formen von Psychopathologie scheinen jedoch nicht unbedingt mit einer Einschränkung der Mentalisierungsfähigkeit einherzugehen (Katznelson 2014). Auch bedarf es weiterer wissenschaftlicher Studien, um zu klären, welche Einschränkungen prämorbide (also vor Beginn einer psychischen Erkrankung) schon vorgelegen haben und welche als Folge der Erkrankung zu verstehen sind. Anzunehmen ist, dass Einschränkungen der Fähigkeit zu Mentalisieren mit einem erhöhten Risiko für psychische Erkrankungen einhergehen, aber auch, dass eine ausgeprägte Psychopathologie (Schlafstörungen, Antriebsminderung, Untergewicht etc.) die Mentalisierungsfähigkeit beeinträchtigt.

3.1.6 Mentalisieren und Psychotherapie – der Forschungsstand

Unabhängig vom Mentalisierungskonzept geht es in jeder psychotherapeutischen Arbeit zunächst darum, zwischen Patientin und Therapeut eine vertrauensvolle Arbeitsbeziehung zu etablieren, als Voraussetzung für einen gemeinsamen Prozess des Lernens und Explorierens. Eine gute therapeutische Arbeitsbeziehung ist in der Psychotherapieforschung schon lange als ein bedeutsamer, allgemeiner Wirkfaktor anerkannt – sie trägt zu positiven Behandlungsverläufen bei und wird wiederum von positiven Veränderungen beeinflusst: Das heißt, wenn eine Patientin eine Besserung ihrer Symptomatik erlebt, stärkt das die Beziehung zum Therapeuten (Flückiger et al. 2018). Es kann sich also ein Prozess positiver wechselseitiger Verstärkung etablieren. Das gilt aber auch umgekehrt – eine weniger gute therapeutische Allianz führt mit geringerer

Wahrscheinlichkeit zu positiven Symptomveränderungen, was die Arbeitsbeziehung weiter beeinträchtigt.

Die Fähigkeit eines Therapeuten, die Patientin als eigenständiges, facettenreiches Subjekt wahrzunehmen und ihr dies zu spiegeln, fördert epistemisches Vertrauen und damit eine gute therapeutische Arbeitsbeziehung. In ersten Studien ließ sich dieser Zusammenhang auch empirisch zeigen (Cologon et al. 2017). Des Weiteren ist anzunehmen, dass Patientinnen mit einer besseren Mentalisierungsfähigkeit Handlungen und Aussagen ihres Therapeuten leichter einordnen können und es seltener zu Missverständnissen kommt. Dies könnte zu besseren Arbeitsbeziehungen beitragen. Zu dieser Annahme finden sich recht konstante Belege in der Literatur: Eine bessere Mentalisierungsfähigkeit von Patientinnen geht mit tragfähigeren therapeutischen Allianzen einher (Ekeblad et al. 2016; Katznelson et al. 2020; Müller et al. 2006; Taubner et al. 2011).

Über alle Therapieverfahren und -schulen hinweg scheint Mentalisieren bzw. »Reflective Functioning« (RF) ein *common factor*, also ein allgemeiner Wirkfaktor in psychotherapeutischen Behandlungen zu sein (Bateman & Fonagy 2019; Bateman & Fonagy 2016; Fonagy & Allison 2014). So fällt es Menschen mit einer guten Fähigkeit zu Mentalisieren leichter, über Konfliktsituationen mit anderen nachzudenken und Lösungsstrategien zu erarbeiten, was wiederum zu einer rascheren und deutlicheren Symptomreduktion führen könnte. Die bisherigen wissenschaftlichen Befunde sind jedoch noch begrenzt und zum Teil widersprüchlich. Es finden sich Studien, die zeigen, dass Patientinnen, die besser mentalisieren können, Psychotherapie besser nutzen konnten (Ekeblad et al. 2016; Katznelson et al. 2020; Müller et al. 2006; Solomonov et al. 2019) – andere Studien hingegen konnten das nicht bestätigen (Gullestad et al. 2013; Taubner et al. 2011). Da sich Psychotherapien in Hinblick auf die Zielsetzung, die Art der Interventionen und die Dauer unterscheiden, könnten die widersprüchlichen Ergebnisse dadurch bedingt sein, dass weitere bedeutsame Faktoren den Zusammenhang beeinflussen. Auch wird die Mentalisierungsfähigkeit von Patientinnen nur ein Aspekt sein, der den Behandlungsverlauf mitbestimmt – neben ihrer Fähigkeit, sich auf Beziehungen einzulassen, und ihrem

Wunsch nach Veränderung. Vorstellbar ist des Weiteren, dass sich Therapeuten auf das vorhandene Mentalisierungsniveau einer Patientin einstellen, also »adaptiv« vorgehen, sodass eine geringere Mentalisierungsfähigkeit nicht unbedingt mit einem schlechteren Verlauf einhergehen muss (Stiles 2009). An dieser Stelle muss angemerkt werden, dass die Bestimmung von RF mit den bisher zur Verfügung stehenden Methoden leider nur eine relativ grobe Annäherung an das komplexe Konstrukt Mentalisieren bedeutet.

Im Zentrum des Mentalisierungskonzeptes steht die Annahme, dass eine Förderung der Mentalisierungsfähigkeit dazu beiträgt, dass Patientinnen ihre Affekte, ihr Selbsterleben sowie zwischenmenschliche Prozesse besser erfassen und regulieren können. Die Verbesserung der Fähigkeit zu Mentalisieren wäre damit ein Wirkfaktor (oder »Mediator«), über den es zu positiven Veränderungen kommt. Da Beeinträchtigungen der Selbst- und Affektregulation sowie interpersonelle Probleme im Zentrum der Pathologie der meisten psychischen Erkrankungen stehen, sollte dies auch zu einer Symptomreduktion beitragen. Die bislang vorliegende wissenschaftliche Literatur zeigt zunächst einmal, dass sich die Mentalisierungsfähigkeit in psychotherapeutischen Prozessen verändern lässt. Dies scheint vor allem in psychodynamisch orientierten Behandlungen (De Meulemeester et al. 2018; Fischer-Kern et al. 2015; Katznelson et al. 2020; Levy et al. 2006; Maxwell et al. 2018; Rudden et al. 2006) und in mentalisierungsbasierten Therapien (MBT) der Fall zu sein (Balestrieri et al. 2015; Bo et al. 2017; Kivity et al. 2019; Rossouw & Fonagy 2012; Suchman et al. 2017; Zeeck et al. 2021). Eine Zunahme von RF fand sich aber auch in kognitiv-behavioralen Behandlungen depressiver Patientinnen (Babl et al. 2021). Neben diesen Studien, die positive Zusammenhänge zeigen, finden sich solche, die über alle untersuchten Patientinnen hinweg keine Veränderung der Mentalisierungsfähigkeit feststellten (Karlsson & Kermott 2006; Vermote et al. 2010; Zeeck et al. 2022), selbst dann nicht, wenn mit MBT behandelt wurde (Hertzmann et al. 2016; Philips et al. 2018).

Im Weiteren stellt sich die Frage, ob eine Veränderung der Mentalisierungsfähigkeit der Faktor sein kann, der zu einem guten Therapieergebnis führt – RF also ein sogenannter Mediator der Veränderung ist. Diese Frage ist schwer zu untersuchen. Zu keinem psychotherapeutischen Verfahren gibt es bislang so viel wissenschaftliche Evidenz, dass sicher gesagt werden könnte, über welche Wirkmechanismen Veränderungen zu Stande kommen. Trotz der Hinweise darauf, dass die Förderung des Mentalisierens ein wichtiger Faktor bei der Veränderung von Symptomen ist (Luyten et al. 2020), müsste dies in noch mehr als den bislang vorliegenden Studien und dann auch in Metaanalysen gezeigt werden (Katznelson 2014; Lüdemann et al. 2021). So ist MBT zwar nachgewiesenermaßen in der Behandlung von Borderline-Persönlichkeitsstörungen wirksam und gilt als eines der besten evidenzbasierten Verfahren für dieses Krankheitsbild, aber die Wirkmechanismen sind noch unklar (Vogt & Norman 2019), was auch für andere mit der MBT behandelte Störungsbilder gilt (Malda-Castillo et al. 2019).

Warum nun könnte ein an der MBT orientierter Behandlungsansatz bei Essstörungen hilfreich sein? Bevor in Kap. 5 ausgeführt wird, wie eine mentalisierungsorientierte Behandlung bei Essstörungen aussehen könnte, soll an dieser Stelle die hierzu vorliegende Evidenz zusammengefasst werden.

Soweit uns bekannt ist, gibt es bislang nur zwei Studien an Patientinnen mit Essstörungen, welche sich mit der Mentalisierungsfähigkeit im psychotherapeutischen Prozess beschäftigen, ohne dass MBT als Verfahren eingesetzt wurde. Eine Untersuchung zu psychotherapeutischen Prozessen in der Kopenhagener Bulimie-Studie konnte zeigen, dass ein RF-Anstieg – welcher mit Adult-Attachment-Interviews zu drei Zeitpunkten erfasst wurde – eine Symptomveränderung bei einem psychoanalytischen Vorgehen vorhersagte, nicht aber in kognitiv-behavioralen Behandlungen, welche hinsichtlich einer Besserung der bulimischen Symptomatik insgesamt deutlich überlegen waren (Katznelson et al. 2020). Ferner fand sich ein Zusammenhang zwischen einer besseren Mentalisierungsfähigkeit zu Beginn der Behandlung und einer besseren therapeutischen Allianz. In einer eigenen Analyse von Therapiesitzungen der ANTOP-Studie, einer Studie zur ambulanten Therapie der Anorexia nervosa, hinsichtlich der in den Sitzungen gezeigten Mentalisierungsfähigkeit (erfasst mit der »In-Session Reflective Functioning Scale«) fanden sich Hinweise auf einen Zusammenhang zwischen einem Anstieg an RF und einem positiven Behandlungsergebnis nach einem Jahr, aber auch Hinweise auf einen Zusammenhang mit der Gewichtsentwicklung: Ein Gewichtsanstieg in der ersten Hälfte der Therapie war mit einer besseren Fähigkeit zu Mentalisieren in der zweiten Therapiehälfte assoziiert (Zeeck et al. 2022). Ein höheres Ausmaß an mentalisierungsfördernden Interventionen in einer Sitzung stand mit einem höheren RF-Level in genau dieser Sitzung in Zusammenhang – mehr mentalisierungsfördernde Interventionen führten aber insgesamt nicht zu einem RF-Anstieg über die Therapieverläufe (Meier et al. 2022). Dies könnte damit zusammenhängen, dass es sich bei den untersuchten Behandlungen nicht um MBT handelte. Es ist anzunehmen, dass mentalisierungsfördernde Interventionen adaptiv und in Abhängigkeit von der jeweiligen Situation (bindungsbezogenes Arousal, Mentalisierungsfähigkeit der Patientin) eingesetzt werden müssen, um wirksam zu sein, und nicht »per se« zu einem höheren RF führen.

Es finden sich – soweit uns bekannt ist – bislang vier Studien zur Anwendung der MBT in der Behandlung von Essstörungen. In zwei Studien wurde das von Robinson entwickelte Vorgehen (MBT-ED: MBT for Eating Disorders) bei ambulanten Patientinnen evaluiert (Robinson 2010). In einer eigenen randomisiert-kontrollierten Studie von Robinson et al. (2016) wurden 86 Patientinnen mit einer Essstörung und Symptomen einer Borderline-Persönlichkeitsstörung sowohl mit MBT-ED als auch mit einem spezialisierten, unterstützenden klinischen Vorgehen behandelt. Es gab eine symptomatische Verbesserung in beiden Gruppen, ohne signifikante Unterschiede zwischen den Verfahren, aber eine höhere Reduktion von Figur- und Gewichtssorgen in der MBT-ED-Gruppe nach der Behandlung. Die Ergebnisse waren jedoch aufgrund einer hohen Abbrecherquote (weniger als 50 % der Patientinnen nahmen an mindestens der Hälfte der Therapiesitzungen teil; nur 22 % konnten in der Katamnese nach 18 Monaten evaluiert werden) schwer zu interpretieren. In einer weiteren Studie wurden zwölf Patientinnen mit Essstörungen mit MBT-ED (Setting: wöchentliche Einzel- und Gruppensitzungen über einen Zeitraum von 18 Monaten) und zwölf Patientinnen mit wöchentlicher psychodynamischer Einzeltherapie (SPT) behandelt (Balestrieri et al. 2015). Die Patientinnen wurden nach Alter und Geschlecht gematcht. Die Studie hatte eine zu geringe statistische »Power«, um mögliche Unterschiede in den Behandlungseffekten zu erkennen. Auch hier waren die Dropout-Raten hoch (nur 58,3 % der Patientinnen in der MBT-Gruppe und 50 % der Patientinnen in der SPT-Gruppe beendeten die Behandlung).

Wir selbst implementierten MBT-Elemente in ein bereits bestehendes Essstörungsprogramm in einer Tagesklinik für schwerer beeinträchtigte Patientinnen mit Essstörungen. Die Implementierung von MBT beinhaltete unter anderem eine Veränderung der therapeutischen Haltung nach MBT-Grundprinzipien, die Einführung von schriftlichen Fallformulierungen und die Einführung von zusätzlicher Psychoedukation (Zeeck et al. 2018). Einzel- und Gruppentherapiesitzungen wurden entsprechend dem MBT-Manual angepasst (Bateman & Fonagy 2016) und für die Behandlung von essgestörten Patientinnen modifiziert, teilweise angelehnt an das MBT-ED Manual von Robinson (Robinson 2010; Zeeck et al. 2018). Das Programm wurde in einer Pilot- bzw. Beobachtungsstudie evaluiert. Es führte zu einer deutlichen Besserung der allgemeinen und Essstörungs-Psychopathologie sowie zwischenmenschlicher Probleme nach Entlassung, zu einer RF-Zunahme und einer Verbesserung von Schwierigkeiten mit der Affektregulation. Die Abbruchrate war gering. Ein Anstieg an RF – welches allerdings mit einem Fragebogen (RFQ) erhoben wurde – war mit einer Besserung der allgemeinen Psychopathologie assoziiert, nicht aber mit einer Besserung der Symptome der Essstörung (Zeeck et al. 2021). Hier ist anzunehmen, dass es hinsichtlich einer Veränderung habituierter Verhaltensmuster und einer Gewichtszunahme notwendig ist, nicht nur das Mentalisieren zu fördern, sondern auch an Verhaltensänderungen im Alltag direkt und konkret zu arbeiten.

In einer weiteren, in Australien durchgeführten Studie von Sonntag und Russell (2022) wurden 32 stationär behandelte Patientinnen mit Essstörungen entweder mit einer MBT-Gruppentherapie (2×/Woche, insgesamt zwölf Sitzungen, offene Gruppe mit wechselnden Teilnehmerinnen) oder mit einem supportiven, klinischen Management behandelt. Zusätzlich erhielten sie ein Programm, das auf eine Normalisierung des Essverhaltens und Gewichts ausgerichtet war. In der MBT-Gruppe stieg das mit Fragebögen erfasste RF bis zur Entlassung signifikant stärker an, aber nur bei den Patientinnen, welche ihr Gewicht normalisieren konnten.

Insgesamt ist die empirische Überprüfung von mentalisierungsbasierten Therapieansätzen in der Behandlung von Essstörungen also noch in den Anfängen.

3.2 Mentalisierungsbasierte Therapie (MBT)

Im Folgenden soll ein erster Überblick über die Grundprinzipien der Mentalisierungsbasierten Therapie (MBT) gegeben werden, auf dessen Grundlage in Kap. 5 der spezifische Bezug zur Behandlung von Essstörungen hergestellt wird.

Zunächst ist zu betonen, dass die MBT nicht den Anspruch erhebt, ein ganz neues psychotherapeutisches Verfahren zu sein. So haben die für die MBT zentrale kollaborative Grundhaltung und die große Bedeutung von Psychoedukation zu Beginn der Behandlung Ähnlichkeiten mit dem Vorgehen in humanistischen Ansätzen wie der Gesprächspsychotherapie nach Rogers. Patientinnen werden als Partnerinnen in einem gemeinsamen Prozess gesehen, die sie nur sein können, wenn ausreichend transparent ist, wie der Therapeut vorgeht und an welchen Grundannahmen er sich orientiert. Die große Bedeutung, welche dem Beziehungsgeschehen zwischen Patientin und Therapeut und dessen Exploration beigemessen wird, geht wiederum auf psychoanalytische Konzepte zurück, das sehr strukturierte, fokussierte Vorgehen in den Therapiestunden ähnelt kognitiv-behavioralen Therapieansätzen. Die MBT nutzt also Elemente, welche vielen Therapeuten bekannt vorkommen. Sie »sortiert« sie aber neu und nutzt sie unter explizitem Einbezug von bindungstheoretischen Überlegungen für eine spezifische Zielsetzung, nämlich eine Förderung des Mentalisierens. Dieses Ziel wird vor dem schon skizzierten theoretischen Hintergrund der MBT mit der Annahme begründet, dass die Mentalisierungsfähigkeit für ein gesundes Erleben des eigenen Selbst und für eine befriedigende Regulierung von Beziehungen sowie ein Verständnis sozialer Interaktionen grundlegend ist. Die therapeutische Grundhaltung in der MBT sowie ihre spezifischen Interventionen und Interaktionen sind darauf ausgerichtet, Mentalisierungsprozesse anzuregen, aufrechtzuerhalten und/oder (wieder) herzustellen.

Das Mentalisierungskonzept und die davon abgeleitete MBT haben zwar ihre Wurzeln in der psychoanalytischen Theorie, wurden aber von Psychoanalytikern über lange Zeit kaum wahrgenommen oder als zu vereinfachend abgelehnt (Fonagy 2022). Eine Veränderung scheint sich aktuell dadurch anzubahnen, dass das Mentalisierungskonzept einerseits als ein »Brückenkonzept« in dem Sinne verstanden wird, dass eine Förderung des Mentalisierens ein verfahrensübergreifender Wirkfaktor in psychotherapeutischen Prozessen sein könnte (Luyten et al. 2020), und andererseits eine Integration zukunftsweisender psychodynamischer sowie psychoanalytischer Modelle in das Mentalisierungskonzept vorangetrieben wird (Brockmann et al. 2022).

3.2.1 Ziele

Ziel der MBT ist wie in anderen Therapieverfahren eine Symptomreduktion, welche über eine Förderung der Mentalisierungsfähigkeit erreicht werden soll. Dadurch soll ermöglicht werden, Affekte besser wahrzunehmen und zu regulieren, eine negative Selbstwahrnehmung zu relativieren sowie zwischenmenschliche Interaktionen besser zu erfassen und einordnen zu können, was mit einer Symptomreduktion (z. B. Selbstverletzungen, depressive Episoden, Suizidalität) einhergehen soll. Bateman und Fonagy (2016) betonen, dass in der MBT vor allem der *Prozess* des gemeinsamen Mentalisierens in den jeweiligen Therapiestunden von Bedeutung sei. Es gehe nicht vorrangig darum, ein bestimmtes Ziel (z. B. eine Symptomreduktion) zu erreichen, sondern die prozedurale Fähigkeit des Mentalisierens an sich zu verbessern (Euler & Walter 2020). Patientin und Therapeut explorieren ihre mentalen Prozesse bezogen auf eine von der Patientin eingebrachte Situation, in der Regel ein affektiv bedeutsames Erlebnis, häufig aus dem interpersonellen Kontext. Das gemeinsame Explorieren und Mentalisieren kann als ein modellhaftes Geschehen verstanden werden, welches die Patientin zunehmend internalisieren und sicherer beherrschen soll – auch außerhalb der Therapie.

In der MBT wird an zeitlich nahe zurückliegenden Ereignissen und im »Hier und Jetzt« der Therapiesituation gearbeitet – ausgehend von der Überzeugung, dass diese im Erleben »näher«, »realer« und emotional bedeutsamer sind als eher konstruierte Narrative aus der Vergangenheit. Gleichzeitig werden frühere traumatische Erlebnisse und belastende Beziehungserfahrungen als bedeutsam anerkannt. Sie stehen aber nicht im Mittelpunkt der therapeutischen Arbeit (Euler & Walter 2020).

Bateman und Fonagy betonen im Weiteren, dass es in der MBT nicht um »Einsicht« geht. Der Begriff der Einsicht betont das kognitive »Wissen« um etwas und legt nahe, dass es so etwas wie eine Wahrheit gibt, die entdeckt werden kann. Das Mentalisierungskonzept hingegen geht davon aus, dass mentale Prozesse immer »opak«, das heißt in letzter Konsequenz nicht ganz durchsichtig bleiben. Therapeut und Patientin können nur versuchen, ihr mentales Geschehen so gut wie möglich differenzierend in Worte zu fassen und mit dem Gegenüber zu teilen.

3.2.2 Grundhaltung

Die MBT legt großen Wert auf die Grundhaltung, die der Therapeut einnimmt. Die Therapie wird als eine gemeinsame, »kollaborative« Arbeit verstanden, in der Patientin und Therapeut zwar unterschiedliche Rollen einnehmen, aber gleichberechtigt sind. Bateman und Fonagy benutzen das Bild, dass beide »nebeneinander« mit Blick auf ein zusammen definiertes Ziel hinarbeiten. Der Therapeut bringt zwar sein Fachwissen und seine Erfahrung mit, er ist aber gleichzeitig offen und neugierig und bemüht sich, eigene Vermutungen und Annahmen immer wieder zu hinterfragen, um die Patientin so unvoreingenommen wie möglich wahrzunehmen. Er nimmt eine »nichtwissende« Haltung ein *(not-knowing stance)*. Dies ist ein Ideal, an welches natürlich nur Annäherungen möglich sind, da jeder Therapeut von seinen Vorerfahrungen und seiner Ausbildung geprägt ist. Es ist dennoch zentral, sich als Therapeut immer wieder bewusst zu machen, dass die eigene Perspektive nur eine von vielen Möglichkeiten oder Sichtweisen darstellt, die Patientin zu verstehen (Euler & Walter 2020). Der Explorationsprozess ist von Neugier und Offenheit des Therapeuten geprägt. Es geht nicht primär darum, eigene Hypothesen anzubieten, sondern sich selbst überraschen und in der Sichtweise auf die Patientin korrigieren zu lassen. Die nichtwissende Neugier prägt als Haltung das gesamte Denken und Handeln der Therapeutin. Sie ist insofern nicht primär als Technik zu verstehen, bei der das scheinbar nichtwissende Fragen einer inneren Hypothese folgt (Euler 2021). Die Neugier auf mentale Prozesse soll für Patientin und Therapeuten zu einem gemeinsamen Prinzip werden, bei dem sie sich gemeinsam und spielerisch auf unsicheres Terrain vorwagen.

Der Therapeut bemüht sich ferner darum, so transparent wie möglich zu sein und die Patientin daran teilhaben zu lassen, warum er wie interveniert und vorgeht. Dazu gehört auch die Selbstoffenbarung *(self-disclosure)* (s. Kap. 5): Er lässt sie an seinen Überlegungen und seinem affektiven Erleben teilhaben, wenn dies für den therapeutischen Prozess wichtig und nützlich erscheint.

Die wichtigsten Aspekte der therapeutischen Grundhaltung seien nochmals zusammengefasst, es sind:

- Kollaboratives Arbeiten
- Nichtwissende Haltung
- Offenheit und Neugier
- Transparenz

3.2.3 Vorgehen und Interventionen

Die MBT wurde zunächst für die tagesklinische Behandlung von Patientinnen mit Borderline-Störungen entwickelt (Bateman & Fonagy 1999), in der Folge aber auch als ambulante Therapie etabliert, bei welcher Einzeltherapie und Gruppentherapie kombiniert werden. Die Therapie wird für einen definierten Zeitraum geplant, in der Regel 12–18 Monate. Eine psychoedukative Gruppe (MBT-I, das »I« steht für *introductory* oder Einführung) wird der eigentlichen Behandlung vorangestellt, um mit den Patientinnen gemeinsam zu erarbeiten, was Mentalisieren ist, was es bedeutet, eine Borderline-Persönlichkeitsstörung zu haben, und wie Einschränkungen beim Mentalisieren mit Problemen im Umgang mit Affekten sowie zwischenmenschlichen Schwierigkeiten zusammenhängen.

Beim therapeutischen Vorgehen sind folgende Grundprinzipien leitend:

- Vor allem zu Beginn der Therapie geht es darum, Sicherheit zu vermitteln und epistemisches Vertrauen zu festigen: Hierzu tragen eine klare Struktur, die Psychoedukation und eine kollaborative Grundhaltung sowie konsequentes empathisches Validieren des Erlebens von Patientinnen bei
- Die Interventionen orientieren sich an der aktuellen Mentalisierungskapazität, um Patientinnen nicht zu überfordern
- Der Fokus liegt auf dem affektiven Erleben
- Der Therapeut achtet auf das Management der Aktivierung des Bindungssystems und dem damit verbundenen Arousal, um Mentalisieren optimal zu fördern

Die Fallformulierung wird auf der Grundlage der ersten Gespräche vom Therapeuten ausgearbeitet und mit der Patientin abgestimmt. Sie enthält eine kurze Beschreibung der zentralen Probleme einschließlich der Probleme beim Mentalisieren, der Bindungsstrategien und interpersonellen Muster, die Ziele der Therapie und eine Information darüber, wie diese in der gemeinsamen Arbeit erreicht werden sollen, sowie Angaben zum Rahmen (Häufigkeit der Sitzungen, Gesamtdauer der Behandlung) (Euler & Walter 2020). Zusätzlich wird ein Krisenplan erstellt, in dem das Vorgehen in schwierigen Situationen festgehalten wird, mit der die Patientin allein überfordert sein könnte. Bei Borderline-Patientinnen bezieht sich dies meist auf Situationen mit erhöhter Selbstgefährdung.

Struktur einer Sitzung

Sitzungen sind in der MBT klar strukturiert. Sie beginnen damit, dass sich Patientin und Therapeut am Anfang der Sitzung darüber verständigen, was der Fokus der Stunde sein soll. In der Regel geht es um etwas, das die Patientin seit der letzten Sitzung erlebt hat und das sie emotional weiter beschäftigt, im Einklang mit den vereinbarten Therapiezielen. Bei der Erzählung der Patientin erkundigt sich der Therapeut nach vielen konkreten Details (Klarifikation in *micro slices*; zu einer ausführlicheren Beschreibung charakteristischer Interventionen s. nächster Abschnitt), um in der Stunde ein möglichst lebendiges Bild des Geschehens entstehen zu lassen, und leitet davon ausgehend erst allmählich zum emotionalen Erleben in der entsprechenden Situation über (Affektelaboration und -identifikation). Es kann notwendig sein, Patientinnen häufiger zu unterbrechen und ggf. auch zum Innehalten zu animieren *(stop and stand)*. Wenn die Erzählung zu rasch voranschreitet und wichtige Anker für situatives Mentalisieren verpasst werden, gehen Therapeutin und Patientin gemeinsam zu diesem Aspekt zurück *(stop, rewind, and explore)*. Es wird dabei immer wieder betont, dass diese Technik dem Interesse der Therapeutin entspringt, es genau zu verstehen und nichts Wichtiges zu verpassen. Dann wird versucht, situative und emotionale Aspekte zu reflektieren und dabei unterschiedliche Sichtweisen zu berücksichtigen (z. B. der Patientin, anderer an der Situation beteiligter Personen, der Therapeutin, der Mitpatientinnen in der Gruppe). Der Therapeut nutzt verschiedene Techniken, um das Mentalisieren des Geschehens und der beteiligten Personen anzustoßen. Im weiteren Verlauf wird das aktuelle affektive Erleben beim Erzählen exploriert (»Affektfokus«) – also in der Stunde selbst, nicht bezogen auf das zurückliegende Ereignis. Es können ähnliche, aber auch andere Gefühle als in der entsprechenden Situation auftreten, welche von ihrer Intensität her vergleichbar oder aber stärker oder schwächer sind. Die Affekte werden also untersucht, während sie präsent sind. Diese mentalisierte Affektivität *(mentalized affectivity)* fokussiert unter anderem auf damit einhergehende Körpersensationen. Über die Frage, wie es der Patientin damit geht, über die entsprechende Situation mit dem Therapeuten zu sprechen, kommt allmählich das

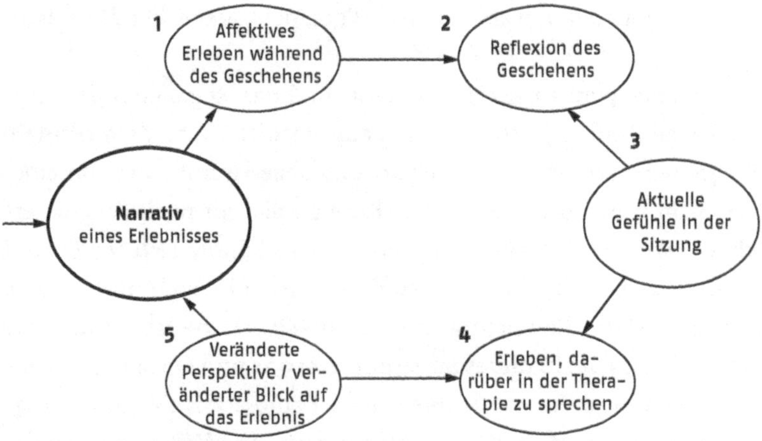

Abb. 3-1: Idealtypischer Ablauf in einer Therapiesitzung

Geschehen zwischen Patientin und Therapeutin in den Fokus. Wenn es im Hinblick auf die Mentalisierungskapazität möglich ist, kann davon ausgehend das Beziehungsgeschehen mentalisiert werden (»Mentalisieren der Beziehung«). Der Therapeut kann diesen Prozess mit der Frage eröffnen, ob die Patientin den Eindruck hat, von ihm verstanden worden zu sein (»Haben Sie das Gefühl, dass wirklich bei mir angekommen ist, was Sie berichten wollten und wie es Ihnen ergangen ist?«). Daraus kann sich eine detaillierte Untersuchung des Beziehungsgeschehens im Hier und Jetzt entwickeln, die nicht den biographischen Bezug des Patienten in den Vordergrund stellt (»Kennen Sie das irgendwoher?«), sondern sich an den unterschiedlichen Beobachtungen der gemeinsam erlebten Situation in der Therapiesitzung orientiert. Den Abschluss einer Stunde kann die gemeinsame Reflexion bilden, welche neuen Sichtweisen auf die erlebte Situation sich ergeben haben (s. Abb. 3-1).

Interventionen

Interventionen in der MBT sind darauf ausgerichtet, das Mentalisieren der Patientin zu fördern und aufrechtzuerhalten. Dabei kommt der Fähigkeit des Therapeuten zur markierten Spiegelung und zur empathischen Validierung eine wichtige Funktion zu, um den Mentalisierungsprozess der Patientin zu unterstützen. Insofern gelingen

Interventionen nur, wenn auch der Therapeut ausreichend gut mentalisiert.

Der Therapeut ist für die Struktur und das Regulieren des Ausmaßes an Bindungsaktivierung verantwortlich. Nach dem »Prinzip Frage« wird immer wieder geklärt und abgestimmt, was von einer Patientin gemeint ist (wie z. B.: »Können Sie mir noch genauer erklären, wie Sie sich gefühlt haben?«, »Was könnte sich Ihr Freund dabei gedacht haben?«, »Sind zu dem Zeitpunkt auch noch andere Dinge passiert, die wichtig sein könnten?«, »Habe ich richtig verstanden, dass Sie in dieser Situation so etwas wie Enttäuschung erlebt haben?«) (Bolm 2021). Eine genaue Exploration einzelner Situationen zielt darauf ab, dass durch das szenische Wiedererleben die dazugehörenden Affekte in der Therapiestunde besser abrufbar werden (vor allem bei Patienten, die zum Als-ob-Modus neigen) und über das langsame Verbalisieren »Schritt für Schritt« eine erste kognitive »Sortierung« und damit ein Schritt in Richtung Mentalisieren erfolgt (z. B. bei Patienten, die leicht vom Affekt überschwemmt werden, oder beim Vorherrschen des Äquivalenzmodus).

Wenn Patientinnen erfolgreich mentalisieren, z. B. auf ein bestimmtes Verhalten (Vorwürfe machen) verzichten, weil sie die möglichen Hintergründe für das Verhalten einer anderen Person reflektieren konnten oder sich in der Sitzung sehr bemühen, sich unangenehmen Affekten zu stellen und diese zu sortieren, wird dies positiv verstärkt (z. B. mit: »Das haben Sie gut herausbekommen!«).

Da die Fähigkeit zum Mentalisieren unterschiedlich ausgeprägt sein kann und mehr oder weniger flexibel ist bzw. immer wieder »einzubrechen« droht, ist der Therapeut einerseits gefordert, eine Balance zu finden zwischen dem Versuch, Mentalisieren zu fördern und andererseits die Patientin nicht zu überfordern. »Nicht-Mentalisieren« wird dabei auch als ein Schutzmechanismus verstanden, welcher in Situationen zum Tragen kommt, in denen diese sich nicht ausreichend sicher fühlt, um sich mentalen Prozessen (eigenen oder denen anderer) zu öffnen (Euler 2021). Damit soll an dieser Stelle auch nochmal betont werden, dass Interventionen in der MBT immer abgestimmt auf die Mentalisierungskapazität erfolgen, also nicht per se mentalisierungsfördernd sind, sondern immer den situ-

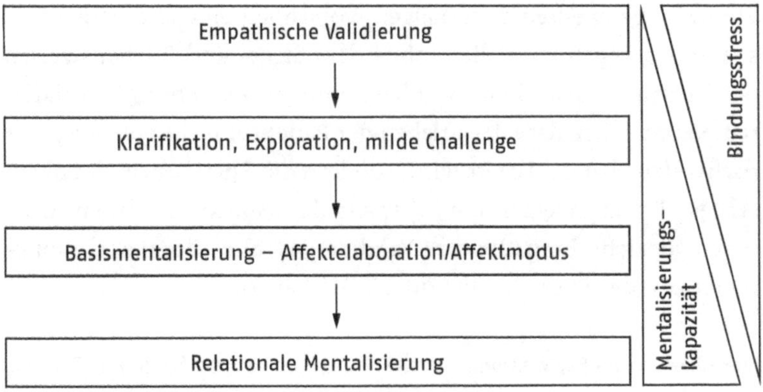

Abb. 3-2: Angepasste therapeutische Interventionen

ativen Kontext berücksichtigen. Eine Orientierung für die Anwendung der Interventionen in Abhängigkeit von der Aktivierung unsicherer Bindung bzw. der Mentalisierungskapazität bietet Abbildung 3-2. Die Interventionen erfolgen entsprechend auch in Abstimmung mit den non-mentalistischen Modi. Während beim teleologischen Modus und beim Äquivalenzmodus vor allem empathisch validiert und dann gemeinsam exploriert wird, sollte ein Als-ob-Modus dazu führen, dass der Therapeut die angebotenen Interpretationen und Erklärungen nicht übernimmt, sondern sie sich wundernd in Frage stellt (s. u. unter *Challenge*).

Empathische Validierung. Vor allem zu Beginn der Therapie und bei niedriger Mentalisierungskapazität stehen supportive Techniken und eine empathische Validierung des Erlebens einer Patientin im Vordergrund (Versuch, sich in die Patientin einzufühlen, Ausdrücken eines genuinen Interesses an ihrer inneren Welt, Äußern von Verständnis und Mitgefühl). Gleichzeitig »markiert« der Therapeut, dass er den Affekt der Patientin nicht eins zu eins übernimmt, sondern aushalten und verarbeiten kann. Empathisches Validieren trägt wesentlich zum Aufbau einer tragfähigen Arbeitsbeziehung und zur Förderung von epistemischem Vertrauen bei. Es signalisiert Patientinnen, dass ihr Erleben »beim Therapeuten angekommen ist« und er dieses ernst nimmt. Besonders bedeutsam ist dies bei stark eingeschränkter Mentalisierungsfähigkeit im Äquivalenzmodus – hier können Therapeuten dazu neigen, vorschnell eine alternative Perspektive anregen zu wollen, ohne dass Sicht- und Erlebensweisen der Patientin ausreichend validiert wurden. *Empathisches* Validieren betont dabei, dass das Erleben der Patientin nicht *von außen* als nachvollziehbar deklariert wird, sondern die Therapeutin durch ein echtes Hineinversetzen die Welt aus den Augen der Patientin zu sehen versucht. Empathisches Validieren ist also zunächst ein innerer Prozess der Therapeutin (Euler & Walter 2020).

Klarifikation und Exploration. Da die Grundannahme in der MBT ist, dass Therapeuten niemals gänzlich erfassen können, was in einer Patientin vorgeht, geht es um ein in die Tiefe gehendes, detailliertes Explorieren, was sie erlebt hat. Dabei wird zunächst der Blick auf die äußere Welt und erst von dort aus der Blick auf die innere mentale Welt gerichtet. Es geht hier um eine fragende, neugierige Haltung, die die jeweilige Patientin »mitnehmen« und dafür gewinnen soll, interessiert zu erkunden, was sie erlebt. Die detaillierte Klarifikation signifikanter emotionaler und interpersoneller Ereignisse bildet gewissermaßen die Brücke zur Exploration des damit verbundenen mentalen Erlebens.

Challenge. Wenn ein basales Sicherheitsgefühl in der therapeutischen Beziehung besteht, können zunehmend herausforderndere, hinterfragende Interventionen verwendet werden. Schon ein »Sich-Wundern« des Therapeuten kann bei Patientinnen, die davon ausgehen, dass der Therapeut alles versteht und die Welt genau so ist, wie sie sie erleben, deutlich machen, dass eine Situation auch anders interpretiert werden könnte. »Challenge« erfolgt zunächst milde, um die Fähigkeit zu Mentalisieren zunächst zu ertasten.

»Challenge« zielt darauf ab, feste Überzeugungen in Frage zu stellen und neue Perspektiven einzuführen. Sie können von hinterfragenden, noch recht vorsichtigen Interventionen (»Woher wissen Sie das …«, »Können Sie mir erklären, wie Sie zu der Annahme kommen?«, »Sollen wir gemeinsam darüber nachdenken, was es an anderen möglichen Erklärungen für ihr Verhalten geben könnte?«) über humorvolle Interventionen bis hin zu Interventionen reichen, die stärker irritierend sind, wenn dies vor dem Hintergrund einer sicheren und tragfähigen Beziehung möglich ist (»Sie sprechen jetzt seit drei Sitzungen über Ihre Schmerzen. Ich frage mich, ob Sie das weiterbringt?«). »Challenge« umfasst unter anderem die explizite Einführung anderer Sichtweisen z. B. durch das Gegenüberstellen der eigenen (Therapeuten)perspektive oder – häufig fruchtbarer – der Perspektiven von Mitpatientinnen in der Gruppe.

»Challenge« kann als *high risk/high gain*-Intervention dann eingesetzt werden, wenn Patientinnen im Als-ob-Modus »feststecken«. Auch wenn das zunächst eine fragile Arbeitsbeziehung mit sich bringen kann, kann eine starke Irritation hier zu einem deutlichen Ruck führen, der die Chance bietet, an einer neuen Stelle anzusetzen – nicht selten beginnend mit einer Entschuldigung von Seiten des Therapeuten für die »überschießende« Intervention.

Stop and stand (Unterbrechen und anhalten). Mit *stop and stand* ist eine Technik gemeint, mit der eine unproduktive Kommunikation (z. B. im »Als-ob-Modus«) unterbrochen wird oder mit welcher z. B. bei einer zunehmend unübersichtlichen Interaktion in einer Gruppe ein Stopp gesetzt wird. Der Therapeut bezieht klar Position und erläutert, warum er die Unterbrechung für notwendig hält. Es wird dann – wenn möglich – genauer exploriert, was gerade passiert ist.

Stop, rewind and explore (Unterbrechen, zurückspulen und explorieren). Wenn Patientinnen oder Gruppen über bedeutsam scheinende Ereignisse rasch hinweggehen, bittet der Therapeut um ein Innehalten und Zurückgehen zu einem früheren, ihm bedeutsam erscheinenden Punkt in der Kommunikation: »Lassen Sie uns kurz zu dem Punkt von eben zurückkehren – was genau haben Sie da erzählt? Das schien mir wichtig, aber ich habe es noch nicht wirklich verstanden …«. Diese Technik dient dazu, Ankerpunkte für die Förderung des Mentalisierens nicht zu verpassen.

Contrary moves (Balancieren von Interventionen). Therapeuten induzieren hier einen Wechsel zwischen den Polen der Mentalisierungsdimensionen. So fragen sie nach dem möglichen Erleben einer anderen beteiligten Person, wenn eine Patientin nur mit ihrer eigenen Sicht beschäftigt ist. Sie wechseln auf die kognitive Ebene, wenn das emotionale Erregungsniveau zu hoch ist, oder lenken die Aufmerksamkeit auf »externale« Signale wie die Mimik eines Gegenübers, wenn eine Patientin nur auf das innere Erleben fokussiert. Wichtig ist hier, dass die Überleitung meist nur sanft gelingt, d.h. ausgehend vom gegenwärtig dominanten Pol wird allmählich zum anderen Pol übergeleitet. Eine direkte Frage nach dem Erleben des anderen, wenn eine Patientin gerade noch ganz mit sich beschäftigt ist, überfordert in den meisten Fällen die Mentalisierungskapazität.

Fokus auf dem affektiven Erleben: Affektelaboration und Affektfokus. Das Herausarbeiten der Affekte ist in der MBT einer der wichtigsten Aspekte des therapeutischen Vorgehens. Einerseits werden Verhalten und Gedanken einer Patientin sowie erzählte Beziehungssequenzen immer wieder mit dem dazugehörigen Affekt verknüpft (»Welche Gefühle treten auf, wenn Sie davon berichten …«, »Wie hat sich das in der Situation genau angefühlt?« »An ihrer Stelle wäre ich vielleicht traurig geworden – aber Ihnen scheint es anders gegangen zu sein?«). Dieses Vorgehen wird als Affektidentifikation bzw. -elaboration bezeichnet. In einem weiteren Schritt geht es dann um das emotionale Erleben in der aktuellen Sitzung selbst (»Was empfinden Sie, wenn Sie das jetzt erzählen?«) – das wird in der MBT als Affektfokus genannt. Ein Affektfokus gelingt nur bei einer gewissen Fähigkeit zu mentalisieren. Es ist zum Beispiel nicht zielführend, in einem Moment, in dem eine Patientin sehr erregt und angespannt ist, nach den momentan erlebten Affekten zu fragen. Hier würde der Fokus eher auf Validierung und einem kognitiven Ordnen des Geschehens liegen *(contrary move)*.

Selbstoffenbarung (Self-disclosure). In der MBT kann ein Therapeut sein eigenes Erleben mitteilen, wenn es der Förderung des Mentalisierens dient. So kann er z.B. Unsicherheiten oder eigene Fehler thematisieren (»Ich denke im Nachhinein, ich hätte Sie in der letzten Stunde nicht so viel zu XY fragen sollen, möglicherweise haben Sie mich da als sehr bedrängend erlebt«, »Ich bin mir gerade unsicher, ob wir uns mit diesem Thema noch intensiver befassen sollen. Vielleicht helfen Sie mir, das zu entscheiden«). Oder er spricht sein eigenes affektives Erleben an: »In einer solchen Situation wäre ich sehr ärgerlich geworden – aber ich weiß nicht, wie Sie sich gefühlt haben«. Der Therapeut sollte dabei sorgfältig darauf achten, dass eine Selbstoffenbarung nicht primär der Entlastung von eigenen unangenehmen (Gegen-)übertragungsgefühlen dient – z. B. wenn er Ärger oder Ungeduld verspürt.

Mentalisieren der therapeutischen Beziehung. Das Geschehen in der therapeutischen Beziehung und die damit verbundenen Affekte werden in der MBT im Hier und Jetzt thematisiert. Die therapeutische Beziehung steht dabei modellhaft für andere wichtige Beziehungen. Mit dem Prinzip, andere von innen zu sehen, können einerseits die auf den Therapeuten bezogenen Fantasien und Gefühle exploriert werden (»Was lässt sie glauben, dass ich nicht wirklich an Ihnen interessiert bin? … dass ich Sie nur leiden kann, wenn Sie mir immer zustimmen?«), andererseits kann eine Patientin etwas darüber lernen, was sie bei anderen auslöst, indem der Therapeut seine eigenen Empfindungen und Reaktionen in einer authentischen Form thematisiert (z. B. Enttäuschung über fehlende Therapiefortschritte: »Ich merke schon, dass es mir etwas ausmacht, dass es Ihnen nicht besser gelungen ist, diese Situation zu bewältigen. Nun ja, vielleicht muss ich mir auch überlegen, ob ich mir zu schnelle Fortschritte wünsche«).

3.2.4 Gruppentherapie

Zur Behandlung von Patientinnen mit Persönlichkeitsstörungen wurden im Rahmen der ambulanten Behandlung zwei verschiedene Gruppenformate entwickelt: die MBT-Einführungsgruppe (MBT-I), die der Therapie vorgeschaltet ist, und die parallel zur Einzeltherapie laufende wöchentliche Gruppentherapie (MBT-G). Beide Formate sind mit Modifizierungen auch für andere Störungsbilder bzw. diagnoseübergreifend und in jedem anderen Setting (stationär, teilstationär) anwendbar. Die Psychoedukation kann in angepasster Form auch im Einzelsetting erfolgen.

In diesem Kapitel werden zunächst die beiden Gruppenformate vorgestellt, wie sie im Ursprungsmodell für die Behandlung von Persönlichkeitsstörungen konzipiert wurden; in Kap. 5 wird auf eine Adaptation zur Anwendung bei Patientinnen mit Essstörungen eingegangen.

MBT-Einführungsgruppe (MBT-I)

Die MBT-Einführungsgruppe (I steht für *introductory*) ist eine interaktionelle Psychoedukationsgruppe, die der Behandlung i. e. S. vorangestellt ist (s. oben). Sie besteht im Ursprungsmodell aus zwölf wöchentlichen Sitzungen mit maximal zehn Patienten über 1,5 Stunden in einem geschlossenen Format, d. h. die Zusammensetzung der Gruppe bleibt konstant.

Die Gruppe folgt einem Manual, welches als Grundlage für einen interaktiven Austausch über verschiedene Themenbereiche dient, z. B. darüber, was Mentalisieren ist, welche Funktion es hat, was Affekte sind und wie wir sie regulieren. Im Weiteren werden Themen wie Bindung, Depression und Angst behandelt. Auch die möglichen Ziele einer Behandlung, insbesondere der MBT, werden diskutiert. Eine ausführliche Darstellung der Inhalte der einzelnen Sitzungen für die Behandlung von Persönlichkeitsstörungen findet sich bei Bateman und Fonagy (2016). Je nach Rahmenbedingungen und Charakteristika der teilnehmenden Patienten und Patientinnen kann eine Kürzung der Sitzungsanzahl sowie die Durchführung in einem offenen Format (mit einem möglichen Ausscheiden oder Neuhinzukommen von Teilnehmern während des Gruppenzyklus) erfolgen und das Manual um spezifische Themen erweitert werden (Euler 2021). Die Gruppe enthält theoretische und übende Anteile. Die Patienten bekommen Handouts sowie Hausaufgaben, deren Erledigung freiwillig als Angebot zur weiteren Vertiefung gedacht ist (zu den Handouts siehe z. B. Taubner et al. 2019).

Die Durchführung der MBT-I hat den Vorteil, dass während der gesamten Behandlung auf die Inhalte der MBT-I Bezug genommen werden kann. Das ist besonders hilfreich, wenn für die Wirksamkeit einer therapeutischen Situation ein Grundverständnis für die theoretische Grundlage der Behandlung nötig ist. Beispielsweise kommt in der Gruppentherapie häufig der Wunsch nach konkreten Ratschlägen oder die Frage nach der Sinnhaftigkeit des Fokussierens von Gefühlen auf. Hier kann der Therapeut die Mitglieder der Gruppe fragen, ob sie dazu noch Erinnerungen aus der MBT-I haben. Die Fragen können dann von den Teilnehmern der Gruppe selbst beantwortet werden.

Die MBT-I hat darüber hinaus nicht nur eine inhaltliche Funktion. Sie soll die Patienten auch mit dem Setting Gruppe vertraut machen und im Rahmen eines zunächst strukturierten, eher leiterzentrierten Vorgehens und einer Arbeit an übergreifenden Themen Ängste vor Gruppen reduzieren. Der Gruppenleiter versteht sich im Sinne der nichtwissenden Grundhaltung nicht primär als Experte der inneren Welt der Patienten, sondern als Vertreter einer schlüssigen Theorie zu Psychopathologie, zu Mentalisieren und zu Behandlungsmöglichkeiten. Das Lernen der Teilnehmer voneinander ist mindestens so wichtig wie der Input des Leiters. So wird das interaktionelle Prinzip den Patienten zunehmend vertraut. Das Oszillieren zwischen einem Fokus auf dem Selbst und einem Fokus auf den anderen kann in der MBT-I bereits geübt werden. Im Verlauf der MBT-I sollte deutlich werden, dass es in der sich anschließenden MBT-G nicht um das gegenseitige Erteilen von Ratschlägen oder um die Förderung von kognitiven Einsichten geht, sondern dass ein gemeinsames interpersonelles Mentalisieren im Vordergrund steht. Das Ziel im Gruppenformat der MBT-I ist darüber hinaus, die Neugier auf sich selbst und andere zu fördern (Karterud & Bateman 2012).

MBT-Gruppentherapie (MBT-G)

Die ambulante MBT-G hat in der MBT für Persönlichkeitsstörungen ein »Slow-open«-Format, d.h. wenn eine Patientin ausscheidet, kann eine neue aufgenommen werden. Sie läuft im ursprünglichen Format über 75 Minuten und umfasst 6–8 Patientinnen. Eine Anpassung an das deutsche Abrechnungssystem würde eine Sitzungsdauer 100 Minuten und eine Gruppengröße von bis zu 9 Patientinnen bedeuten. Wegen der vielschichtigen Beziehungs- bzw. Bindungskonstellationen ist es sinnvoll, die Anzahl der Teilnehmer bewusst eher niedrig zu wählen. Dabei kann die Gruppe von dem Therapeuten durchgeführt werden, der auch für die Einzeltherapie zuständig ist *(combined)*, oder einem anderen *(conjoint)*.

Die Gruppe wird in der Regel von zwei Therapeuten durchgeführt, wobei einem die Funktion als Gruppenleiter zukommt, während der zweite eine co-therapeutische Funktion ausübt. Diese klare Rollenverteilung und die damit verbundene Verlässlichkeit stärkt das Sicherheitsgefühl für die Gruppe. Zudem ist es auch für die Therapeuten so wesentlich einfacher, die eigene Mentalisierungsfähigkeit aufrechtzuerhalten, zum Beispiel wenn der Gruppenleiter nicht mehr weiterweiß oder angegriffen wird (»Ich habe das Gefühl, es wird gerade ein wenig eng für dich. Soll ich mal übernehmen?«). Die Gruppenleiter können unter anderem auch als Modell für konstruktive interpersonelle Mentalisierungsprozesse miteinander in Dialog treten (»Ich weiß nicht, irgendwie verstehe ich es noch nicht ganz; kannst du mir vielleicht helfen?«) und sich zum Beispiel durchaus gegenseitig herausfordern (»Oh, oh, jetzt kommt wieder so eine schlaue Idee von dir …«) (Bateman & Fonagy 2016) Sie tragen so gemeinsam zu einem spielerischen Gruppenklima bei, das von Humor, Selbstironie und einer transparenten Darstellung eigener mentaler Prozesse gekennzeichnet ist.

Wichtig ist gleichzeitig, dass die Gruppenleiter darauf achten, dass sie das Mentalisieren nicht (allein) für die Gruppe übernehmen, sondern fragend und explorativ bleiben (Euler 2021). Gruppenleiter werden auch als »Manager« der Gruppe bezeichnet, die gleichzeitig Mitspieler sind und die Gruppe von einer »Plattform des Nichtwissens« aus leiten (Bateman & Fonagy 2016, S. 338).

Ein MBT-G-Leiter stellt eine Autorität dar, ohne autoritär zu sein (Bateman & Fonagy 2016). Dadurch vermittelt er ein basales Sicherheitsgefühl und dient den Patienten als *resonating mind*, in der das Geschehen in der Gruppe Resonanz und Containment findet. Der Co-Therapeut interveniert dort, wo er etwas ergänzen kann, was zum Mentalisieren der Gruppe beiträgt. So kann er zum Beispiel eine Gegenbewegung *(contrary move)* zum Affekt induzieren, wenn Gruppenleiter und Gruppe ausgeprägt auf dem kognitiven Pol mentalisieren. Zudem trägt er *zum Recruiting* von Gruppenmitgliedern (s. u.) bei, die der Gruppenleiter eventuell weniger gut im Blick hat.

Bei der Darstellung unterschiedlicher Perspektiven in der Gruppe, die einander ggf. unvereinbar gegenüberstehen, kann er durch *siding* (s.u.) das Geschehen dynamisieren. Nicht zuletzt kann es die Aufgabe des Co-Therapeuten sein, einem Teilnehmer, der die Gruppe plötzlich verlässt, zu folgen.

Im Ursprungsmodell für Persönlichkeitsstörungen ist die MBT-G ebenso wie die parallel stattfindende Einzeltherapie auf 18 Monate begrenzt. Die meisten daran angelehnten ambulanten Angebote folgen diesem Modell. Je nach regionalen bzw. länderspezifischen oder institutionellen Gegebenheiten sind aber auch andere ambulante Settings denkbar. In den letzten Jahren wurden über die MBT und MBT-G für Persönlichkeitsstörungen hinaus mentalisierungsfördernde Gruppentherapien und -settings für weitere Störungsbilder wie z.B. Angststörungen, somatoforme Störungen und Psychosen entwickelt (Schultz-Venrath 2021). Nichtsdestotrotz ist in der MBT-G eine von Beginn an klare zeitliche Befristung der Gruppe für jeden Teilnehmer vorgesehen. Die Gruppenleiter achten darauf, dass das Ausscheiden eines Gruppenmitglieds vor Abschluss der Therapie zur rechten Zeit thematisiert wird. In der letzten Gruppenphase wird eine explizit wohlwollende und validierende Haltung der Gruppentherapeuten für erforderlich gehalten, die dem Patienten Sicherheit gibt und ein optimistisches Zukunftsbild vermittelt.

Der Ablauf einer Gruppensitzung folgt einer klaren Struktur. Am Anfang der Sitzung erfolgt eine Zusammenfassung der letzten Stunde durch den Gruppenleiter, bei der die Patienten bereits mit einbezogen werden (»Das sind die Dinge, an die ich mich noch gut erinnern kann. Habe ich noch etwas vergessen?«). Danach folgt eine Eingangsrunde, in der mögliche Themen gesammelt werden. Die Leiter sichern die Struktur, achten also zum Beispiel darauf, dass ein Thema nicht schon während der Eingangsrunde detailliert behandelt wird. Die Eingangsrunde ist nicht mit einer Befindlichkeitsrunde zu verwechseln, sondern es geht darum zu klären, welche Erlebnisse oder Situationen der letzten Woche die Patienten in der Gruppe berichten und mit der Gruppe bearbeiten wollen. Von den Patienten genannte Themen oder Situationen werden alle aufgegriffen bzw. für jeden Patienten nochmals explizit benannt. Im Rahmen einer partizipativen Entscheidungsfindung, die die Gruppenleiter aktiv steuern, erfolgt dann eine Festlegung, auf welches Thema die Gruppe näher eingeht.

Das Narrativ eines Teilnehmers in Bezug auf eine erlebte Situation wird gemeinsam durch ein detailliertes Durcharbeiten *(micro slices)* des Erlebten einschließlich der damit verbundenen mentalen Aspekte entwickelt. Die Teilnehmer werden aufgefordert, klärende Fragen zu stellen, falls sie sich noch nicht (genau) vorstellen können, was abgelaufen ist. In der MBT-G geht es darum, unter Einbezug der Gruppe relevante Affekte zu elaborieren (Affektelaboration) und dann – entsprechend dem Vorgehen im Einzelsetting – das affektive Erleben der Patienten in Bezug auf die Thematik im Hier und jetzt zu fokussieren (Affektfokus). Das Mentalisieren der Affekte wird durch den interpersonellen Kontext und die multiplen Spiegelungen aus der Gruppe sehr bereichert. Schließlich werden die emotionale Auswirkung des Geschehens auf die Gruppenmitglieder und die entstehende Beziehungsdynamik untereinander, ggf. unter Einbezug des Therapeuten untersucht (Mentalisieren der Beziehung). Die MBT-G gilt als ein ideales Format, um das Spiel mit verschiedenen Perspektiven und Sichtweisen zu ermöglichen. Damit stellt die Gruppe ein Übungsfeld für gelungenes Mentalisieren dar (Bateman & Fonagy 2016; Karterud 2015; Schultz-Venrath & Felsberger 2016).

Es soll an dieser Stelle betont werden, dass es nicht um eine »Einzeltherapie in der Gruppe« geht. Es wird weder auf den Einzelnen noch auf die inhaltliche Bedeutung seiner Erzählung fokussiert, sondern sein Input dient als Katalysator für interpersonelles Mentalisieren. Diesen Prozess müssen die Gruppenleiter aktiv gestalten, indem sie den Prozess, die Affekte und die Interaktion im Hier und Jetzt in den Vordergrund stellen und kontinuierlich ein Klima der wohlwollend-neugierigen Exploration kultivieren (Euler 2021; Karterud & Bateman 2012).

Eine Verlangsamung des Gruppenprozesses ist aufgrund der vielschichtigen interpersonellen Ebenen besonders wichtig. Dabei stoppt der Gruppenleiter das laufende Geschehen immer wieder und fordert die Gruppe entweder zum Innehalten in einer bestimmten Situation auf *(stop and stand)* oder geht zu einem Punkt des

Geschehens kurz zuvor zurück, um dort für einen weiteren Moment zu verbleiben *(stop, rewind, and explore)*.

Nonmentalistische Modi treten in Gruppen sehr häufig auf, unter anderem weil Patientengruppen in der Regel aus Patienten mit unsicheren Bindungsstilen bestehen. Insofern sind nonmentalistische Modi häufig die Ausgangssituation jeder Gruppe. Zum anderen können situative Faktoren zum Einbrechen des Mentalisierens führen – zum Beispiel, wenn die Zusammensetzung der Gruppe häufig wechselt, der Leiter sich selbst unsicher fühlt oder ein Gruppenmitglied sichtlich instabil ist (Euler 2021). Wenn solche situativen Faktoren zur hohen strukturellen Bindungsunsicherheit der Gruppe hinzukommen, ist das Gruppenklima hinsichtlich der vorhandenen Mentalisierungsfähigkeit besonders prekär. In solchen Situationen geht es darum, mögliche schädliche Einflüsse des Gruppensettings abzuwenden *(minimizing harm)*, bevor das Potential der Gruppe genutzt werden kann *(maximizing benefit)*. Nonmentalistische Modi können sich dabei im Gruppensetting auf zwei Ebenen manifestieren: zum einen in Bezug auf den Einzelnen, zum anderen kann aber auch die gesamte Gruppe oder es können Subgruppen in einem nonmentalistischen Modus sein.

Ein Beispiel wäre, wenn die Gruppe in einem kollektiven Äquivalenz-Modus verharrt. Dabei entstehen in der Gruppe unverrückbare Überzeugungen gegenüber der Welt oder bestimmten Protagonisten (Politiker, Arbeitgeber etc.) außerhalb der Gruppe, einem (ggf. nicht anwesenden) Gruppenmitglied oder dem/den Therapeuten im Vordergrund. Dies erfordert zunächst supportive, Sicherheit vermittelnde Interventionen. Gleichzeitig haben der oder die Gruppenleiter als möglicherweise einzige Vertreter einer alternativen Perspektive die schwierige Aufgabe, die Gruppe mild herauszufordern *(challenging)*, um möglichst spielerisch eine Pluralität von Perspektiven herauszuarbeiten. Eine Gruppe hat in der Regel das Potenzial, mit dem Äquivalenz-Modus eines oder mehrerer Patienten so umzugehen, dass die Wahrnehmung einerseits Validierung erfährt, andererseits aus der Gruppe selbst heraus hinterfragt werden kann.

Ein weiteres häufigeres Phänomen niedrigen Mentalisierens ist, dass sich die Gruppe (oft inklusive der Leiter) in einen kollektiven

Als-ob-Modus »flüchtet«. Dabei pseudomentalisiert ein Teil der Gruppe (mit den Leitern), während andere Patienten sich dem interpersonellen Geschehen gegenüber innerlich abschotten. Diese Gefahr einer unproduktiven oder sogar destruktiven Gruppendynamik wird von Therapeuten häufig unterschätzt und erfordert einen recht aktiven Leitungsstil mit dem Ziel, Mentalisieren aufrechtzuerhalten (Schultz-Venrath & Felsberger 2016). Umgekehrt trägt das erfolgreiche Management besonders schwieriger Gruppensituationen durch die Leiter zum Vertrauen in die Gruppe bei und erhöht die basale Mentalisierungsfähigkeit in der sogenannten Gruppenmatrix.

Für das Gruppensetting ist die Regelung administrativer Aspekte besonders bedeutsam. Zum einen sind die organisatorischen Anforderungen höher als für das Einzelsetting, zum anderen manifestieren sich anhand der strukturellen Gestaltung interpersonelle Muster der Teilnehmer. Die Gestaltung des Rahmens einer Gruppe, welche das Setting, die Anzahl der Teilnehmer, die Dauer der Sitzung, die Finanzierung und Dauer der Behandlung etc. umfasst, hat hier einen zentralen Stellenwert. Dennoch ist ein rigider Umgang mit der (notwendigen) Rahmengebung nicht förderlich, sondern beinhaltet die Gefahr, dass der Leiter ebenfalls im teleologischen Modus fungiert (»Wenn Sie immer zu spät kommen, muss ich davon ausgehen, dass Ihnen die Gruppe nicht wichtig ist«, »Wenn Sie wiederholt nicht kommen, greifen Sie den Rahmen der Gruppe an«). In der MBT-G wird dagegen eher ein spielerischer Umgang gelebt, der das Klima wohlwollender Exploration unter Einbezug des Leiters und möglichst vieler Patienten fördert. Der mentalisierungsfördernde Umgang mit einigen üblichen Gruppenregeln wird bei Euler (2021) beispielhaft veranschaulicht.

Für die MBT-G sind außerdem einige spezifische Interventionen ausgearbeitet worden: Verknüpfen *(connecting)*, Rekrutieren *(recruiting)*, Triangulieren *(triangulation)*, Parken *(parking)* und Beistehen *(siding)*:

Tab. 3-2: Spezifische Interventionen in der MBT-G (Euler 2021)

Verknüpfen (Connecting)	Der Leiter sorgt aktiv dafür, dass seine Beziehung zu den Patienten und die (inhaltliche und persönliche) Bezogenheit der Patienten untereinander aufrechterhalten bzw. besonders gefördert werden
Rekrutieren (Recruiting)	Passive, zurückgezogene, schweigende Gruppenmitglieder werden kontinuierlich zur Teilnahme ermutigt
Triangulieren (Triangulation)	Ausgewählte Gruppenteilnehmer werden aktiv zu einer bedeutsamen Interaktion zwischen anderen in der Gruppe befragt – in Bezug auf das eigene mentale Erleben (Fokus auf Selbst) und das mentale Erleben der Protagonisten (Fokus auf andere)
Parken (Parking)	Ein Thema, welches einen Gruppenteilnehmer (oder mehrere in der Gruppe) affektiv aus dem Gleichgewicht zu bringen scheint, wird durch den Gruppenleiter aktiv zurückgestellt; die Aufmerksamkeit wird auf ein (potenziell) weniger bedrohliches Thema gelenkt. Das zurückgestellte Thema wird im Verlauf der Sitzung wieder aufgegriffen
Beistehen (Siding)	Der Gruppenleiter stärkt die Position eines unter Druck der anderen Gruppenmitglieder stehenden Patienten, indem er aktiv dessen Perspektive übernimmt. Der zweite Gruppenleiter kann ggf. die Gegenposition (Position der Gruppe) einnehmen

KAPITEL 4

Essstörungen aus Sicht des Mentalisierungskonzeptes

Wie in Kap. 2 beschrieben, finden sich bei Essstörungen Auffälligkeiten des (Ess-)Verhaltens mit teilweise dramatischen Auswirkungen auf die körperliche Gesundheit. Damit verbunden bestehen tiefgreifende mentale Probleme, die das Selbst- und Körpererleben betreffen, Probleme im Umgang mit Affekten sowie zwischenmenschliche Schwierigkeiten. Im Folgenden sollen diese Probleme und ihr Zusammenhang mit der Essstörungsproblematik vor dem Hintergrund des Mentalisierungsmodells diskutiert und verstanden werden.

Dafür wird zunächst der derzeitige Forschungsstand zu Einschränkungen der Mentalisierungsfähigkeit bei Essstörungen zusammengefasst.

4.1 Essstörungen und Mentalisieren

Die Ergebnisse empirischer Untersuchungen deuten darauf hin, dass sich bei Patientinnen mit Essstörungen eine Beeinträchtigung der Fähigkeit zu Mentalisieren zeigt (Katznelson 2014; Simonsen et al. 2020). Operationalisiert wird die Mentalisierungsfähigkeit in der Regel als »Reflective Functioning« (RF; s. auch Abschnitt 3.1.1), welche mit Hilfe der »Reflective Functioning Scale« (RF-S) gemessen werden kann. Als »Goldstandard« gilt ein Rating anhand des sehr zeitaufwändigen Adult Attachment Interview (AAI). Die RFS kann nach neueren Ansätzen aber auch auf der Basis eines verkürzten Interviews (Brief-RF-Interview, BRFS; Andreas et al. 2021) oder in Therapiesitzungen mit der »In-Session-RF-Skala« erfasst werden (Talia et al. 2019). Zusätzlich stehen Selbstbeurteilungsinstrumente in Form von Fragebögen zur Verfügung (siehe z. B. Fonagy et al. 2016; Hausberg et al. 2012). Der aktuelle Forschungsstand muss vor dem Hintergrund einer kritischen Evaluation der verschiedenen eingesetzten Messmethoden betrachtet werden: Inwieweit ist eine Selbstbeurteilung von Einschränkungen der Mentalisierungsfähigkeit überhaupt möglich? Kann jemand seine Mentalisierungseinschränkungen einschätzen, der nicht gut mentalisieren kann? Ebenso ist die Beurteilung des Reflective Functioning in Therapiesitzungen etwas anderes, als wenn dies anhand eines Bindungsinterviews erfolgt. Die Mentalisierungsfähigkeit in einer Therapiesitzung wird unter anderem vom Thema, von der Stimmungslage am jeweiligen Tag und von den Interventionen des Therapeuten abhängig sein – sie ist also eine Momentaufnahme, abhängig vom spezifischen Kontext. Möglichweise »kann« eine Patientin üblicherweise »mehr« (oder auch »weniger«) mentalisieren, als sie dies in dieser einen Sitzung zeigt. Das AAI wiederum bezieht sich vor allem auf Kindheitserfahrungen und die Beziehung zu den primären Bezugspersonen.

4.1.1 Generelle Einschränkungen der Mentalisierungsfähigkeit

Zwei ältere Veröffentlichungen mit kleineren Fallzahlen deuteten auf Einschränkungen der Mentalisierungsfähigkeit bei hospitalisierten, erwachsenen Patientinnen mit einer Essstörung im Vergleich zu gesunden Kontrollgruppen hin (Fonagy et al. 1996; Müller et al. 2006). Diese Hinweise bestätigten sich in den meisten Folgeuntersuchungen. Werden die Essstörungsgruppen jedoch einzeln betrachtet, liegen für die BN gemischtere Befunde vor als für die AN. So fanden sich bei BN-Patientinnen zwar deutliche Einschränkungen der Mentalisierungsfähigkeit im Vergleich zu gesunden Kontrollprobandinnen (Sacchetti et al. 2019), der Grad der Beeinträchtigung zeigte aber einen Zusammenhang mit dem Schweregrad der bulimischen Symptomatik sowie Borderline-Merkmalen: Patientinnen mit ausgeprägteren Symptomen einer Essstörung und Zügen einer Persönlichkeitsstörung wiesen stärkere Einschränkungen auf als Patientinnen, die leichter beeinträchtigt waren. Eine große, randomisiert-kontrollierte Vergleichsstudie zu kognitiver Verhaltenstherapie und psychoanalytischer Behandlung bei Patientinnen mit BN, in welcher RF mit dem AAI erfasst wurde, fand hingegen keine Beeinträchtigung im Vergleich zu Gesunden (Pedersen et al. 2012). Es zeigte sich aber eine auffällige Verteilung, die durch zwei extreme Pole gekennzeichnet war: Einige Patientinnen wiesen niedrige, andere überdurchschnittlich hohe Werte für RF auf, was so interpretiert werden kann, dass es sich bei Menschen mit einer BN wahrscheinlich um eine recht heterogene Gruppe handelt. Dies entspricht auch den klinischen Erfahrungen. Es ist also anzunehmen, dass sich Einschränkungen der Mentalisierungsfähigkeit vor allem bei Patientinnen finden, die eine komorbide Persönlichkeitsproblematik bzw. stärkere strukturelle Einschränkungen aufweisen. In Bezug auf die Assoziation mit der Schwere der bulimischen Symptomatik ist bisher nicht geklärt, ob eine ausgeprägte Symptomatik sekundär zu Einschränkungen der Mentalisierungsfähigkeit führt (zum Beispiel durch die Mangelernährung und das ständige Gedankenkreisen um Essen und Gewicht) oder ob diese schon vor der Erkrankung bestand und für eine schwerer ausgeprägte Symptomatik verantwortlich ist. Vermutlich handelt es sich um eine reziproke Interaktion.

Bei AN ist die Studienlage einheitlicher. Bisher fanden sich durchgängig niedrige RF-Werte – sowohl bei Jugendlichen als auch bei Erwachsenen (Kuipers et al. 2016; Rothschild-Yakar et al. 2010; Rothschild-Yakar et al. 2019; Ward et al. 2001). Möglicherweise gibt es aber Unterschiede in Hinblick auf die zwei Subgruppen von Patientinnen mit Anorexia nervosa: So wiesen Patientinnen mit dem restriktiven Typ in einer Untersuchung eine geringere Mentalisierungsfähigkeit auf als jene vom Binge-Purging-Typ (Harrison et al. 2010).

Diese Befunde wurden bei zumeist stationär behandelten Patientinnen mit AN erhoben, was bedeutet, dass diese Patientinnen in der Regel deutlich untergewichtig waren. Untergewicht könnte wiederum einen Einfluss auf die Mentalisierungsfähigkeit haben: Sonntag und Russell (2022) fanden nur bei jenen Patientinnen mit AN eine Verbesserung ihrer Fähigkeit zu Mentalisieren, die am Ende einer stationären (MBT-orientierten) Behandlung zugenommen hatten. In die gleiche Richtung weist unsere eigene Studie, in welcher die Mentalisierungsfähigkeit anhand von Transkripten der Therapiesitzungen beurteilt wurde (»In-Session-RF«). Es zeigte sich, dass eine Gewichtszunahme in der ersten Hälfte der Therapie einer besseren Fähigkeit zu Mentalisieren im weiteren Therapieverlauf vorausging (Zeeck et al. 2022). Dies macht in Hinblick auf Überlebensstrategien Sinn: Über sich selbst und andere nachzudenken, ist in einer Situation des Verhungerns nicht angemessen, denn in einer solchen Situation sollten sich die Gedanken auf die Beschaffung von Nahrung konzentrieren. Sehr eindrucksvolle und wichtige Ergebnisse lieferte die Arbeitsgruppe um Ancel Keys (Garner 1997; Keys et al. 1950), die als sogenannte »Hunger-Studie« *(starvation study)* nach dem II. Weltkrieg in Minnesota/USA durchgeführt wurde. 36 freiwillige, gesunde Männer, denen so ermöglicht wurde, nicht zum Militärdienst eingezogen zu werden, bekamen über sechs Monate weniger Nahrung, als sie eigentlich gebraucht hätten – man ließ sie hungern. Dies ermöglichte, die Effekte einer Hungersituation zu erfassen. Indirekt lässt sich daraus ableiten, welche Auffälligkeiten bei der AN mit hoher Wahrscheinlichkeit auf die Hungersituation zurückzuführen sind: Die Probanden waren zunehmend mit dem Thema Essen beschäftigt, sie begannen Rezepte und Kochbücher zu sammeln und auch ihr Essverhalten zu verändern – sie aßen sehr langsam, zögerten das Ende der Nahrungsaufnahme hinaus und mischten Nahrungsmittel in ungewöhnlicher Form zusammen. Sie konnten sich kaum noch auf andere Dinge konzentrieren und zogen sich sozial zurück. Hinzu kamen Auswirkungen auf die Stimmung – die Probanden wurden depressiver, ängstlicher und reizbarer, einige apathisch. Möglicherweise hätte man auch Veränderungen des Mentalisierens gefunden, wenn man es damals schon hätte erfassen können. Auf die Bedeutung des Gewichts wird in den folgenden Abschnitten daher immer wieder eingegangen werden.

Eine Studie an Patientinnen mit BES zeigte ebenfalls eine geringere Mentalisierungsfähigkeit im Vergleich zu gesunden, nicht adipösen Kontrollen (Maxwell et al. 2017), die sich aber auch in einer gematchten Gruppe Adipöser fand. Dies legt nahe, dass eine Dysregulation des Essverhaltens, welche zu Übergewicht führt, mit Schwierigkeiten in Zusammenhang stehen könnte, mentale Zustände bei sich selbst und anderen zu reflektieren. Erneut muss man vorsichtig sein, da die Zahl an Untersuchungen noch sehr begrenzt ist.

Zusammenfassend kann man sagen, dass bei Menschen mit einer Essstörung – vor allem bei denen mit einer AN – eine Einschränkung der Mentalisierungsfähigkeit vorliegt, auch wenn dies im Einzelfall nicht immer zutreffen muss. Einschränkungen finden sich insbesondere bei denjenigen, die eine schwerere psychopathologische Beeinträchtigung aufweisen, körperlich durch die Essstörung sehr beeinträchtigt sind (Mangelernährung, Untergewicht) oder eine komorbide Persönlichkeitsstörung bzw. eine Beeinträchtigung der Persönlichkeitsfunktionen aufweisen.

4.1.2 Beeinträchtigung der Dimensionen des Mentalisierens

Neben der allgemeinen Einschränkung der Mentalisierungsfähigkeit ist die Frage relevant, welche spezifischen Aspekte bzw. Dimensionen des Mentalisierens beeinträchtigt sind: Betrifft es mehr die Fähigkeit, über sich selbst, die eigenen Affekte und Motive nachzudenken – oder eher die Fähigkeit, sich die mentalen Hintergründe für das Verhalten anderer vorzustellen? Wie sieht es mit der kognitiven, wie mit der affektiven Dimension des Mentalisierens aus? Ist die Einschränkung der Mentalisierungsfähigkeit bei Menschen mit einer Essstörung bei bestimmten Themen stärker ausgeprägt als bei anderen – etwa, wenn es um die Beschäftigung mit dem eigenen Körper geht? Geht es um eine grundlegende Einschränkung der Fähigkeit zu Mentalisieren oder bricht diese nur in einer bestimmten Entwicklungsphase und Lebenssituation ein, in welcher es zu einer Überforderung kommt? Gagliardini et al. (2020) konnten durch den Einsatz einer Bandbreite von Instrumenten verschiedene Dimensionen des Mentalisierens erfassen und vier verschiedene Profile über alle Essstörungsgruppen hinweg identifizieren:

- Eine Gruppe wies eine große Unsicherheit darin auf, eigene mentale Zustände zuzuordnen und ihnen zu trauen. Sie war darüber hinaus auf die möglichen mentalen Zustände und nonverbalen Signale anderer fokussiert.

- Zwei Gruppen waren eher kognitiv und auf das Selbst fokussiert, wobei das emotionale Erleben abgespalten erschien – eine mit größeren Schwierigkeiten, eigene Affekte zu benennen, und eine »hoch-funktionale« Gruppe mit guten Fähigkeiten zu Mentalisieren, die aber eine starke Tendenz zum Pseudomentalisieren zeigte. Bei der zweiten Gruppe fand sich zudem eine geringe Bereitschaft, die Sichtweise anderer zu berücksichtigen, wenn sie von der eigenen abwich.
- Die vierte Gruppe umfasste Menschen, die sich von ihren oft wechselnden Emotionen überwältigt fühlten, leicht beeinflussbar und impulsiv waren und komorbide Persönlichkeitsstörungen sowie unsichere Bindungsmuster aufwiesen.

Die Autoren bringen diese Profile mit den von Westen und Harnden-Fischer (2001) beschriebenen Persönlichkeitsprofilen in Zusammenhang (s. a. Kap. 2: Diese fanden eine »hochfunktional-perfektionistische« Gruppe, eine eingeengt-überkontrollierte Gruppe sowie eine Gruppe mit emotionaler Dysregulation und einer geringen Fähigkeit zur Impulskontrolle. Diese Befunde sprechen sehr dafür, sich in der Diagnostik von Patientinnen mit Essstörungen nicht nur an Essstörungssymptomen zu orientieren, sondern auch an Persönlichkeitszügen, Mentalisierungsprofilen und Bindungsmustern (s. Kap. 5.1).

Für ein Verständnis von Essstörungen ist aus Sicht des Mentalisierungsmodells grundlegend, Symptome in Zusammenhang mit sowohl generellen als auch mit situativ eingeschränkten Mentalisierungsfähigkeiten zu verstehen. Symptome stellen so einen Lösungsversuch angesichts einer Überforderung mentaler Bewältigungsmöglichkeiten dar – dies kann eine generelle Überforderung sein (z. B. Überforderung in einer Lebensphase wie der Pubertät) oder auch eine aktuell kontextbezogene (z. B. Überforderung bei Angst in einer Bindungssituation). Essstörungssymptome können wie Somatisierungssymptome im Sinne des Körper- sowie des teleologischen Modus als ein Versuch verstanden werden, ein Gefühl der Kohäsion, der Sicherheit und der Kontrolle wieder herzustellen (Skårderud & Fonagy 2012; Schultz-Venrath 2021).

Im Folgenden werden die zentralen psychischen Schwierigkeiten bei Essstörungen, wie etwa ein unsicheres Selbsterleben, Schwierigkeiten bei der Affektwahrnehmung und -regulation, das negative Körpererleben sowie zwischenmenschliche Schwierigkeiten und Bindungsmuster aus Sicht des Mentalisierungskonzeptes bezüglich des aktuellen Forschungsstands diskutiert.

Es sei zuvor angemerkt, dass Unterschiede zwischen der AN, BN und BES idealtypisch dargestellt werden, wohlwissend, dass es Übergänge zwischen den Störungsbildern gibt und diese Einteilung kritisch gesehen werden kann.

4.2 Mentalisieren des Selbst

Essstörungen – vor allem die Anorexia nervosa – wurden aufgrund des beeinträchtigten Selbst- und Identitätserlebens auch als »Erkrankungen des Selbst« bezeichnet (Goodsitt 1983, 1997). Skårderud und Fonagy (2012) sowie Robinson und Skårderud (2019) folgen dieser Sichtweise und betonen, dass bei Essstörungen das große Problem im Vordergrund stehe, mentale und körperliche Zustände bei sich selbst nicht zuordnen und sich nicht auf diese verlassen zu können.

Die Bedeutung der »Selbst«-Dimension bei Einschränkungen der Mentalisierungsfähigkeit wird bei Essstörungen inzwischen durch empirische Hinweise unterstrichen: In einer Übersichtsarbeit fassten die Autoren die Befunde so zusammen, dass sie schlussfolgerten, dass die Fähigkeit, über sich selbst nachzudenken (Mentalisieren des Selbst) bei AN sowie bei BES stärker eingeschränkt sei als das Mentalisieren des anderen (Simonsen et al. 2020). Die Arbeitsgruppe um McAdams (2016), welche sich mit zugrundeliegenden neuronalen Korrelaten beschäftigte, konnte interessanterweise zeigen, dass sich die während der Erkrankung veränderte körperbezogene Selbstwahrnehmung bei geheilten Patientinnen mit AN normalisierte, sich aber weiterhin Auffälligkeiten in Hinblick auf eine Reflexion der möglichen Sichtweisen anderer auf das eigene Selbst fanden. Dieser Befund verweist nach Ansicht der Autoren auf eine grundlegende und selbst nach der Erkrankung weiterhin bestehende, konflikthafte und unsichere Selbstwahrnehmung.

Das »Selbst« ist ein Begriff, der nicht einheitlich definiert ist, aber grundsätzlich die Vorstellung umfasst, ein von anderen abgegrenztes Wesen zu sein, welches fühlt, denkt und handelt. Aus Sicht des psychodynamischen Strukturmodells umfasst das »Selbst« die Selbst*wahrnehmung*, einschließlich der Wahrnehmung von Affekten und der Wahrnehmung von Signalen des eigenen Körpers, sowie die Fähigkeit, ein kohärentes Bild der eigenen Person und Identität zu entwickeln. Sie umfasst im Weiteren den Aspekt der Selbst-*Regulation* – also die Regulation von Affekten, Impulsen sowie des Selbstwerts (Arbeitskreis OPD 2009; Zimmermann et al. 2012). Auch im alternativen Modell der Persönlichkeitsstörungen des DSM-5 ist das Selbst anhand der Aspekte Identität und Selbststeuerung definiert (American Psychiatric Association 2013). Bei Essstörungen sind Schwierigkeiten in der *Wahrnehmung und Regulation von Affekten und Impulsen* zentral, ebenso Schwierigkeiten, ein positives, integriertes *Bild von sich selbst* in Abgrenzung zu anderen zu entwickeln (Harrison et al. 2010; Kästner et al. 2019; Reas et al. 2016; Svaldi et al. 2012). Im Folgenden wird daher auf die Aspekte der Selbstwahrnehmung und -regulation vor allem bezogen auf diese beiden Themen eingegangen. Dem Körpererleben, welches bei Essstörungen wesentlich ist, wird ein eigenes Kapitel gewidmet.

4.2.1 Affektwahrnehmung und -regulation

Schwierigkeiten im Umgang mit Affekten gelten bei Essstörungen als ätiologisch bedeutsamer und als ein die Krankheit aufrechterhaltender Faktor (Engel et al. 2013; Lavender et al. 2015; Racine & Wildes 2015; Svaldi et al. 2012). Über alle Essstörungen hinweg werden Schwierigkeiten, Affekte wahrzunehmen, zu differenzieren, zu akzeptieren sowie angemessen mit ihnen umzugehen, mit einer Essstörungspathologie in Verbindung gebracht (Prefit et al. 2019). Als ungünstige Strategien zur Affektregulation finden sich Grübeln, die Vermeidung von Affekten sowie ihre Unterdrückung. Aus Sicht des Mentalisierungskonzeptes lässt sich dies als Beeinträchtigung der affektiven Dimension des Mentalisierens verstehen. Affekte, die sich auf das Selbst oder andere beziehen, können nicht eingeordnet und angemessen verstanden werden, sodass restriktives Essverhalten, Essanfälle und gegenregulierende Verhaltensweisen wie selbstinduziertes Erbrechen oder exzessives Sporttreiben dafür eingesetzt werden: Sie füllen eine »Lücke« und helfen, Affekte zu unterdrücken, ihre Wahrnehmung zu vermeiden oder sie durch etwas anderes zu ersetzen. Da dies bei einem veränderten Essverhalten nicht mehr auf einer mentalen Ebene erfolgt, sondern auf der Ebene konkreten Handelns, entspräche es aus Sicht des Mentalisierungsmodells dem teleologischen Modus und die übergroße Bedeutung des Körpererlebens (das affektive Erleben geht in ihm sozusagen auf) dem Körpermodus nach Schultz-Venrath (2021).

Anorexia nervosa

Schon bei Hilde Bruch finden sich klinische Beschreibungen, dass Affekte bei AN-Menschen nur wenig differenziert wahrgenommen werden oder aber die Abwehr von bedrohlichen Affekten »übersteuert«, d.h. sehr ausgeprägt ist (Bruch 1973; Bruch 1989). Der Psychoanalytiker Harold Boris schrieb dazu in den 80er Jahren: »Der ständige Zustand des Hungers ist so dominierend, dass er alle anderen Gefühle überschattet. Und die Beschäftigung mit Körpergröße, -form und -gewicht ist so zwanghaft, dass sie alle anderen Gedanken verdrängt. Im besten Fall ist die Anorexia nervosa ein Vollzeitjob« (Boris 1984, S. 453)[6].

In psychotherapeutischen Behandlungen wirken Patientinnen mit einer Anorexia nervosa emotional oft wenig »berühr- und erreichbar«. Sie sind vor allem mit dem Essen und ihrem Gewicht beschäftigt, ihre Stimmung ist entweder gedrückt oder gleichmütig. Dies veranlasste manche Forscher, sich mit dem Konzept der Alexithymie, der »Gefühls- oder Seelenblindheit« bei der AN zu beschäftigen (Simonsen et al. 2020) oder sie mit den Autismus-Spektrum-

6 »The constant state of hunger is so obstrusive as to overshadow any other feelings. And the preoccupation with body size, shape and weight is so obsessive as to crowd out any other preoccupations. At its ›best‹, anorexia is a full-time job.«

Störungen in Verbindung zu bringen (Nickel et al. 2019). Mit Letzteren vor allem auch deswegen, weil sich Menschen mit AN in der akuten Krankheitssituation sehr an Routinen orientieren und Einschränkungen der zentralen Kohärenz[7] sowie eine kognitive Inflexibilität und einen sozialen Rückzug aufweisen (Zeeck & Nickel 2023). Das Konzept der Alexithymie wurde von der französischen Psychoanalytischen Psychosomatik um Pierre Marty als Gegenpol zum Mentalisieren entworfen und gewann in der Psychosomatischen Medizin eine große Bedeutung (Schultz-Venrath 2021, S. 138). Menschen mit alexithymen Zügen haben Probleme, Affekte wahrzunehmen, sie zu differenzieren und mentale Zustände bei sich zu beschreiben. Letztere scheinen innerlich nicht repräsentiert zu sein und werden deshalb primär als körperliche Zustände (z. B. als Anspannung, Kopf- und Bauchschmerzen) wahrgenommen. Sie werden »somatisiert«. Das »Selbst« erscheint leer, ohne Fantasien und Vorstellungen, das Denken konkretistisch. Das Alexithymie-Konzept wurde in Bezug auf die AN immer wieder herangezogen, da viele Patientinnen in der therapeutischen Arbeit wie »leer« erscheinen und ausschließlich auf konkrete, äußere Dinge wie das Essen, die Waage und ihre Figur fokussiert sind – was die therapeutische Arbeit erschwert (s. Kap. 5).

Bei allen bislang vorliegenden Befunden zur Affektwahrnehmung und -regulation bei der AN ist immer zu berücksichtigen, dass weiterhin nicht eindeutig geklärt ist, was Ursache und was Folge der Erkrankung ist. Insgesamt deutet aber alles darauf hin, dass Affekte eigentlich wahrgenommen werden können. Diese machen jedoch Angst und die Betroffenen sind in einer spezifischen Lebensphase überfordert, mit ihnen umzugehen. Gestützt wird diese Annahme durch Untersuchungen, die bei Menschen mit AN eine ausgeprägte *harm avoidance* ergaben, das heißt eine hohe Sensitivität in Hinblick auf negative Affekte, mit einer Tendenz, sie zu vermeiden (Klump et al. 2000). Hilde Bruch beschrieb in ihren klinischen Schilderun-

7 Eine Einschränkung der zentralen Kohärenz bedeutet, dass nur Details/einzelne Aspekte wahrgenommen werden, diese aber nicht mehr in einen Gesamtzusammenhang eingeordnet werden können – ein Erkennen des »Großen Ganzen« geht verloren.

gen ein lähmendes Gefühl der Hilfslosigkeit und Ohnmacht, welches bei der AN zu einem »verbissenen Wunsch nach Kontrolle des Körpers und seiner Forderungen« führe (Bruch 1989, S. 17).

Des Weiteren beeinflusst das Untergewicht das klinische Bild bei der AN: Die Mangelernährung kann wie eine Abwehr auf körperlicher Ebene angesehen werden. Sie trägt dazu bei, schwierige Affekte in Schach zu halten. So zeigte sich in Arbeiten von Brockmeyer et al. ein Zusammenhang zwischen dem Body-Mass-Index (BMI) und dem Ausmaß an Schwierigkeiten, Affekte zu regulieren, sowie dem Wachrufen negativer Affekte bei traurigen biografischen Erinnerungen (Brockmeyer et al. 2013a; Brockmeyer et al. 2012). Ein niedrigerer BMI war mit geringeren Schwierigkeiten in der Affektregulation assoziiert und die Erinnerung an traurige Ereignisse mit weniger negativen Gefühlen. Möglicherweise werden über eine Gewichtsabnahme unter anderem Veränderungen der Neurotransmitterfunktionen induziert, welche auf die Stimmung Einfluss nehmen und negative Affekte »dämpfen« – so erreicht eine Patientin durch ihr Untergewicht ein neues Gleichgewicht, was sie vor Überforderung bei der Regulation negativer Affekte schützt (Brockmeyer et al. 2013b; Brockmeyer et al. 2012). Menschen, die früher unter einer Anorexia nervosa gelitten hatten, nun aber geheilt waren, unterschieden sich in der Wahrnehmung der eigenen Affekte und der Fähigkeit, sich in andere hineinzuversetzen, nicht mehr wesentlich von Gesunden (Oldershaw et al. 2010), sehr wohl aber diejenigen, die akut krank waren. Auch dies spricht dafür, dass dem Untergewicht ein besonderer Einfluss auf die Affektwahrnehmung zukommt. Wenn Patientinnen im Behandlungsverlauf an Gewicht zunehmen, berichten sie oft eindrucksvoll, dass Freude, aber vor allem schwierige Gefühle, wie etwa Ärger, Angst, Einsamkeit und Traurigkeit wieder deutlicher wahrnehmbar geworden sind.

Hungern bietet sich so als eine Lösung an, schwierige Affekte »in Schach« zu halten und zu kontrollieren. Hierzu passen auch Ergebnisse einer Befragung von Patientinnen, wofür sie ihre Erkrankung eigentlich brauchen: An erster Stelle würde die AN gebraucht, um ein Gefühl von emotionaler Sicherheit zu erreichen oder dieses Gefühl aufrechtzuerhalten (Serpell et al. 1999).

In Hinblick auf die Art der Affekte scheint Ärger ein Gefühl zu sein, welches für Menschen mit einer AN bedrohlich und schwer zu tolerieren ist (Harrison et al. 2010; Harrison et al. 2011), was aber auch für Gefühle von Angst, Traurigkeit oder Einsamkeit gilt, wie eine Übersichtsarbeit qualitativer Studien zeigt (Bryant et al. 2022).

Neben den Schwierigkeiten im Umgang und in der Regulation von Affekten (siehe Tab. 4-1) geht es aber auch um den Umgang mit grundlegenden Impulsen und Bedürfnissen, die als verunsichernd und bedrohlich wahrgenommen werden, wie z. B. nach Intimität

Tab. 4-1: Mentalisieren des Selbst – Affektwahrnehmung und -regulation bei Anorexia nervosa

Probleme bei der Mentalisierung von Affekten → Überbetonung des kognitiven Pols

- Meistens keine grundlegende Einschränkung der Affektwahrnehmung, aber der Affektregulation → Ohnmacht, Gefühl des Ausgeliefertseins und der Überforderung vor allem bei Gefühlen von Angst, Ärger, Einsamkeit, Traurigkeit
- Bedürftigkeit sowie Wünsche nach Intimität und Nähe machen Angst
- Affekte können im akuten Krankheitsstadium/bei deutlichem Untergewicht nicht mehr gut differenziert und zugeordnet werden (»alexithymes Bild«, hier dann Einschränkung der Affektwahrnehmung)

Körpermodus

- Körper(-selbst)erleben und mentale Zustände sind eins
- Untergewicht drückt Hilflosigkeit und Überforderung aus
- Dämpfung bis hin zur »Auslöschung« von Affekten durch Mangelernährung

Teleologischer Modus

- Die Konzentration auf eine Kontrolle von Nahrungsaufnahme und Gewicht führt zu einem Gefühl der Kontrolle über Mentales und das Leben insgesamt
- Mit Erbrechen »entledigen« sich Patientinnen schwer aushaltbarer Gefühle wie Angst und Traurigkeit auf konkreter Ebene

Äquivalenzmodus

- Es wird nur eine Perspektive zugelassen: Die Nahrungsaufnahme muss eingeschränkt werden, um nicht »fett« zu werden und/oder Kontrolle aufrechtzuerhalten
- Fehlendes Krankheitsverständnis (»ich bin so, wie ich bin«)

Als-ob-Modus/Pseudomentalisieren

- Die Patientinnen können oft sehr klug ihre Problematik ohne Verankerung im emotionalen Erleben erklären und Sexualität, aber auch nach Unabhängigkeit. Eine AN beginnt fast immer in der Pubertät und Adoleszenz, einer Lebensphase, in der es um die psychosexuelle und die Autonomieentwicklung geht. In dieser Zeit, in welcher es eigentlich um das Erwachsenwerden geht, findet eine Rückwärtsbewegung statt, mit dem Wunsch »Kind bleiben zu wollen« und diese Entwicklung aufzuhalten (Bruch 1989). Äußerlich zeigt sich das Dilemma der Patientinnen in ihrer kindlichen und besorgniserregenden Erscheinung, durch welche sie alle Sorge und Aufmerksamkeit auf sich ziehen und die primären Bezugspersonen stark an sich binden (teleologischer Modus), während sie gleichzeitig ihre Bedürfnislosigkeit und Autonomie betonen (»ich brauche kein Essen, ich brauche niemanden, ich bin nicht krank«). Auf der bewussten Ebene geben diese Patientinnen unter anderem an, ein geringes Bedürfnis nach Intimität zu haben und Abhängigkeit vermeiden zu wollen (Brockmeyer et al. 2013c).

In Tab. 4-1 (siehe S. 93) wird zusammengefasst, wie die Schwierigkeiten von Patientinnen mit Anorexia nervosa aus Sicht des Mentalisierungskonzeptes beschrieben werden können.

Bulimia nervosa und Binge-Eating-Störung

Auch bei der BN und BES stellen die *Regulation* von Affekten sowie Schwierigkeiten mit der Affekt*wahrnehmung* zentrale Probleme dar (Aloi et al. 2017). Essanfälle werden häufig durch Affekte wie Einsamkeit, Langeweile, Ärger, Scham oder auch Anspannung und »Stress« ausgelöst (Goldschmidt et al. 2014; Schaefer et al. 2020; Zeeck et al. 2011). Anders als bei AN ist die Affektwahrnehmung nicht gedämpft, sondern Affekte sind meistens weiterhin intensiv spürbar.

Insgesamt handelt es sich bei Menschen mit diesen Essstörungen um eine heterogene Gruppe (s. Kap. 2 und 4.1). Vor allem Patientinnen mit einer komorbiden Persönlichkeitsstörung und/oder einer komplexen Traumafolgestörung können große Probleme haben, Affekte differenziert wahrzunehmen, und spüren diese oft als diffuse Anspannung, die sie über ihre Essstörungssymptomatik oder auch selbstverletzendes Verhalten zu regulieren versuchen. Bei dieser Gruppe ist die Affektwahrnehmung deutlich eingeschränkt. Es gibt aber auch Menschen, die ihre Affekte gut wahrnehmen, sie nur schlecht tolerieren können – beispielweise, weil diese nicht zu der Vorstellung passen, wie sie gerne sein möchten. Zum Beispiel möchten sie nicht jemand sein, der wütend, überfordert oder verletzt ist. Reich (2001) betont die Bedeutung einer Angst vor einer Überwältigung durch Affekte auf der einen Seite, aber auch die Angst vor Beschämung und Entwertung auf der anderen. Des Weiteren spielen Wünsche nach Versorgung und Geborgenheit, sexuelle und aggressive Impulse eine Rolle, die zu einer Überforderung der mentalen Verarbeitungsmöglichkeiten führen.

Essanfälle und nachfolgendes Erbrechen helfen bei BN und BES affektive Zustände zu verändern, Affekte zu »neutralisieren« oder sie durch andere Affekte zu ersetzen. Sie stellen so eine Situation von Kontrolle wieder her. Das darauf folgende Erbrechen und auch andere »gegenregulierende Maßnahmen« dienen bei Menschen mit Bulimia nervosa dann einem Ungeschehenmachen des Essanfalls und einer Verhinderung einer Gewichtszunahme, aber auch einer »Reinigung« und Entledigung von allem, was mental nicht toleriert werden kann. Da aber Essanfälle und auch Erbrechen wiederum mit Ekel und Schuldgefühlen verbunden sind (Haedt-Matt & Keel 2011), kann dies in einen Teufelskreis von negativen Affekten hineinführen.

Bei vielen Menschen sind Essanfälle und Erbrechen aber auch mit positiven mentalen Zuständen assoziiert: Ein Essanfall kann Belohnung und Genuss bedeuten, oder ein »Sich-gehen-Lassen«, welches sonst nicht erlaubt ist. Es gibt Menschen, die beschreiben, wie sie sich zufrieden, warm und geborgen fühlen, wenn sie am Abend für sich alleine ihren (oft auch geplanten) Essanfall praktizieren können. Genauso kann Erbrechen mit positivem Erleben verbunden sein: alles wieder loszuwerden, sich wieder leicht und »sauber« zu fühlen sowie von allen Affekten und von Nahrung in ganz konkretem Sinne »befreit« zu sein. Zu Essanfällen kommt es oft in typischen Situationen: nach der Rückkehr von der Arbeit oder Schule, in Situationen der Einsamkeit abends oder nach Konflikten mit anderen.

Es gelingt also auch bei der BN und der BES ein Mentalisieren von Affekten nur unzureichend. Betroffene fühlen sich von bedrohlichen Affekten überschwemmt, sie sind nicht integrierbar und nicht aushaltbar. Eine Regulierung erfolgt daher wie bei der AN auf der konkreten, körperlichen Ebene. Dabei werden Affekte und Impulse nicht durch Untergewicht gedämpft, sondern in einzelnen Situationen durch Einverleibung von Nahrung und ggf. selbstinduziertes Erbrechen oder andere gegenregulierende Maßnahmen wie exzessives Sporttreiben reguliert. Essanfälle und gegenregulierende Maßnahmen geben so ein Gefühl von Kontrolle über mentale Zustände zurück, auch wenn Essanfälle selbst als Kontrollverlust erlebt werden.

Manche Menschen mit Essstörungen setzen auch Sport und Bewegung ein, um negative affektive Zustände zu beeinflussen. Bewegung ist ein effektives »Mittel« auf einer sehr körpernahen Ebene: So konnten wir bezüglich affektivem Erleben und Bewegungsverhalten im Alltag zeigen, dass sich durch Sport eine negative Stimmungslage zumindest für ungefähr anderthalb Stunden deutlich zum Positiven hin verändern ließ (Reichert et al. 2019). Anders als bei gesunden Kontrollprobanden ging ein Abfall der Stimmung dem Sporttreiben voraus, induzierte also die vermehrte körperliche Bewegung. Diese positive Wirkung von sportlicher Aktivität kann auch auf der Ebene des Körpermodus verstanden werden – das Körpererleben verändert sich bei Bewegung nicht zuletzt durch physiologische und endokrine Prozesse, welche wiederum das mentale Befinden beeinflussen. Tab. 4-2 fasst die Probleme mit der Affekt- und Impulsregulation bei BN und BES aus Sicht des Mentalisierungsmodells zusammen.

Tab. 4-2: Mentalisieren des Selbst – Affekt- und Impulsregulation bei Bulimia nervosa und Binge-Eating-Störung

Einschränkungen bei der Mentalisierung von Affekten → Überflutung durch Affekte, kognitive Kontrolle ist unzureichend ▪ Überschwemmung durch unaushaltbare Gefühlszustände wie Scham, Demütigung und Zurückweisung, Einsamkeit, Angst ▪ Affekte sind nur als diffuse Anspannung wahrnehmbar
Teleologischer Modus/Körpermodus: ▪ Essanfälle dienen der Affektregulation: Schwierige Affekte werden durch Essanfälle »neutralisiert« ▪ Mit Essanfällen werden emotionale Bedürfnisse (nach Nähe, Sexualität, Genuss) auf einer sehr konkreten Ebene reguliert und befriedigt ▪ Handlungen wie selbstinduziertes Erbrechen oder exzessives Sporttreiben »übersetzen« die Affektregulation auf eine körperliche Ebene

4.2.2 Selbstbild, Selbstwertregulation und Individuation

Beeinträchtigungen des Selbstwerterlebens sowie des Identitätsgefühls sind ein weiterer Bereich, der bei Menschen mit einer Essstörung eine bedeutsame Rolle spielt (Bruch 1989; Bryant et al. 2022). Etwas plakativ gesagt, geht es bei der AN um die existenzielle Frage des »Wer bin ich?«, also um die Frage nach der eigenen Identität – während bei der BN und der BES die Frage des Selbstwerts (»Bin ich o.k., so wie ich bin?«) im Vordergrund steht.

Anorexia nervosa

Menschen mit einer AN empfinden häufig eine tiefgreifende Verunsicherung darüber, wer sie selbst sind, und können nur schwer zwischen dem unterscheiden, was sie selbst möchten und brauchen, und einer Situation, in der sie die Erwartungen anderer erfüllen (Bruch 1989). In der Pubertät wird dies besonders deutlich, da es in dieser Lebensphase um die zunehmende Abgrenzung von den primären Bindungspersonen und die Konturierung eines stabilen Selbst- und Körperkonzeptes geht (Seiffge-Krenke 2009; Spear 2000). Erste Erfahrungen mit romantischen Beziehungen sowie das Austragen von Rivalität und Konflikten tragen zu dieser Konturierung bei. Bei der AN kommt es hier zu einer Überforderung. Hungern und die Orientierung an der Waage sind wie eine »Plombe«, die vor diesem Gefühl der Überforderung, Leere, Verlorenheit und Angst – und vor den anstehenden Schritten, die altersgemäßen Entwicklungsaufgaben zu bewältigen – schützt (Crisp 1997).

Die Grenzen zwischen dem Selbst und anderen (vor allem den primären Bindungspersonen), aber auch zwischen dem Selbst und der Welt werden als nicht sicher erlebt und auf einer konkreten Ebene – sozusagen im teleologischen Modus – gezogen: Die Knochen müssen deutlich spürbar sein, dann sind auch die Grenzen des Körpers und damit des Selbst klar und greifbar. Eine Patientin beschrieb dies so:

> »Nur wenn ich meine Wirbelsäule an der Lehne des Stuhls oder der Wand spüre, weiß ich, wo meine Grenzen sind. Sonst ist alles so verschwommen, wie eine breiige Masse, das macht mir Angst.«

Diese Patientin schlief immer auf einer harten Küchenbank aus Holz, was ihr Sicherheit gab.

Durch das Hungern wird es auch möglich, die anstehenden körperlichen Veränderungen aufzuhalten oder rückgängig zu machen: Die Periodenblutung setzt gar nicht erst ein oder sie setzt aus, der Körper bleibt kindlich, sexuelle Wünsche sind durch die hungerbedingten hormonellen Veränderungen reduziert bis gar nicht mehr spürbar.

Einige Patientinnen haben das Gefühl, nicht ihr eigenes Leben zu leben – sie erfüllen die Erwartungen anderer und sind identifiziert mit dem ihnen von der Familie oder anderen zugeschriebenen Bild, bis hin zu einem »falschen Selbst« im Sinne von Winnicott (s. Kap. 3.1). Eine Patientin äußerte in einer Therapiestunde:

> »Ich habe den Eindruck, mir fällt es einfach superschwer, dieses Essverhalten loszulassen … vielleicht, weil ich auch nicht so ganz weiß – wer bin ich dann überhaupt noch?«

Klinisch findet sich in der Adoleszenz nicht selten eine noch sehr nahe, fast symbiotische Beziehung zu einem Elternteil, der nicht verlassen werden darf. Die Verselbständigung des Kindes scheint in diesen Fällen für den Elternteil oft mindestens so bedrohlich zu sein, wie für das Kind – vor allem, wenn dieses als Teil des eigenen Selbst erlebt wird.

Das unsichere Gefühl bezogen auf das eigene Selbst geht oft mit einem negativen Selbstwerterleben einher – bis hin zu der existenziellen Überzeugung, keine Daseinsberechtigung zu haben. Dies zeigt sich auch in dem konkretistischen (teleologischen) Versuch, körperlich »ganz verschwinden« zu wollen (Boris 1984; Skårderud 2007a).

Viele Patientinnen empfinden das Hungern und die immer kleiner werdende Zahl auf der Waage als etwas, das sie »schaffen« und das sie mit Stolz erfüllt, es gibt ihnen auch einen Sinn zurück. Brockmeyer et al. (2013) konnten den klinisch oft deutlichen Zusammenhang zwischen Selbstwert und Gewicht auch empirisch zeigen: Eine Gewichtsabnahme ging in ihrer Untersuchung mit einer Steigerung des von den Patientinnen eingeschätzten Selbstwerterlebens einher.

Bei Menschen mit einer AN fällt häufig eine besondere Leistungsorientierung in Schule, Ausbildung und Beruf auf, mit der ein Gefühl der eigenen Insuffizienz kompensiert wird. Da viele Patientinnen schon zwanghaft-perfektionistische Persönlichkeitszüge mitbringen, kann dies zu einem pathologischen Perfektionismus führen, der mit vermehrten Selbstzweifeln, einem ständigen Nachdenken über eigene Fehler und einer nochmal höheren Sensitivität hinsichtlich der Erwartungen anderer einhergeht (Bardone-Cone et al. 2007). Interessanterweise ließ sich bei Patientinnen mit gutem Therapieerfolg zeigen, dass ihre hohe Sensitivität gegenüber den Wünschen und Erwartungen anderer ab- und gleichzeitig die Autonomie zunahm (Kuipers et al. 2017).

Aufgrund es unsicheren Selbsterlebens kann es nach längerem Verlauf der Erkrankung dazu kommen, dass sich die Betroffenen so stark mit ihrer Erkrankung identifizieren, dass diese zu einem Teil ihrer Identität wird. Sie »haben« dann keine AN mehr, sondern »sind die AN«. Dieses Erleben entspricht dem Äquivalenzmodus. So sagte eine Patientin:

> »Das gehört einfach zu mir dazu. Ja, zu meiner Persönlichkeit – so was ist, denke ich, ganz schwer wieder loszulassen. Ich kenn mich so, jeder kennt mich so. Die meiste Zeit bin ich ja so gewesen […].«

Über viele Jahre war eine Betroffene dann aus Sicht anderer »die mit der AN«. Viele Erfahrungen, die zu einer gesunden Entwicklung und Reifung dazugehört hätten, hat sie nicht machen können. Diese Erfahrungen später »nachholen« zu müssen oder aber das entstandene Defizit zu spüren, ist für viele Betroffene oft eine bedrohliche Vorstellung. Tab. 4-3 fasst die Probleme bezogen auf das Mentalisieren des Selbst bei Anorexia nervosa nochmals zusammen.

Tab. 4-3: Mentalisieren des Selbst – Selbstbild und Identität bei Anorexia nervosa

- Unsicherheit hinsichtlich der eigenen Identität und des eigenen Selbstbildes
- Schwierigkeiten, zwischen den Erwartungen und Wünschen anderer und den eigenen zu unterscheiden
- Überforderung in Pubertät und Adoleszenz, in der es um die Entwicklung eines eigenständigen, integrierten Selbst geht
- Kompensatorische Orientierung an Leistung
- Kompensatorische Orientierung an Körperform und -grenzen
- Nach längerem Verlauf kann die Anorexia nervosa zu einer »Ersatzidentität« werden: »ich bin so« (Äquivalenzmodus)

Bulimia nervosa

Bei der BN geht es meist weniger um die grundlegende Frage nach der eigenen Identität, sondern um eine Diskrepanz zwischen einem Ich-Ideal (des Funktionierens, des Erfolgs, der Selbstkontrolle) und der erlebten Realität (Reich 2001). Letztere umfasst Selbstanteile, welche als makelhaft erlebt werden und mit großem Schamgefühl verbunden sind. Dazu gehören Schwäche, Unkontrolliertheit, Bedürftigkeit und negative Affekte. Die Patientinnen haben das Gefühl, weder liebenswert noch ausreichend zu sein, und ein ins Negative verschobenes Selbstwerterleben. In klinischen Behandlungen zeigt sich häufig, dass Patientinnen auch wirklich wiederholt erleben, lächerlich gemacht oder bloßgestellt zu werden. Solche Erfahrungen gelten als einer der Risikofaktoren für die Entwicklung einer Essstörung (Jacobi et al. 2004). Die Unzulänglichkeit wird sehr körperlich erlebt: Die Betroffenen sind der Überzeugung, dass es ihnen besserginge und sie liebenswerter wären, wenn ihr Körper schlanker und »anders« wäre. Der Wunsch anders zu sein und mehr dem angestrebten Ideal zu entsprechen, wird schließlich auf der körperlichen Ebene ausgetragen: Der Körper soll verändert und attraktiver werden, in der Hoffnung, die negative Selbstbewertung und die Angst vor Ablehnung zu reduzieren. Eine BN beginnt oft – aber nicht immer – mit Diätverhalten und dem Versuch einer Gewichtsabnahme. Dies führt in den schon beschriebenen Teufelskreis hinein: Hungern führt zu Heißhunger und der Gefahr des Kontrollverlusts beim Essen. Ein Kontrollverlust verstärkt wiederum das Bedürfnis, die Nahrungsmenge einzuschränken, um nicht dick zu

Tab. 4-4: Mentalisierung des Selbst – Selbstbild und Selbstwertregulation bei Bulimia nervosa

- Ins Negative verschobenes Selbstwerterleben
- Überzeugung, unzulänglich und nicht liebenswert zu sein (Äquivalenzmodus) → tiefgreifendes Gefühl der Scham
- Übermäßige Bedeutung des Körpers und Gewichts für die Selbstdefinition (Körper-, teleologischer und Äquivalenzmodus)

werden und die Kontrolle wiederzuerlangen (Fairburn et al. 1993) (vgl. Tab. 4-4).

Auch die BES ist häufig mit Selbstwertproblemen assoziiert, sodass hier Schwierigkeiten in Hinblick auf die Mentalisierung des Selbst angenommen werden können. So weisen übergewichtige BES-Personen einen niedrigeren Selbstwert auf als normalgewichtige Personen ohne Diagnose einer psychischen Störung (Brauhardt et al. 2014). Dabei kann die BES Folge eines negativen Selbstwerterlebens und einer Selbstunsicherheit sein, aber auch sekundär zu einer negativen Bewertung der eigenen Person führen, wenn Menschen sich ihren Kontrollverlust beim Essen und ihr Übergewicht vorwerfen. Ein niedriger Selbstwert scheint ferner im Zusammenhang mit einer stark ausgeprägten Überbewertung von Figur und Gewicht zu stehen (Grilo et al. 2012).

4.3 Körpererleben

Ein ins Negative verschobenes Körpererleben bis hin zur Körperbildstörung ist ein zentrales Symptom bei Essstörungen. Grundsätzlich wird in Hinblick auf das Körperbild zwischen einer perzeptiven, einer kognitiv-affektiven und einer verhaltensbezogenen Komponente unterschieden (Slade 1994). Die perzeptive Komponente umfasst bei Essstörungen die subjektive Wahrnehmung der eigenen Körperdimensionen, die kognitiv-affektive die körperbezogenen Gedanken und Gefühle und die verhaltensbezogene eine ständige Gewichtskontrolle und z. B. ein Body-Checking (s. u.) (Nikodijevic et al. 2018; Tanck et al. 2021; Vocks et al. 2007) – die Körperdimension wird überschätzt und/oder der Körper negativ bewertet. Der Körper muss ständig »geprüft« werden, oder aber es wird eine konkrete Beschäftigung mit ihm vermieden. Dies bezieht sich in der Regel nur auf den eigenen Körper – andere Menschen können sehr wohl realistisch wahrgenommen werden (Bennighoven et al. 2006).

Ein unter anderem durch Schönheitsnormen mitbedingtes negatives Körpererleben und ein hoher Schlankheitsdruck sind nicht nur Faktoren, die in eine Essstörung hineinführen (Jankauskiene & Baceviciene 2021), sondern auch Faktoren, die zu einer Angst vor einer erneuten Gewichtszunahme und damit zur Aufrechterhaltung der Essstörung beitragen. Sie sind daher – wenn sie sich nicht verändern lassen – auch mit einem schlechteren Langzeitverlauf und mit Therapieabbrüchen assoziiert (Prost-Lehmann et al. 2018; Schnicker et al. 2013). Wenn gesellschaftliche Normen als »gesetzt« verstanden und nicht mit Distanz reflektiert werden können, wird die Gefahr größer, am eigenen Körper konkret etwas verändern zu wollen. Vor allem, wenn sie auf ein zuvor schon unsicheres und negatives Selbsterleben treffen. Man kann also annehmen, dass Einschränkungen der Mentalisierungsfähigkeit dazu beitragen, für sozialen Druck in Richtung eines »idealen Körpers« empfänglich zu sein. Umgekehrt kann die Fähigkeit zu Mentalisieren als Puffer zwischen äußerem Druck und Selbsterleben fungieren. Es ist naheliegend, dass ohne diesen Puffer konkretes Handeln im Sinne einer Gewichtsabnahme bzw. einer Veränderung der Körperform als Lösung für mentale Schwierigkeiten dienen kann.

Der Körper ist unabhängig von sozialen Normen eng mit dem mentalen Erleben verbunden. Wie die Beziehung zwischen dem »Geist« und dem Körper aber konzeptualisiert werden kann, ist eine Debatte, die in der Wissenschaftsgeschichte weit zurückreicht. Während lange ein dualistisches Modell vorherrschend war, werden seit den 1990er Jahren Konzepte diskutiert, die diesen Dualismus in Frage stellen (für eine umfassende Darstellung siehe Henningsen 2021). So wird seit dieser Zeit von *embodiment*, *embodied mind* oder *embodied self*, dem verkörperten Selbst, gesprochen. Psychische Wahrnehmungs- und Denkprozesse werden nicht mehr getrennt von einem Körper und einem den Körper umgebenden Umfeld verstanden, sondern als zusammengehörig und als sich wechselseitig beeinflussend. Was wir subjektiv empfinden und wahrnehmen, hängt von körperlichen Voraussetzungen ab und wird durch diese beeinflusst, so wie sich auch subjektives Erleben wiederum körperlich abbildet (zum Beispiel durch Anspannung, Herzklopfen, Schwitzen). Menschen leben in und durch ihren Körper, der sie mit der Umwelt verbindet.

Zu Beginn der menschlichen Entwicklung (noch vor der Entwicklung der Sprache) ist das Erleben eines Säuglings durch Körperliches bestimmt (Küchenhoff & Agarwalla 2013). Der Kontakt zu den frühen Bindungspersonen findet auf einer sehr körperlichen Ebene in Form mehr oder weniger feinfühliger Berührungen und Interaktionen statt, die sowohl einen spielerischen als auch fürsorglich-pflegenden Charakter haben. Es ist anzunehmen, dass diese Erfahrungen, bei denen körperliche Empfindungen und Bedürfnisse eng mit Zwischenmenschlichem und Emotionalem verknüpft sind, verinnerlicht werden. Es ist vorstellbar, dass sich dadurch auf einer präverbalen, körperlichen Ebene so etwas wie ein »inneres Arbeitsmodell« (dieses steht in der Bindungsforschung für verinnerlichte Beziehungserfahrungen) oder »protomentale Repräsentanzen«[8] bilden, welche das spätere Erleben des Körpers einschließlich des Erlebens von Nähe und Berührung mit prägen (Schultz-Venrath 2021, 2022a). Diese frühen Erfahrungen könnten auch bedeutsam für die spätere Differenzierung und Deutung körperlicher Signale von Wärme, Kälte, Hunger, Sättigung, Anspannung, Schmerzen) sein. Fotopoulou und Tsakisis (2017) führten den Begriff des *embodied mentalizing* ein, mit dem sie die schrittweise Integration sensomotorischer und interozeptiver Signale meinten, die über weitere Lern- und Entwicklungsprozesse als mentale Kategorien später bewusstseinfähig verfügbar sind. Darauf aufbauend konzeptualisiert Henningsen (2021) psychosomatische Erkrankungen einschließlich der Essstörungen als »Erkrankungen des verkörperten Selbst«: Aufgrund von Einschränkungen des *embodied mentalizing* findet sich ein Leiden, bei

8 Dieser Begriff beschreibt eine basale, unbewusste Matrix, in welcher Psyche und Körper noch ungetrennt sind. Er geht u. a. auf Bion (1952) und Brown (1985) zurück.

welchem das körperliche Erleben im Vordergrund steht. Es kommt zu Veränderungen des körperbezogenen Selbsterlebens, aber auch des Erlebens des Selbst (als schwach, beschämt) und anderer (als entwertend, übermächtig) und fixierten Ursachenüberzeugungen. Aufgrund der eingeschränkten Fähigkeit zur Reflexion und Wahrnehmung verschiedener möglicher Sichtweisen auf die eigene (Körper-) Wahrnehmung kommt es zu dysfunktionalem Krankheitsverhalten und sekundär zu Ängsten und depressiven Verstimmungen (Henningsen 2021, S. 115 ff.).

Für das Mentalisierungskonzept schlug Schultz-Venrath deshalb als Erweiterung die Einführung eines weiteren nonmentalistischen Modus (Schultz-Venrath 2021, 2022a), den Körper-Modus, für dieses sehr frühe Entwicklungsstadium vor, in welchem psychisches und körperliches Erleben noch ungetrennt sind. Für das Verständnis von Essstörungen und anderen psychosomatischen Störungen bedeutet das, dass eine mangelnde Verbindung körperlicher und mentaler Prozesse auf frühe Körpererfahrungen oder aber auf eine mangelnde Integration von Körperempfindungen ins Mentale zurückzuführen sein könnte. Es kommt in der Folge zu einer Überbewertung und Fixierung auf das Körpererleben. Einschränkend ist uns wichtig zu betonen, dass dies hypothetische Modelle sind, die noch nicht durch longitudinale Studien untermauert sind. Des Weiteren finden sich vermutlich auch hier deutliche individuelle Unterschiede. Aus klinischer Erfahrung gibt es Menschen mit Essstörungen, die sich in ihrem Körper noch nie wohlgefühlt und ihn schon immer als »Fremdkörper« erlebt haben, was auf eine frühe Entwicklungsbeeinträchtigung hinweisen könnte, aber auch Menschen, die das Gegenteil berichten: Sie hätten sich bis zur Pubertät in ihrem Körper wohlgefühlt und keine Schwierigkeiten gehabt, körperliche Signale zuzuordnen. Es scheint bei dieser Gruppe möglicherweise erst später zu einem Einbruch des *embodied mentalizing* zu kommen. Retrospektive, subjektive Berichte sind jedoch auch mit Vorsicht zu bewerten.

In den folgenden Abschnitten wird der Versuch unternommen, das Körpererleben bei Essstörungen aus Sicht des Mentalisierungsmodells zu konzeptualisieren.

Anorexia nervosa

Bei der AN steht der Körper einerseits für das »Selbst« (den Selbstwert, Selbstkontrolle, Identität), andererseits wird er aber auch zu einem »Objekt«, auf welches Einfluss genommen werden kann, was in engem Zusammenhang mit dem unsicheren und beeinträchtigten Selbsterleben verstanden werden kann. Fonagy schreibt dazu: »Wenn die psychische Realität nur unzulänglich integriert ist, erhält der Körper eine unangemessen hohe Bedeutung für die Kontinuität des Selbstgefühls« (Fonagy et al. 2002, S. 405; deutsche Übersetzung: Klett-Cotta 2004, S. 406)[9]. Bezogen auf die AN geht es um eine körperliche Konkretisierung der inneren, mentalen Welt in einer Situation psychischer Überforderung (Robinson & Skårderud 2019; Skårderud & Fonagy 2012). Es erscheinen dann nicht nur die Selbstgrenzen, sondern auch die Körpergrenzen unsicher.

Von einem Teil der Patientinnen mit AN wird der Körper während der Erkrankung wie etwas Fremdes erlebt. Er soll möglichst »leicht« werden, am besten »ganz verschwinden« und »körperlos« werden (Bryant et al. 2022). Sie versuchen zu vermeiden, ihren Körper zu sehen oder zu berühren. Eine Patientin beschreibt den Bezug zu ihrem Körper so:

> »Der gehört irgendwie nicht zu mir. Ich weiß schon, dass ich eins mit dem Körper bin, aber es fühlt sich nicht so an. Aus meiner Sicht sollte der einfach funktionieren.«

Eine weitere Gruppe von Patientinnen praktiziert das sogenannte »Body-Checking«: Der Körper wird ständig »überprüft« – zum Beispiel durch das Betrachten in Spiegeln, durch das Messen des Umfangs der Arme oder Beine, das Betasten von hervorstehenden Knochen oder das Prüfen von Hautfalten (Nikodijevic et al. 2018). Viele Patientinnen nehmen auch ihre Kleidung als Maß und haben Kleidungsstücke, die für den Umfang ihres Körpers stehen. Passen sie noch in die Hose, die sie mit 13 Jahren getragen haben? Body-Che-

---

9 »When psychic reality is poorly integrated, the body takes on an excessively central role for the continuity of the sense of self.«

cking scheint aber nicht zu der erhofften Entlastung zu führen, sondern eher zu einer Zunahme negativer Stimmung beizutragen (Kraus et al. 2015).

Es entsteht eine paradoxe Situation, in der es einerseits den Wunsch gibt, dass der Körper immer weniger werden oder gar nicht da sein solle – bei gleichzeitig ständiger Beschäftigung mit ihm. Skårderud und Fonagy (2012) sprechen von einem Nebeneinander von *disembodied* und *hyperembodied states*, womit sie meinen, dass das Erleben des Körpers entweder affektiv und perzeptiv abgespalten und nicht mehr integriert ist oder aber »zu real« im Sinne einer intensiven Wahrnehmung und Überwertigkeit der Bedeutung des Körpers im Sinne des Äquivalenzmodus. Bei Letzterem ist die mentale Befindlichkeit fast vollständig vom Körpererleben und -gewicht abhängig: Eine niedrigere Zahl auf der Waage und ein »flacher Bauch« führen zu Entlastung und positiver Stimmung, eine Gewichtszunahme und ein »voller Bauch« zu Anspannung, Schuld- und Versagensgefühlen. Insgesamt kommt es dazu, dass der Körper nicht mehr als ein sicherer Ort, sondern als entfremdet wahrgenommen wird (Cascino et al. 2019), was auch zu einer erhöhten Suizidalität beitragen kann (Duffy et al. 2020).

Mit Hilfe einer Interviewstudie ließ sich bei Patientinnen mit AN eine Gleichsetzung emotionaler und körperlicher Erfahrung eindrucksvoll zeigen, die sich auch sprachlich in konkretisierten Metaphern *(concretised metaphors)* niederschlägt (Skårderud 2007a). Dabei führt Skårderud die Gleichsetzung körperlichen und mentalen Erlebens auf eine eingeschränkte Symbolisierungsfähigkeit bzw. eine reduzierte Mentalisierungsfähigkeit zurück, welche sich über eine Einschränkung des *embodied mentalizing* zeigt. Ein Leere- oder Völlegefühl bzw. eine Leichtigkeit und Schwere stehen dann nicht nur für körperliche Zustände, sondern gleichzeitig auch für das mentale Erleben. Sich-Entleeren durch Erbrechen ist beispielsweise der Versuch das loszuwerden, was »innerlich« bzw. mental zu viel ist. »Leicht sein« und abzunehmen ist die Lösung für eine »schwere« Traurigkeit oder der Versuch, eine empfundene Belastung zu reduzieren. Eine Patientin sagte in diesem Sinne, als wäre dies für alle ein gut nachvollziehbares Erleben:

> »… man isst ja eigentlich gern. Nahrungsmittel, die leicht verdaulich sind oder teilweise auch Abführmittel – man möchte zwar irgendwie essen, aber man möchte oft wieder, dass das einfach schnell weg ist – und dass es sich wieder leicht anfühlt!«

Nahrungsmittel sollen schnell wieder »weg sein« und führen dazu, dass »es« sich schwer anfühlt: Normale Verdauungsprozesse und ein Verlassen auf den eigenen Körper scheinen von dieser Patientin nicht als selbstverständlich erlebt zu werden. Es ist anzunehmen, dass ihre Vorstellungen von Verdauungsprozessen auch für unverdauliche Affekte und mentale Prozesse stehen.

Skårderud (2007a, S. 170) identifizierte bei Patientinnen mit AN sechs spezifische, körperbezogene Metaphern:

- Leere/Vollsein
- Reinheit
- Räumlichkeit/Raum einnehmen
- Schwere/Leichtigkeit
- Festigkeit/Stabilität
- Entfernung/Loswerden

Drei weitere beziehen sich auf die Themen Kontrolle, Verletzlichkeit/Schutz und Selbstwert. Für das Thema Verletzlichkeit spricht folgendes Zitat einer Patientin:

> »Wenn die Leute mich heute sehen, sehen sie, dass ich schwach und verletzlich bin. Wenn ich normales Gewicht habe, werden sie nicht mehr denken, dass ich schwach bin. Sie werden denken, dass ich stark bin, und sie werden mich angreifen und erdrückende Forderungen an mich stellen« (freie Übersetzung nach Skårderud 2007a, S. 170)[10].

---

10 »When people see me today, they see that I am weak and vulnerable. When I have normal weight, they won´t think anymore that I am weak. They will think I am strong, and they will attack me and put heavy demands on me …«

Die kognitiv-affektive Komponente des Körpererlebens beinhaltet bei Menschen mit Essstörungen Wahrnehmungen und Überzeugungen, welche aus der Perspektive des Mentalisierungsmodells den nonmentalistischen Modi zugeordnet werden. Die Wahrnehmung von »Ich bin fett« wird als Tatsache (d.h. im Äquivalenzmodus) erlebt, nicht als ein subjektives Erleben, das von der Wahrnehmung anderer abweichen kann. Dies gilt auch für die Überzeugung »Wenn ich dünner bin, bin ich attraktiver und werde wieder gemocht« oder »Wenn ich weniger esse, geht es mir besser«. Wenn diese Überzeugungen zu Handlungen führen, das heißt möglichst wenig gegessen wird und der Körper ständig überprüft werden muss, entspräche das dem teleologischen Modus.

In Hinblick auf das Körpererleben ist noch eine weitere, sehr basale Ebene von Bedeutung: die Wahrnehmung und Interpretation sensorischer Signale wie Wärme und Kälte, Hunger und Sättigung, Anspannung und Entspannung oder Schmerz. Bei der AN, aber auch bei der BN zeigen sich Schwierigkeiten, diese Signale angemessen zu deuten (Cascino et al. 2019; Duffy et al. 2020), möglicherweise als Folge der Fehl- und Mangelernährung mit den durch sie ausgelösten physiologischen Prozessen. Eine besondere Rolle könnten Veränderungen des Grehlin-Rezeptors und damit der Wahrnehmung von Hunger spielen (Batury et al. 2020).

Zu weiteren Beispielen aus Sicht der Betroffenen s. Tab. 4-5:

Tab. 4-5: Mentalisieren des Körpers: Aussagen von Patientinnen zur Wahrnehmung körperlicher Signale

- *»Ich kann gar nicht sagen, was ich brauche – und was mir gut tut ...«*
- *»Ich bin total unflexibel – muss in einer bestimmten Reihenfolge essen, eine gewisse Menge Wasser trinken, sonst ist es mir zu unsicher«*
- *»Ich versuche in mich reinzuspüren, was mir der Körper sagt. Aber ich kann manchmal nicht so richtig auseinander halten: Ist das das, was mir wirklich der Körper sagt, oder ist das was, was mein Kopf mir sagt?«*

Tabelle 4-6 gibt eine zusammenfassende Übersicht über die Einschränkungen beim Mentalisieren des Körpers bei der AN mit einem Vorschlag, wie diese aus Sicht des Mentalisierungskonzeptes verstanden werden könnten.

Tab. 4-6: Mentalisieren des Körpers – bei Anorexia nervosa

- Verzerrung der Körperwahrnehmung: trotz Untergewicht Überzeugung, »fett« zu sein, was sich auf den gesamten Körper oder einzelne Körperteile (Beine, Bauch, Gesicht) beziehen kann (Äquivalenzmodus)
- Gleichsetzung körperlicher und psychischer Prozesse – mehr Gewicht haben bedeutet z. B. unmäßig zu sein oder versagt zu haben (Äquivalenzmodus, teleologischer Modus)
- Wunsch nach bzw. Erleben von »Körperlosigkeit« *(disembodied mentalizing)* und/oder ausgeprägte Fokussierung auf das Körpererleben *(hyperembodied mentalizing)*
- Schwierigkeiten, körperliche Signale angemessen zu deuten und mit mentalen Prozessen zu verbinden; körperliche Signale bekommen übermäßiges Gewicht (Körpermodus)
- Kein sicheres Gefühl zu Körpergrenzen: »Wo höre ich auf, wo ist die Grenze zur Welt/zu anderen?« (Körpermodus)

→ Defizite im »verkörperten Mentalisieren« *(embodied mentalizing)*

Bulimia nervosa

Bei der Bulimia nervosa findet sich in der Regel keine so gravierende Fehlwahrnehmung des Körpers als »fett«, aber eine ausgeprägte Unzufriedenheit mit diesem – es besteht eine schwer aushaltbare Diskrepanz zwischen einem Körperideal und dem, wie der eigene Körper erlebt wird (Benninghoven et al. 2007). Hier wird die innere Realität mit der äußeren, körperlichen im Sinne des Äquivalenzmodus gleichgesetzt: Das als wenig wertvoll und als unzureichend wahrgenommene Selbst ist gleich dem »unzureichenden«, dem Ideal nicht entsprechenden Körper. Patientinnen beschreiben während einer Psychotherapie häufig eindrucksvoll, dass sie ihren Körper als dicker und unakzeptabler erleben, wenn sie in einer schlechten Stimmung sind, sich einsam, abgelehnt oder kritisiert fühlen. Wenn ihnen dies gelingt, dann gelingt ihnen eine zunehmende Mentalisierung ihres körperlichen Erlebens im Sinne eines ersten *embodied mentalizing*: Der Körper ist nicht »dicker«, er fühlt sich nur in bestimmten, emotional schwierigen Situationen so an. Das Erleben des Körpers ist also auch hier eng mit mentalen Zuständen verbunden. Bei der BN geht es ebenso wie bei der AN um die Grenzen zwischen Innen und Außen, aber weniger um die Frage der Grenzen zwischen dem Selbst und der Welt zur Aufrechterhaltung eines Kohärenz- und Identitätsgefühls als um die Regulation von nicht mentalisierten Impulsen: Das Befriedigen (oraler und sexueller Impulse) erfolgt durch das oft lustvolle Einverleiben von Nahrung, also auf einer teleologischen Ebene. Der Vorgang muss wieder rückgängig gemacht werden, da das Einverleibte »nicht verdaut« werden kann bzw. im Innenraum des Körpers plötzlich als negativ erlebt wird, weil es negative Wirkungen haben könnte (wie beispielweise eine Gewichtszunahme).

Binge-Eating-Störung

Auch bei der BES spielt der Körper eine bedeutsame Rolle. Sorgen bezogen auf Figur und Gewicht und deren Bedeutung für das Selbstwerterleben sind dabei stärker als bei Menschen mit Adipositas, die keine Essanfälle haben (Ahrberg et al. 2011). Es finden sich aber keine Hinweise auf eine Beeinträchtigung der Körperwahrnehmung im Sinne einer Körperbildstörung wie bei der AN (Lewer et al. 2017). Sorgen bezogen auf das Gewicht und die eigene Figur können paradoxerweise zu Essanfällen führen, vermutlich, weil diese helfen, zumindest kurzfristig von den Sorgen abzulenken (Goldschmidt et al. 2014). Die Berücksichtigung des Körpererlebens und ein Mentalisieren der Bedeutung von Figur und Gewicht ist also auch bei der BES wichtig. Eine Überbewertung von Figur und Gewicht war in einer Studie nicht nur mit einer ausgeprägteren Essstörungspathologie und psychischen Belastung assoziiert, sondern auch mit einem schlechteren Therapieergebnis (Grilo et al. 2013). Aus Sicht des Mentalisierungskonzeptes kann angenommen werden, dass diese Überbewertung desto problematischer ist, je weniger die eigenen Gedanken reflektiert und als »überwertig« eingeordnet werden, sondern im Sinne des Äquivalenzmodus eine unverrückbare »Realität« darstellen.

4.4 Bindungsmuster und interaktionelle Probleme

4.4.1 Bindungsmuster

Frühe Bindungserfahrungen sind für die Pubertät und Adoleszenz, in welcher sich Essstörungen in der Regel entwickeln, von großer Bedeutung (siehe Kap. 3.1). Die Entwicklung einer eigenständigen, erwachsenen Persönlichkeit und der Umgang mit den in dieser Zeit stattfindenden dramatischen, körperlichen Veränderungen ist wesentlich von sicheren Bindungsrepräsentanzen abhängig. Es geht um eine Loslösung von den primären Bindungspersonen, auf welche in Zeiten größerer Verunsicherung aber auch wieder zurückgegriffen werden muss. So zeigte eine Studie einen Zusammenhang zwischen einer unsicheren Bindung und Schwierigkeiten in der Autonomieentwicklung (Bekker et al. 2008). Ungünstige Bindungserfahrungen scheinen zwar nicht in direktem Zusammenhang mit den Symptomen einer Essstörung zu stehen, aber mit Risikofaktoren für eine solche, wie zum Beispiel mit einem negativen Körpererleben, einem unsichereren Identitätserleben sowie mit einer schlechteren Wahrnehmung von Hunger und Sättigung (Gander et al. 2015; Milan & Acker 2014).

Wie bereits dargelegt, wird davon ausgegangen, dass die Mentalisierungsfähigkeit zwar einen konstitutionellen Anteil hat, sich aber zu einem wesentlichen Teil in Interaktionen mit den frühen Bezugspersonen entwickelt. Es ist daher relevant, welche Erfahrungen Menschen mit einer Essstörung in ihren frühen Bindungsbeziehungen machen konnten. Die in den letzten Jahren durchgeführten Studien zu Bindungsmustern bei Menschen mit einer Essstörung weisen auf ein Vorherrschen unsicherer Bindungsmuster bei allen Essstörungsgruppen hin (Gander et al. 2015; Jewell et al. 2016; Maxwell et al. 2017; Tasca & Balfour 2014; Tasca 2019). Beispielweise wiesen nur 33 % der 51 essgestörten Patientinnen, welche während einer stationären oder tagesklinischen Behandlung mit dem Adult Attachment Interview untersucht wurden, ein sicheres Bindungsmuster auf, im Unterschied zu 70 % einer gesunden Kontrollgruppe (Kuipers et al. 2016). Dieser Befund passt zu einer Metaanalyse aller bis 2016 publizierten Studien mit über 13 000 essgestörten Patientinnen, welche bei Menschen mit einer späteren Essstörung hohe Raten an Misshandlung und Vernachlässigung in der Kindheit ermittelte (Molendijk et al. 2017). Die Prävalenz an Vernachlässigung oder Misshandlung war in allen Gruppen von Essstörungen mit 21–59 % hoch (sie lag bei Patientinnen mit anderen psychischen Erkrankungen bei 5–46 % und bei Gesunden zwischen 1% und 35%). Vernachlässigung und/oder Misshandlung sind mit der Schwere der Essstörung, einer höheren Wahrscheinlichkeit komorbider psychischer Erkrankungen, mit Suizidalität, mit einem frühen Krankheitsbeginn sowie mit einer Binge-Purging-Symptomatik assoziiert. Die Studie replizierte Befunde einer früheren Übersichtsarbeit, welche ebenfalls einen Zusammenhang zwischen problematischem Elternverhalten bis hin zu Misshandlung und Vernachlässigung und einer späteren Essstörung der Kinder zeigen konnte (Johnson et al. 2002). Eine systematische Übersichtsarbeit und Metaanalyse von Caglar-Nazali et al. (2014) ergab hohe Effektstärken für den Zusammenhang zwischen unsicheren Bindungsmustern, geringer elterlicher Unterstützung und Essstörungssymptomen, in einem geringeren Ausmaß auch zwischen Überfürsorglichkeit und Essstörungssymptomen. Das vermeidende und das ängstlich-ambivalente Bindungsmuster herrschen vor, scheinen sich aber nicht einer bestimmten Form von Essstörung sicher zuordnen zu lassen (Tasca 2019).

Ergänzend zu den schon geschilderten empirischen Befunden berichteten Adoleszente mit einer Essstörung häufiger über negativere Repräsentanzen ihrer Eltern als gesunde Kontrollprobandinnen (Rothschild-Yakar et al. 2013). Positivere Repräsentanzen, vor allem auch bezogen auf den Vater und eine bessere Mentalisierungsfähigkeit waren mit weniger psychischem Stress und indirekt auch mit weniger schweren Symptomen assoziiert. Gander et al. und Mitarbeiter, welche die vorliegenden Studien zu Adoleszenten zusammenfassten, fanden sowohl bei Patientinnen mit AN als auch bei deren Müttern vergleichsweise häufig die Kategorie der desorganisierten Bindung, welche auf unverarbeitete traumatische oder Ver-

Tab. 4-7: Bindung und Essstörungen

- Hohe Raten an Vernachlässigung und Misshandlung in der Kindheit, aber auch Überfürsorglichkeit
  → Unsichere (unsicher-vermeidend; unsicher-ambivalent) und z. T. auch desorgansierte Bindungsmuster sind häufig
- Eine unsichere Bindung geht mit Risikofaktoren für die Entwicklung einer Essstörung einher (z. B. Abhängigkeit von der Bestätigung durch andere, Körperunzufriedenheit, Schwierigkeiten mit der Affektregulation)

lusterfahrungen der Bindungspersonen hinweist (Gander et al. 2015) (vgl. Tab. 4-7).

4.4.2 Interpersonelle Schwierigkeiten

Zwischenmenschliche Schwierigkeiten sind bei Essstörungen ein zentrales Thema. Sie hängen mit den auf das Selbst bezogenen Problemen sowie dem vorherrschenden Bindungsmuster eng zusammen. So können beispielsweise eine negative Selbstbewertung und die Sorge, vom Gegenüber nicht gemocht zu werden, dazu führen, dass sich eine Patientin im Kontakt mit anderen eher unterordnet, anpasst und meint, »es immer recht machen zu müssen«. Oder wenn sie Schwierigkeiten hat, Affekte bei sich selbst wahrzunehmen, wird dies dazu führen, dass sie diese nicht angemessen mit anderen kommunizieren kann.

In Hinblick auf die *Art der interaktionellen Probleme* findet sich bei Menschen mit Essstörungen meistens ein eher freundlich-submissiver Stil – in der Selbsteinschätzung erleben sich die Betroffenen dann entsprechend als leicht ausnutzbar (Hartmann et al. 2010). Patientinnen mit AN gaben an, ihre eigenen Gedanken und Gefühle nur dann auszusprechen, wenn sie davon ausgehen können, dass diese mit denen des Gegenübers übereinstimmen (Geller et al. 2000). Darüber hinaus scheint eine besondere Sensitivität hinsichtlich ablehnender Gesichtsausdrücke zu bestehen (Cardi et al. 2013; Cardi et al. 2014). Eine hohe Sensitivität bezogen auf ablehnendes Verhalten anderer sowie eine eher zurückhaltende Reaktion auf freundlich-akzeptierende Gesichtsausdrücke waren mit problematischen Kindheitserfahrungen assoziiert (Cardi et al. 2013) – ein Befund, der gut zu den unsicheren Bindungsmustern dieser Patientinnen und ihrer Vorsicht in zwischenmenschlichen Situationen passt.

Ein zu freundliches, angepasstes Verhalten findet sich aber nicht bei allen Betroffenen. Wieder ist zu berücksichtigen, dass es sich bei Menschen mit einer Essstörung um eine heterogene Gruppe handelt, die sich in Hinblick auf Persönlichkeitszüge und bezüglich des Vorliegens einer Persönlichkeitsstörung unterscheiden kann. Es finden sich also auch Menschen mit einer Essstörung, welche extrovertiert, impulsiv und ggf. wenig einfühlsam sind. Des Weiteren können sich Selbst- und Fremdperspektive deutlich unterscheiden: Eine Patientin mit AN kann davon überzeugt sein, sich selbstlos, nur am Wohle der anderen orientiert und angepasst zu verhalten, während Familienmitglieder sie als egoistisch und dominant erleben, weil sie das Geschehen in der Familie mit ihrer Essstörung beherrscht.

Welche interpersonellen Schwierigkeiten sind aber ein möglicher Risikofaktor für die Entstehung einer Essstörung und welche sind Folgen der Erkrankung? Häufig werden *problematische zwischenmenschliche Erfahrungen vor Beginn der Erkrankung* beschrieben, die sich nicht auf die primären Bindungspersonen, sondern z. B. auch auf Peers beziehen – wie eine Ausgrenzung in der Schule und wiederholte Entwertungen (Cardi et al. 2018). Dies trifft besonders auf die Kinder und Jugendlichen sowie jungen Erwachsenen zu, welche schon früh übergewichtig waren. Solche Erfahrungen begünstigen Rückzug, Isolation und Einsamkeit (Albano et al. 2019). Auch traumatische Erfahrungen, die von emotionalem bis hin zu körperlichem und sexuellem Missbrauch reichen, können einer Essstörung vorausgehen und interpersonelles Verhalten prägen – durch ein vermehrtes Misstrauen in Beziehungen, Schamgefühle, den Wunsch nach Kontrolle und ein Gefühl des »Andersseins« (Caslini et al. 2016; Madowitz et al. 2015; Pignatelli et al. 2017).

Zu den *zwischenmenschlichen Folgen* einer Essstörung gehört ein sozialer Rückzug, der durch die ständig um Essen und Gewicht kreisenden Gedanken und das Vermeiden von Mahlzeiten mit anderen bedingt ist. Gefühle von Einsamkeit und Anderssein werden dadurch noch weiter verstärkt (Levine 2012; Treasure et al. 2020). Hinzu kommen Reaktionen anderer auf die Symptomatik, die zu heftigen Konflikten und einer emotional so angespannten Situation führen können, dass es in Familien kaum noch möglich ist, die Intentionen und Befindlichkeiten des jeweils anderen Familienmitglieds zu mentalisieren. Für einen angemessenen Umgang mit zwischenmenschlichen Situationen bedarf es aber – wie wiederholt beschrieben – der Fähigkeit, sich vorzustellen, was im anderen möglicherweise vorgehen und dessen Verhalten zugrunde liegen könnte. Ein

Individuum müsste in der Lage sein, die eigene Befindlichkeit und die eigenen Anliegen angemessen nach außen zu kommunizieren. Erfolgt die Kommunikation der eigenen Not jedoch über eine weitere Gewichtsabnahme oder ein verzweifeltes, lautes Erbrechen in der Toilette (teleologischer Modus), wird dies die Situation eher zuspitzen.

Insgesamt zeigt das Ausmaß an zwischenmenschlichen Schwierigkeiten essgestörter Patientinnen einen klaren Zusammenhang mit dem Therapieerfolg, was nahelegt, dass zwischenmenschliche Schwierigkeiten nicht nur zur Entwicklung einer Essstörung beitragen, sondern eine Essstörung auch mit aufrechterhalten können (Treasure & Schmidt 2013). Sie stellen daher einen wichtigen therapeutischen Fokus dar (Arcelus et al. 2013; Jones et al. 2015; Ung et al. 2017).

Aus Sicht des Mentalisierungskonzeptes stellt sich die *Frage nach Einschränkungen der Mentalisierungsfähigkeit bezogen auf den anderen.* Wie gut sind Menschen mit einer Essstörung in der Lage, sich in andere einzufühlen und deren Verhalten mit ihren möglichen Wünschen, Gefühlen und Überzeugungen in Zusammenhang zu bringen? Braucht es einen Fokus auf der Förderung der Fähigkeit zum »Mentalisieren des anderen« in der Therapie essgestörter Patientinnen?

Insgesamt ist die Studienlage hierzu uneinheitlich. Einschränkungen der sozialen Kognition und des Mentalisierens anderer scheinen sich eher bei der AN als bei der BN zu finden sowie bei Untergewicht und depressiven Symptomen ausgeprägter zu sein (Adenzato et al. 2012; Bora & Köse 2016; Corsi et al. 2021; Dejong et al. 2013; Kenyon et al. 2012; Morris et al. 2014; Tchanturia et al. 2004). In allen Essstörungsgruppen scheinen sich Probleme mit der Wahrnehmung und Interpretation sozialer Interaktionen durch eine Essstörung zu verstärken (Caglar-Nazali et al. 2014), es finden sich dysfunktionale interpersonelle Regulationsstrategien (Arcelus et al. 2013; Oldershaw et al. 2015). In der jüngsten Übersichtsarbeit, in welche 71 Studien eingingen, mahnen die Autoren allerdings zur Vorsicht: Zu BN und BES liegen bislang nur wenige Studien vor und auch bei AN zeigt sich eine deutliche Heterogenität der Befunde (Mason et al. 2021), das heißt, manche Patientinnen zeigen Einschränkungen, andere wiederum nicht. Diese Heterogenität zeigten auch Studien zur Theory of Mind, obwohl sich im Durchschnitt Einschränkungen im Vergleich zu Kontrollprobanden fanden (Kerr-Gaffney et al. 2021; Kerr-Gaffney et al. 2019; Russell et al. 2009; Tchanturia et al. 2012). Einen interessanten Befund ergab eine Studie von Brockmeyer und Co-Autoren: Sie konnten an einer Gruppe von 25 Patientinnen mit Anorexia nervosa zeigen, dass Einschränkungen vor allem dann bestanden, wenn emotional bedeutsame (im Vergleich zu nichtemotionalen) soziale Szenen »mentalisiert« werden sollten (Brockmeyer et al. 2016). Dies würde die Annahme des Mentalisierungskonzeptes validieren, dass ein durch die Aktivierung des Bindungssystems ausgelöstes Arousal zum Einbrechen der Mentalisierungskapazität führen kann.

Bei BES wird ein »interpersonelles Modell« diskutiert, welches postuliert, dass zwischenmenschliche Probleme bei dieser Patientinnengruppe im Zentrum stehen, welche wiederum mit negativen Affekten einhergehen. Diese negativen Affekte werden über Essanfälle reguliert, die eine Möglichkeit des Coping darstellen. Die Zusammenhänge zwischen interpersonellen Problemen, negativem Affekt und Essanfällen ließen sich inzwischen auch empirisch zeigen (Ivanova et al. 2015), ebenso, dass eine Zunahme zwischenmenschlicher Probleme mit einer schwereren Symptomatik und einem früheren Beginn der Symptomatik einhergehen (Blomquist et al. 2012). Aus Sicht des Mentalisierungskonzeptes kann angenommen werden, dass zwischenmenschliche Probleme und Schwierigkeiten mit der Regulation negativer Affekte auf Einschränkungen der Mentalisierungsfähigkeit basieren. Diese Mentalisierungsdefizite äußern sich in einer Regulation mentaler Prozesse auf der Verhaltensebene, d. h. in Form nonmentalistischer Modi.

Die skizzierten Befunde bedeuten, dass die Fähigkeit, andere zu mentalisieren, bei Menschen mit einer Essstörung nicht grundsätzlich eingeschränkt sein muss, aber im Einzelfall und kontextabhängig deutlich eingeschränkt sein kann. Dies wird vor allem dann der Fall sein, wenn zentrale, emotional bedeutsame Themen berührt sind – das können bindungsrelevante Situationen sein, aber auch solche, in denen das Selbst als bedroht erlebt wird. Solche Situationen stehen in engem Bezug zur Psychotherapie, besonders im institutionellen Kontext mit multiplen Beziehungsaspekten (s. Kap. 6). So wird beispielsweise eine Patientin das Denken und Fühlen einer Pflegekraft, von der sie auf die Waage gestellt wird, vermutlich nicht mentalisieren, sondern nur mit der für sie hoch ängstigenden und das Selbsterleben bedrohenden Situation beschäftigt sein.

Abschließend soll noch auf die *Reaktionen anderer auf Menschen mit einer Essstörung* eingegangen werden. Es lässt sich allgemein sagen, dass Menschen mit einer Essstörung bei anderen heftige emotionale Reaktionen auslösen. Dies gilt vor allem für die AN, aber auch für die BN (Thompson-Brenner et al. 2012) und betrifft sowohl nahe Angehörige, Partner und Peers als auch Therapeuten. Die emotionalen Reaktionen können Gefühle von Ohnmacht und Hilflosigkeit oder auch Wut umfassen. Ängste und Sorgen treten verständlicherweise auf, wenn sich jemand vor den eigenen Augen zu Tode hungert. Hilflosigkeit und Ohnmacht, wenn alle Hilfsangebote zurückgewiesen werden oder zu keiner Veränderung führen – Wut sowie Ärger da, wo nicht nachvollziehbar ist, dass jemand einfach nicht essen will und das Geschehen in der Familie oder der Partnerschaft durch seine Krankheit bestimmt – oder der Kühlschrank ständig leer ist und man die Laute des Erbrechens aus dem Bad hört. Dann geht es nicht mehr nur darum, die möglichen mentalen Zustände der essgestörten Tochter oder Partnerin verstehen zu wollen, die zu diesem Verhalten führen. Die mit der Essstörung verbundene Mentalisierungsstörung bezieht sich auf das gesamte Familiensystem. Familien mit einem essgestörten Mitglied sind extremen Belastungen ausgesetzt (Anastasiadou et al. 2014). Diese werden durch Schuldzuweisungen verstärkt (»in der Familie stimmt doch etwas nicht, wenn die Tochter eine Essstörung bekommt«) und treffen auf schon vorhandene Schuldgefühle der Eltern/primären Bezugspersonen, ggf. aber auch der Geschwister.

Diese intensiven emotionalen Reaktionen – und dies ist aus Sicht des Mentalisierungsmodells verstehbar – machen es schwer, eine reflektierende Distanz aufrechtzuerhalten, da das Mentalisieren aussetzt. Sie verleiten zu vorschnellem Handeln. In der Familie kann es sein, dass sich z.B. eine Mutter um die Einweisungen und Behandlungen ihrer Tochter kümmert, weil sie aus Angst nicht zuwarten kann, bis diese eine eigene Motivation entwickelt. Das Team einer Psychotherapiestation bekommt den Impuls, eine Patientin schnell entlassen zu wollen, da diese die Regeln nicht einhält bzw. vor dem Wiegen Wasser getrunken hat (s.a. Kap. 6). In einer Familie wird eine Tochter beim Essen vermehrt kontrolliert – es richten sich sozusagen alle Augen auf sie – was zu Trotz und Blockade und einer eskalierenden Dynamik führen kann. Diese Reaktionen können die Krankheit mit aufrechterhalten (Treasure et al. 2020). Das ganze System funktioniert nur noch im teleologischen Modus. Verstehen und einordnen zu können, was in einem Menschen mit einer Essstörung vorgeht und warum die eigenen Reaktionen so heftig ausfallen, also »von außen auf das Geschehen draufschauen und sich die möglichen mentalen Zustände des Gegenübers ausmalen zu können«, ist hier von großer Bedeutung. Dies gilt in besonderer Weise für Therapeuten (s.a. Kap. 5).

4.4.3 Zusammenfassung: Bindung und Mentalisieren bei Essstörungen

Bei einem Großteil der Menschen mit Essstörungen liegen unsichere Bindungsmuster vor, die im interpersonellen Kontext zum Einbrechen der Mentalisierungsfähigkeit führen können. Es scheint dabei vor allem in der Pubertät und Adoleszenz zu einer Überforderung der mentalen Bewältigungsmöglichkeiten zu kommen, in welcher es um die Entwicklung eines kohärenten Selbstbildes, die Integration dramatischer körperlicher Veränderungen und die Ablösung von den primären Bindungspersonen und Hinwendung zu Gleichaltrigen geht.

Einschränkungen der Mentalisierungsfähigkeit betreffen vor allem das Mentalisieren des Selbst, einschließlich des Mentalisierens des Körpers und der Affekte. In Hinblick auf die Mentalisierungsdimensionen überwiegt entweder der kognitive Pol (das emotionale Erleben ist kaum zugänglich und der kognitive Pol überbetont) oder der affektive Pol (es kommt immer wieder zu einer »Überschwemmung« durch Affekte). In Hinblick auf die Dimension Selbst – Anderer können entweder ein zu starker Selbst-Fokus (alles dreht sich nur um den eigenen Körper und das Selbstwerterleben) oder ein zu starker Anderer-Fokus dominieren (nur die anderen sind wichtig, Abhängigkeit von der Bestätigung durch andere).

In Hinblick auf nonmentalistische Modi herrschen bei AN vor allem der Körpermodus, der teleologische Modus und der Äquivalenzmodus vor: Für ein Gefühl der Kontrolle und Sicherheit stehen die Zahl auf der Waage und die Einschränkung der Essensmenge trotz Hungers. Emotionale Unsicherheit und Schwierigkeiten, den Körper zu mentalisieren *(embodied mentalizing)*, führen zum Wunsch »den Körper verschwinden zu lassen«, oder zu einer ständigen Beschäftigung mit ihm. Bedürfnisse und innere Konflikte werden teleologisch kommuniziert: durch ein nach außen sichtbares Abmagern und eine Verweigerung der Nahrungsaufnahme. Es erfolgt also eine Verschiebung von der mentalen auf die konkrete, körperliche Ebene. In Hinblick auf das Denken und Überzeugungen ist die Welt klar, kontrollierbar und überschaubar: Es ist keine Sorge, sondern eine Realität, dass ein wenig mehr Essen dazu führt, »fett zu werden«. Selbstwertzweifel *sind* minderer Wert (Äquivalenzmodus). Der Fokus auf das Selbst und das Vorherrschen nonmentalistischer Modi führt dazu, dass die Sichtweise anderer – zum Beispiel der Eltern, des Kinder- oder Hausarztes – keine Bedeutung hat. Im Behandlungsverlauf kann es dazu kommen, dass der Als-ob-Modus im Sinne des Pseudomentalisierens eine größere Rolle einnimmt: Die Patientinnen lernen adaptiv, ihre Erkrankung und die Hintergründe inklusive innerer bzw. psychologischer Prozesse scheinbar gut zu erklären, es erfolgt aber keinerlei Verankerung bzw. Repräsentation und damit keine Übersetzung dieses Prozesses in ihr Verhalten. Auch bei BN und BES werden mentale Zustände auf der konkreten, körperlichen (teleologischer bzw. Körper-Modus) Ebene reguliert, über Essanfälle und ggf. auch selbstinduziertes Erbrechen oder exzessiven Sport.

In Abbildung 4-1 wird der Kontext, in welchem Essstörungen entstehen, in einem allgemeinen Modell zusammenfassend dargestellt. Abb. 4-2 zeigt, welche Faktoren im weiteren Verlauf eine Bedeutung haben.

Hunger und Mangelernährung haben Auswirkungen auf das affektive Erleben und vermutlich auch auf die Fähigkeit zu Mentalisieren. Dies wird primär über körperliche Prozesse, über endokrine Veränderungen oder Veränderungen der Hirnfunktionen vermittelt, die aber bei Gewichtszunahme und Normalisierung der Ernährung reversibel zu sein scheinen (siehe z.B. von Schwanenflug et al. 2019). Siehe Abbildung 4-2 zum Krankheitsprozess und den Faktoren, die präsiponierend wirken, Auslöser darstellen oder zur Aufrechterhaltung einer Essstörung beitragen.

Für die therapeutische Beziehung und damit für die Behandlung sind die mit einer Essstörung verbundenen Bindungs- und Mentalisierungsstörungen von großer Bedeutung. Aktivierungen des Bindungssystems und der damit einhergehende Mentalisierungsverlust sollten sowohl bezogen auf die therapeutische Haltung als auch die Interventionen berücksichtigt werden. Häufig spielen bei Patientinnen mit Essstörungen Ängste vor Ablehnung und Verlust, vor Bewertung sowie davor, vom anderen kontrolliert und bestimmt zu werden, in der Beziehungsgestaltung eine bedeutsame Rolle. Besonderer Aufmerksamkeit bedarf auch die Aufrechterhaltung der Mentalisierungsfähigkeit der Therapeuten oder des Behandlungsteams, welche in der Behandlung dieser Patientinnengruppe immer wieder gefährdet ist.

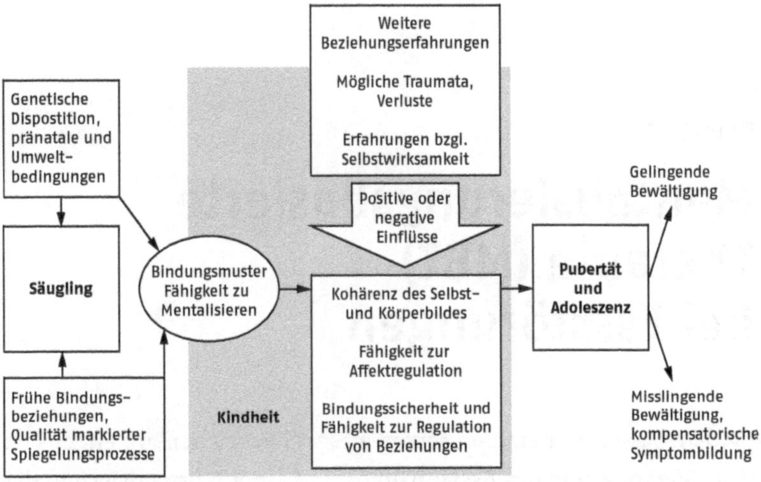

Abb. 4-1: Entwicklungsbedingungen und Einflussfaktoren vor Beginn einer Essstörung

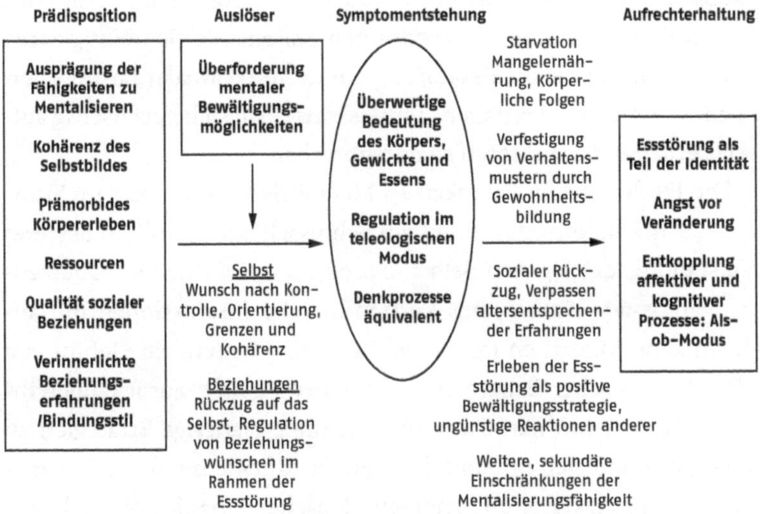

Abb. 4-2: Krankheitsprozess aus Sicht des Mentalisierungskonzeptes

KAPITEL 5

Mentalisierungsbasierte Therapie (MBT) bei Essstörungen

Evidenzbasierte Therapien setzen an zwei Bereichen an: erstens an einer Veränderung des Essverhaltens und einer Normalisierung des Gewichts einschließlich der problematischen, auf Körper, Essen und Gewicht bezogenen Überzeugungen – und zweitens an zentralen psychischen Problembereichen wie dem Selbsterleben, zwischenmenschlichen Schwierigkeiten und dem Umgang mit Affekten. Psychotherapeutische Interventionen sollten die Schwierigkeiten adressieren, für die die Essstörung ein dysfunktionaler Lösungsversuch ist, und dazu beitragen, Teufelskreise von sich gegenseitig aufrechterhaltenden Faktoren zu durchbrechen.

Die Förderung der Fähigkeit zu Mentalisieren kann hier im Sinne eines Brückenkonzeptes (s. u.) ein Schlüsselfaktor sein. Ein besseres Verständnis des eigenen Selbst, der eigenen Gefühle und Überzeugungen, sowie ein besseres Verständnis der Interaktionen mit anderen kann Menschen mit einer Essstörung helfen, ein Gefühl von Handlungsmacht, Sicherheit und Selbstvertrauen zurückzugewinnen. Um Patientinnen dafür zu gewinnen, bisherige Strategien zu verändern und sich offen und neugierig auf eine intensive Beschäftigung mit sich selbst und anderen Menschen einzulassen, bedarf es eines Ortes, der Sicherheit bietet – zum Beispiel eines Therapeuten oder therapeutischen Teams, welchen gelingt, einen solchen Ort zur Verfügung zu stellen und diesen auch über schwierige Phasen eines Veränderungsprozesses hinweg aufrechtzuerhalten.

Das Essverhalten ändert sich nicht »automatisch«, wenn sich andere Schwierigkeiten bessern. Wie schon an verschiedenen Stellen betont, wirken sich Mangelernährung und Untergewicht auf das Denken und Fühlen eines Menschen aus. Es ist also notwendig, neben mentalen auch körperliche Prozesse und sehr konkrete Aspekte des Verhaltens zu berücksichtigen. Das bedeutet, dass es beim therapeutischen Vorgehen einer Kombination von Interventionen bedarf, welche auf einer mentalen, reflexiven Ebene ansetzen, und von Interventionen, die die konkrete Verhaltensebene und das Körpererleben adressieren – in Abhängigkeit von der Behandlungsphase und der körperlichen Situation einer Patientin. In multidisziplinären Teams erfolgt die Therapie durch ein Zusammenspiel verschiedener Teammitglieder, welche Aufgaben verteilen können. In einer ambulanten Einzeltherapie gilt es hingegen, die genannten Aspekte beim therapeutischen Vorgehen zu integrieren.

Das Mentalisierungskonzept, welches sich sowohl auf kognitive als auch auf affektive Prozesse bezieht und zusätzlich Aspekte der Bindung berücksichtigt, kann hier als ein übergeordnetes Konzept verstanden werden, welches nicht nur eine klare und strukturierte Orientierung bietet, sondern auch eine Brücke schlägt zwischen psychoedukativen, kognitiven und psychoanalytischen Techniken. Darauf weisen Fin Skårderud (Norwegen) und Paul Robinson (England) immer wieder hin (Skårderud 2007b, S. 326). Sie gelten als Pioniere in der Entwicklung eines an MBT orientierten Behandlungsansatzes für Menschen mit Essstörungen (Robinson & Skårderud 2019; Robinson et al. 2019; Robinson 2010; Robinson et al. 2016; Skårderud & Fonagy 2012; Skårderud 2007b).

Besonders in der initialen Behandlungsphase, in welcher es um den Aufbau einer tragfähigen Arbeitsbeziehung geht, bedarf es einer wohlwollenden Neugier bezüglich der inneren Welt einer Patientin und eines authentischen Wunsches, ihr Denken und Fühlen verstehen, das heißt, die Welt aus ihren Augen sehen zu wollen. Es bedarf vor allem anfangs auch der Psychoedukation, ohne belehrend zu sein. Und es sollte über den gesamten Behandlungsprozess hinweg kontinuierlich der Versuch unternommen werden, Affekte, Handlungsimpulse und das Körpererleben zu mentalisieren. Folgende Prinzipien der MBT sind in der Behandlung von Essstörungen dabei besonders hilfreich:

- Das *Konzept des epistemischen Vertrauens.* Es postuliert, dass sich die Bereitschaft, von einem anderen Menschen zu lernen und sich Veränderungen gegenüber zu öffnen, nur dann entwickelt, wenn diesem vertraut wird und man sich bei ihm sicher fühlt. Menschen mit einer Essstörung haben eine große Angst vor einer Veränderung. Ihre Problematik entwickelt sich meist in einer Lebensphase, die mit einschneidenden und überfordernden affektiven und körperlichen Veränderungen einhergeht. Die Essstörung gibt ihnen in ihrem Erleben die größte Sicherheit, nicht die Beziehung zu einem anderen Menschen. Daher ist es von großer Bedeutung, dass sie sich in der Beziehung zu einem Therapeuten sicher fühlen und ihm vertrauen können, damit ein Entwicklungsprozess in der Therapie möglich ist, der dann auch außerhalb der Therapie bedeutsam wird.
- Die in der MBT zentrale *kollaborative und nichtwissende Grundhaltung* trägt dazu bei, dass sich Patientinnen als ein Individuum wahrgenommen fühlen, wodurch sie den therapeutischen Prozess mitgestalten und mitbestimmen. Die nichtwissende Grundhaltung ist auch deshalb von so großer Bedeutung, weil Patientinnen mit einer Essstörung wenig Vertrauen in ihr eigenes Erleben haben und lernen müssen, ihren Gefühlen und Impulsen – einschließlich den Signalen ihres Körpers – mehr und mehr zu vertrauen und sie zu differenzieren. Nicht wenige beschreiben die Erfahrung, dass andere – wie z. B. die Eltern – immer vorgaben oder jeweils besser wussten als sie selbst, was gut für sie sei. Sie sind gewohnt sich an den Erwartungen und Vorstellungen anderer zu orientieren und sie zu übernehmen, so auch die Erwartungen und Vorstellungen von Therapeuten. In den Behandlungen sollten sich Therapeuten im Sinne der nichtwissenden Grundhaltung von den eigenen Vorstellungen, was einer Patientin guttun würde und wie sie »eigentlich ist«, freimachen und sie dafür gewinnen, in einem gemeinsamen Prozess sich selbst »entdecken« zu wollen.
- Bei Patientinnen mit Essstörungen finden sich häufig Einschränkungen der Fähigkeit zu Mentalisieren, die sich in Form nonmentalistischer Modi ausdrücken. Diese Einschränkungen können unterschiedlich stark ausgeprägt sein und sich auf bestimmte

Bereiche, wie zum Beispiel das Erleben des Selbst oder des Körpers beschränken. Sie sind auch vom Stadium der Erkrankung und vom jeweiligen Kontext abhängig. Eine *Berücksichtigung der nonmentalistischen Modi* kann Therapeuten helfen, ihre Interventionen entsprechend anzupassen und so eine Überforderung und unwirksame oder potenziell gar schädliche Interventionen zu vermeiden.

- Im Vordergrund steht der *Prozess und eine Förderung des Mentalisierens.* Gelingt es Patientinnen im Verlauf der Behandlung, sich selbst, die eigenen emotionalen Reaktionen, das Erleben des Körpers und zwischenmenschliche Situationen besser zu verstehen und einzuordnen – unter einer »spielerischen« Berücksichtigung verschiedener möglicher Perspektiven –, so können sie die Sicherheit zurückgewinnen, ihr eigenes Leben auch ohne eine Essstörung aktiv zu gestalten. Eine Stärkung der Fähigkeit zu Mentalisieren bedeutet übergeordnete und steuernde Hirnfunktionen zu stärken, welche im Sinne eines *Top-down*-Prozesses helfen können, mit intensiven Affekten und Handlungsimpulsen umzugehen und diese zu regulieren. Es geht also nicht um »Einsichten« oder *skills* (im Sinne von Verstehen oder zu erlernender Handlungsmuster), sondern um die Entwicklung und Förderung einer übergeordneten, handlungssteuernden Fähigkeit.
- Zu den Grundprinzipen der MBT gehört ein sorgsames Monitoring des emotionalen, bindungsbezogenen Arousals im therapeutischen Prozess und damit ein *Beachten der bindungsbezogenen Vulnerabilität* der Patientinnen. Mentalisieren ist nur möglich, wenn nicht zu intensive Affekte von Angst, Zurückweisung, Ärger oder Scham mobilisiert werden, die zu einer Flucht- oder Kampfreaktion führen. Produktives, gemeinsames Arbeiten gelingt andererseits nur dann, wenn der gemeinsame Prozess nicht kognitiv abgekoppelt (»zu kühl«) ist, sondern wenn er für eine Patientin emotionale Relevanz hat.
- In der MBT ist das *Vorgehen des Therapeuten aktiv und strukturierend – mit Fokus auf affektiv und interpersonell bedeutsamen Themen.* Die Inhalte einer Stunde werden gemeinsam festgelegt und orientieren sich an einer zu Beginn der Behandlung ausgearbeite-

ten Fallformulierung, die die zentralen Problembereiche und Ziele der Therapie enthält. Im Fokus sollte jeweils eine affektiv bedeutsame Situation aus der jüngsten Vergangenheit oder der Therapiestunde selbst stehen. Ein solches Vorgehen kann verhindern, dass sich Therapeut und Patientin in Verallgemeinerungen, zu vielen unterschiedlichen Themen, auf »Nebengleisen« oder in der Vergangenheit verlieren, wodurch das Mentalisieren aus dem Fokus gerät.

- Patientinnen mit einer Essstörung können intensive emotionale Reaktionen bei anderen auslösen – mit der Gefahr von Enactments, d. h. vorschnellem Handeln oder interaktionellen Verwicklungen. Die MBT beinhaltet ein ständiges Bemühen um *die Aufrechterhaltung der eigenen Fähigkeit zu Mentalisieren auf Seiten des Therapeuten*, was eine kontinuierliche Exploration der eigenen emotionalen Reaktionen, Handlungsimpulse und Verhaltensweisen umfasst. Die Exploration des eigenen Beitrags zu problematischen Interaktionen ist dabei von entscheidender Bedeutung.

5.1 Diagnostik und Indikationsstellung

Eine ausführliche Diagnostik, welche jeder Behandlung vorausgehen sollte, beinhaltet neben einer genauen Erfassung der Essstörungssymptomatik, deren Entwicklung über die Zeit, körperlichen Folgen, einer möglichen Komorbidität und zentralen psychischen Problembereichen in der MBT zusätzlich Folgendes (s. a. Tab. 5-1):

- Eine Erfassung der Einschränkungen der Mentalisierungsfähigkeit – sowohl in der aktuellen Krankheitsphase als auch vor Krankheitsbeginn
- Das vorherrschende Bindungsmuster und die bindungsbezogene Vulnerabilität inklusive möglicher biographischer Bindungstraumata

Da Essstörungen in vielen Fällen chronisch verlaufen, haben Patientinnen oft schon mehrere Vorbehandlungen hinter sich. Gerade bei

Tab. 5-1: Allgemeine Aspekte der Diagnostik

Essstörungsymptomatik
- Art der Essstörung (restriktiv, bulimisch, Mischbild)
- Dauer und Schwere der Essstörung
- Grad der Chronifizierung und Habituation von Verhaltensmustern
- Ausmaß körperlicher Beeinträchtigung (BMI, Elektrolytstörungen etc.)
- Vorbehandlungen (abgebrochene, gescheiterte Therapien?)
- Motivation zur Veränderung/Angst vor Veränderung
- Ausmaß der Körperbildstörung/des Schlankheitsdrucks
- Essstörung als Teil der Identität?
- Ressourcen (Interessen, Fähigkeiten, Beziehungen)
- Soziales Umfeld, soziale Unterstützung
- Schule, Ausbildung, berufliche Situation

Komorbidität
- Depression, Angst, Zwangsstörung, Suchterkrankung (sekundär oder schon vor der Essstörung bestehend)?
- Persönlichkeitsstörung/Einschränkung psychischer Funktionen?
- Entwicklungsstörung (Autismus-Spektrumstörung, ADHS)?
- Traumatische Erfahrungen
- Körperliche Grunderkrankungen (z. B. Diabetes)?

Zentrale psychische Problembereiche:
- Affektive Schwierigkeiten mit negativen Affekten (Angst, Scham, Ärger, Einsamkeit)
- Kognitive Schwierigkeiten (z. B. Konzentrationsstörungen, Verzerrungen)
- Einschränkungen des Selbsterlebens (Identitätsstörung)
- Zwischenmenschliche Probleme
- Perfektionismus, kompensatorische Leistungsorientierung

der AN können es wiederholte stationäre Aufenthalte in verschiedenen Kliniken sein sowie mehrere ambulante Behandlungsepisoden. Eine ausführliche Erfassung der Vorerfahrungen aus Sicht der Patientin und der Behandler kann sehr hilfreich sein, um schon im Vorfeld mögliche Schwierigkeiten zu antizipieren und zu klären, wie sich eventuelle »Fallstricke« vermeiden lassen. Manche Patientinnen brauchen mehrere Anläufe, um sich auf einen Veränderungsprozess einlassen zu können. Bei anderen wiederholt sich immer wieder das gleiche Muster innerhalb des Gesundheitssystems, ohne dass es zu einem Fortschritt und einem Entwicklungsprozess kommt. Hier gilt es zu klären: Besteht eine Chance, dass es beim aktuellen Therapieversuch anders verläuft? Wie kann rechtzeitig erkannt werden, dass die Behandlung nicht weiterführt? Gleichzeitig ist es wichtig, Patientinnen auch noch nach ihrem zehnten Behandlungsversuch eine Chance zu geben. Es ist möglich, dass sie erst jetzt bereit sind, sich auf eine Veränderung einzulassen. Wir sind der Überzeugung, dass ihnen dies die Haltung der MBT mit ihrem Fokus auf Bindungssicherheit und Vertrauensbildung in besonderer Weise ermöglichen kann. Nach einem Verlauf über viele Jahre können die Ziele der Therapie dann aber ggf. andere sein als bei einer kürzeren Erkrankungsdauer (s. a. Kap. 5.2).

In Hinblick auf die Phase der Erkrankung gilt es vor allem zwei Aspekte zu berücksichtigen:

- das Ausmaß körperlicher Beeinträchtigung mit ihren Auswirkungen auf das Denken und Fühlen sowie
- das Ausmaß an Chronifizierung.

In Hinblick auf den zweiten Aspekt wird inzwischen als wichtiger Faktor bei Essstörungen anerkannt, dass Verhalten habituieren, das heißt zu einer Gewohnheit werden kann. Wenn eine Patientin über fünf Jahre lang abends immer nach der Arbeit einen Essanfall hatte, dann ist es sehr schwer, dieses Verhalten zu ändern – insbesondere wenn es sich von der ursprünglichen regulativen Funktion, z.B. einem Stressabbau bei überfordernden Aufgaben oder Emotionen – entkoppelt hat. Hier muss – wie bei anderen Verhaltensstörungen auch – »geübt« werden, um Verhaltensmuster zu verändern. Es gilt, ein neues Verhalten zu etablieren. In der Diagnostik sollte daher erfasst werden, wie flexibel die Verhaltensmuster einer Patientin sind. Gelingt es ihr an einzelnen Tagen oder eventuell auch mal für eine ganze Woche auf Essanfälle zu verzichten? Oder führt schon eine kleine Veränderung – wie etwa ein einmaliger Verzicht auf einen Essanfall oder eine gegenregulierende Maßnahme – zu einer starken Anspannung und einer Zunahme von Symptomen am nächsten Tag? Eng verbunden mit der Dauer der Erkrankung ist auch das Ausmaß der Identifikation mit der Essstörung. Ist eine AN schon zu einem Teil der Identität einer Patientin geworden?

Das Ausmaß an körperlicher Beeinträchtigung und die Schwere einer Essstörung sind weitere Aspekte, die in der Diagnostik berücksichtigt werden müssen. Da eine Mangelernährung das Erleben und vermutlich auch die Fähigkeit zu Mentalisieren beeinflussen kann, bedarf es ggf. einer Anpassung des therapeutischen Vorgehens. Bei sehr ausgeprägtem Untergewicht (z.B. BMI < 14 kg/m²) wird es für eine Patientin in der Regel kaum möglich sein, Zusammenhänge zwischen restriktivem Essverhalten und Ängsten in zwischenmenschlichen Beziehungen zu mentalisieren. Auch eine Patientin mit BN, welche den gesamten Tag über Essanfälle hat und nachfolgend erbricht, um dann wieder Heißhunger zu bekommen, wird große Mentalisierungsschwierigkeiten haben.

Ein weiterer bedeutsamer Aspekt ist die Bereitschaft zu einer Veränderung. Früher wurde von »Krankheitseinsicht« gesprochen – ein Begriff, der häufig kritisiert wurde, da er vor allem die Sicht der Behandler wiedergibt. Heute wird eher von Ambivalenz und Angst vor Veränderung gesprochen. Aber auch das trifft es nur begrenzt, da es Patientinnen gibt, die im Sinne des Äquivalenzmodus der Überzeugung sind, nicht krank zu sein, und keine Veränderungsnotwendigkeit sehen. Manche Patientinnen wiederum leiden sehr unter ihrer Essstörung und wünschen sich eine Veränderung, ihre Behandlungsgeschichte zeigt aber, dass schon geringfügige Gewichtszunahmen rasch wieder rückgängig gemacht werden müssen. Es ist daher hilfreich, nicht nur zu berücksichtigen, was die Patientinnen äußern – d.h. was ihnen bewusst zugänglich ist –, sondern auch die Behandlungsvorgeschichte einzubeziehen. Grundsätzlich ist es als günstig anzusehen, wenn Patientinnen ihre Ambivalenz beschreiben und mentalisieren können, dass ihre Symptome in Zusammenhang mit inneren Prozessen stehen. Dies muss jedoch sorgfältig von Pseudomentalisieren abgegrenzt werden, welches sich in einem Psycho-Jargon äußern kann und bei den meist schon therapieerfahrenen Patientinnen ein häufiges Phänomen ist.

5.1.1 Essstörung und Komorbidität

Die Raten an komorbiden Erkrankungen sind bei Essstörungen hoch, vor allem eine Komorbidität mit Angststörungen oder einer Depression. Bei BN und BES ist auf eine Komorbidität mit Suchterkrankungen zu achten, bei der AN eher auf komorbide Zwangserkrankungen. Persönlichkeitsstörungen sind bei beiden Erkrankungen häufig. Zu achten ist ferner auf eine mögliche Entwicklungsstörung (bei AN vor allem eine Autismusspektrumstörung, bei der BN und BES auf eine ADHS). Man behandelt also nicht nur eine einfache Essstörung, sondern ein komplexes Symptombild, welches sich im Rahmen eines Zusammenspiels genetisch-biologischer, sozialer und psychischer Faktoren entwickelt hat.

Die Zeitabfolge auftretender Symptome kann diagnostisch wichtige Hinweise geben: Bestand beispielsweise eine Angststörung vor Beginn der Essstörung? Ist die depressive Symptomatik sekundär auf die Essstörung gefolgt oder bestand sie schon vorher und wurde durch die Essstörungssymptomatik gebessert? Verstärkte oder verbesserte sich eine komorbide Zwangsstörung durch eine AN und das Untergewicht? Wechseln sich Selbstverletzungen und eine bulimische Symptomatik ab, welche beide der Regulation schwer erträglicher mentaler Zustände dienen können?

Gerade bei Patientinnen mit schwerer Persönlichkeitsstörung oder gravierender Traumatisierung kann es notwendig sein, eine Hierarchisierung der Therapieziele vorzunehmen. Das kann bedeuten, zunächst suizidale Impulse und Selbstverletzungen in den Fokus zu nehmen und die Reduktion einer bulimischen Symptomatik solange zurückzustellen, bis es einer Patientin gelingt, diese besser zu regulieren. Die Hierarchisierung der Therapieziele orientiert sich daran, wie stark die Gefährdung durch das jeweilige Symptom ist. So wird man bei einer Patientin mit AN und ausgeprägtem Untergewicht zunächst an der Gewichtstabilisierung arbeiten, bevor beispielsweise zwanghafte Persönlichkeitsanteile in den Fokus der Behandlung gelangen.

5.1.2 Fähigkeit zu Mentalisieren

Die Fähigkeit zu Mentalisieren kann grundsätzlich eingeschränkt sein, oder sie ist es bezogen auf bestimmte Dimensionen. In der Regel besteht eine Dysbalance, d.h. einzelne Pole der Dimensionen überwiegen und die Flexibilität, situationsadäquat zum anderen Pol zu wechseln, ist eingeschränkt. Es geht dann um folgende Fragen: Ist es für eine Patientin möglich, wenn sie sich von einem anderen Menschen verletzt fühlt, nicht nur beim eigenen Gefühl des Verletztseins zu bleiben, sondern den Versuch zu machen, sich die Intentionen des anderen facettenreich vorzustellen (Dimension Selbst – Anderer)? Gelingt es ihr auf die kognitive, regulatorische Ebene zu wechseln, wenn sie droht von Affekten überwältigt zu werden (Affektiv–Kognitiv)? Gelingt es ihr das, was beobachtbar ist (z.B. den Gesichtsausdruck des Gegenübers), mit möglichen Intentionen und Gefühlen des anderen in Zusammenhang zu bringen und daraus eine kohärente Vorstellung des möglichen mentalen Zustands des anderen abzuleiten (Dimension External – Internal)? Kann sie von der »nebenher« laufenden Einordnung sozialer Interaktionen ins explizite Mentalisieren wechseln, wenn eine Situation dies erfordert (Dimension Implizit–Explizit)?

Es ist möglich, die Mentalisierungsfähigkeit bereits in einem Erstgespräch abzuschätzen, wenn man Patientinnen bittet, nicht nur sich selbst, sondern auch Beziehungsepisoden genauer zu schildern – so, wie dies in psychodynamischen Erstinterviews üblich ist. Hilfreich ist es, Fragen zu stellen, die Mentalisieren einfordern (sogenannte *Demand*-Fragen). Diese können auch auf die Symptome einer Patientin bezogen gestellt werden. Ein paar Beispiele:

> »Was meinen Sie – warum hat sich die Beziehung zu XY so verändert?«, »Haben Sie eine Idee, warum Ihre Eltern so geworden sind, wie sie sind?«, »Können Sie sagen, warum Ihre Essanfälle an manchen Tagen sehr viel häufiger sind als an anderen?«
> »Hat Ihre Essstörung Ihre Beziehungen verändert – und wenn ja, wie?«, »Können Sie mir mehr dazu sagen, in welchem Zusammenhang sich Ihr Körpererleben so stark verändert hat?«

Dabei muss Mentalisieren von Pseudomentalisieren abgegrenzt werden, indem bei zu elaborierten Schilderungen (»aus der Dose«) wiederum eher zweifelnd-hinterfragende Nachfragen gestellt werden. Zudem sollte auf Mentalisierungseinbrüche geachtet werden und darauf, ob nonmentalistische Modi vorherrschen.

Die Erstellung eines »Mentalisierungsprofils« kann dazu dienen, die aktuellen Einschränkungen als Grundlage für eine Fallformulierung festzuhalten (s. Abschn. 5.5.2). Es orientiert sich an den Polen der Mentalisierungsdimensionen und bildet ab, welche Dimensionen dominieren bzw. wo Imbalancen bestehen. In Tab. 5-2 sind Mentalisierungsstörungen bezogen auf diese Pole beschrieben:

Tab. 5-2: Einschränkungen im Bereich verschiedener Dimensionen des Mentalisierens

Dimension des Mentalisierens	Beispiele
Selbst	Das Selbst- und Körpererleben ist ins Negative verschoben (niedriger Selbstwert, Selbstentwertung) oder das Selbsterleben ist überhöht (ganz besonders sein) Unsichere Identität (eine Beschreibung der eigenen Person ist nicht, nur begrenzt bzw. nur sehr plakativ möglich) »Falsches Selbst« (Definition über Erwartungen anderer)
Andere	Absichten anderer sind nur polarisiert wahrnehmbar (als gut oder schlecht) Die eigene Weltsicht wird auf den anderen übertragen, er wird nicht als mental eigenständiges Individuum wahrgenommen Übermäßige Fokussierung auf den anderen, z. B. bei Angewiesensein auf dessen Zuwendung und Anerkennung oder dem Bedürfnis, den anderen zu kontrollieren
Affekte	Eigene Affekte können nur begrenzt wahrgenommen, differenziert und als handlungssteuernd erkannt werden Affekte können Auslösern nicht zugeordnet werden Affekte sind überwältigend und können nicht ausreichend reguliert werden
Kognitionen	Kognitionen können nicht genutzt werden, um Affekte und Impulse zu regulieren Kognitive Prozesse dominieren, sind aber nicht mit dem emotionalen Erleben verbunden Die innere Welt von anderen ist vorstellbar, aber nicht einfühlbar
External	Starke Orientierung an Mimik und beobachtbaren Signalen Ignorieren oder Nichtwahrnehmen innerer Prozesse
Internal	Übermäßiger Fokus auf eigene innere Zustände oder die möglichen Zustände anderer Ignorieren von Mimik, Gestik und Handlungsweisen als mögliches Korrektiv für eigene Zuschreibungen

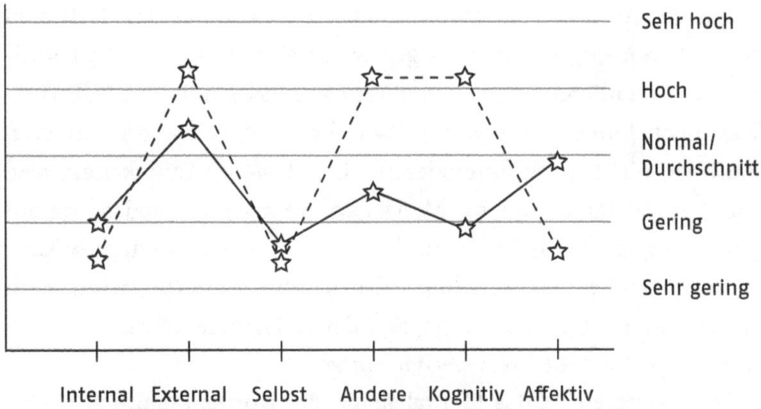

Abb. 5-1: Beispiele für Mentalisierungsprofile bei Anorexia und Bulimia nervosa Gestrichelte Linie: Patientin mit Anorexia nervosa; durchgezogene Linie: Patientin mit Bulimia nervosa

Das Nutzen eines graphisch dargestellten Mentalisierungsprofils kann hilfreich sein, weil es die Einschränkungen rasch und einfach erfassbar illustriert (s. z. B. Bateman & Fonagy 2016, S. 115,). Beispielhaft werden hier die Profile einer Patientin mit restriktiver AN und einer Patientin mit BN gezeigt und erläutert (siehe Abb. 5-1). Diese sind prototypisch gedacht, da es sich bei Menschen mit Essstörungen um eine heterogene Gruppe handelt.

Bei der Patientin AN überwiegt ein *kognitiver Fokus*, sie denkt viel über sich nach und kann Erklärungen zu ihrer Essstörung anbieten, aber die Affekte sind nicht zugänglich und erscheinen abgespalten *[kognitiv > affektiv]*. Sie ist intensiv damit beschäftigt, was die Bedürfnisse der anderen Familienmitglieder sind, und nimmt diese hochsensitiv wahr – was sie selbst braucht, kann sie nicht sagen, eigene Wünsche erscheinen ihr egoistisch und nicht akzeptabel. Der Fokus liegt also sehr deutlich bei den anderen *[Anderer > Selbst]*. Gedanklich ist sie den ganzen Tag mit ihren Körpergrenzen und dem Gewicht beschäftigt – also konkret fassbaren, beobachtbaren Aspekten. Wenn ihre Hose leicht spannt und die Zahl auf der Waage auch nur geringfügig mehr anzeigt, bekommt sie Angst und ihre Stimmung verschlechtert sich. Innere Zustände erlebt sie als verwirrend und versucht diesen möglichst wenig Raum zu geben *[external > internal]*.

Die Patientin mit BN wird immer wieder von heftigen Gefühlen überschwemmt, die sie zwar gut wahrnehmen, aber nicht zuordnen und regulieren kann – sie nutzt dazu Essanfälle und Selbstverletzungen *[affektiv > kognitiv]*. Zwischen sich selbst und anderen kann sie nicht gut differenzieren, sie hat wenig Fähigkeiten, sich mentale Zustände anderer Menschen vorzustellen, sodass sie auf äußere Signale fokussiert ist und dazu neigt, vor allem negativ konnotierte Gesten und Gesichtsausdrücke überzuinterpretieren, auch wenn dies nicht ganz so ausgeprägt der Fall ist wie bei der Patientin mit AN *[Selbst < Andere; external > internal]*.

Des Weiteren ist das Mentalisieren des Körpers deutlich beeinträchtigt. Da Störungen des Körpererlebens im Zentrum der Psychopathologie stehen, sollten diese und mit ihnen in Zusammenhang stehende Mentalisierungsdefizite ausführlich exploriert werden. Der Körper wird nicht mehr als sicherer Ort erlebt, Körpersensationen wird nicht vertraut, oft kommt es zu einer Fehlwahrnehmung und Fehlinterpretation körperlicher Signale. Das Körpererleben ist insgesamt oder bezogen auf einzelne Körperteile ins Negative verschoben, bis hin zu einem Hass auf den eigenen Körper, der nicht eingeordnet oder relativiert werden kann. Vor allem bei der AN liegt in der Regel eine deutliche Verzerrung der Körperwahrnehmung vor, die in schweren Fällen bis zu einem Erleben der Fragmentierung reichen kann. Es kommt in Hinblick auf Bewältigungsstrategien entweder zu einem *disembodiment*, einem Abspalten des Körpererlebens, bei welchem ein Anschauen oder Berühren des eigenen Körpers vermieden wird, oder aber zu einem *hyperembodiment*, einer ständigen Beschäftigung mit dem Körper und seinen Grenzen.

Zur Beurteilung der Mentalisierungsfähigkeit gehört auch die Frage, in welchem Ausmaß nonmentalistische Modi vorliegen. Dabei kann es bei der Diagnostik schwer sein, bei Menschen mit Essstörungen Mentalisieren von Pseudomentalisieren zu unterscheiden. Gerade wenn sie schon mehrfach in psychotherapeutischer Behandlung waren, ist es möglich, dass Patientinnen Erklärungen von Zusammenhängen und den Hintergründen ihrer Schwierigkeiten von früheren Therapeuten oder auch aus Büchern und anderen Medien übernommen haben, ohne dass diese mit ihnen selbst bzw. ihrem Erleben verbunden sind. In solchen Fällen geht es darum, diese scheinbaren »Wahrheiten« vermehrt zu hinterfragen und sich genau erklären zu lassen, worauf die Patientinnen ihre Annahmen gründen. Oft können sie dann nicht schlüssig erklären, wie sie zu ihren Überzeugungen kommen. Das Festhalten an der eigenen Sichtweise als einzig möglicher entspricht dem Äquivalenzmodus. Andere Patientinnen halten bei Nachfragen inne und kommen ins Nachdenken, sodass es gelingt. Pseudomentalisieren in Mentalisieren zu überführen. Bei der Einschätzung der Schwere von Pseudomentalisieren ist deshalb eine wertfreie und wohlwollende, aber gleichsam hartnäckige Infragestellung plausibel klingender Erklärungen zentral.

5.1.3 Bindungsmuster und Vulnerabilität in Beziehungen

Neben einer Erfassung von Mentalisierungsdefiziten ist vor Beginn einer Behandlung von Bedeutung, den vorherrschenden Bindungsstil sowie Bindungserfahrungen und ggf. -traumatisierungen zu explorieren. Dies sollte sich auf frühe Beziehungserfahrungen in der Familie, aber auch spätere soziale Beziehungen, inklusive des schulischen und beruflichen Kontextes und aktuelle Beziehungen z. B. zu Peers beziehen. Auch das Thematisieren von früheren therapeutischen Beziehungen kann wichtige Hinweise geben. Nicht zuletzt erfolgt die Untersuchung der aktuellen Beziehungserfahrung im therapeutischen Kontext bereits zu einem frühen Zeitpunkt.

Zeigt sich ein vermeidender, ein ambivalenter oder ein desorganisierter Bindungsstil – und kommt es in diesem Zusammenhang eher zu einer hyperaktivierenden oder deaktivierenden Reaktion in Bindungssituationen/der Situation mit dem Therapeuten?

Bei Patientinnen mit unsicher-ambivalenter Bindung kann es rasch zu einer Hyperaktivierung des Bindungssystems kommen, sie fühlen sich abgelehnt, einsam und zurückgewiesen. Die Fähigkeit zu Mentalisieren bricht dann leicht ein. Daraus können widersprüchliche Verhaltensweisen resultieren – welche sich einerseits in Rückzug, andererseits in dysfunktionalen Strategien wie z. B. Suiziddrohungen mit dem Ziel äußern, andere an sich zu binden. Bei Patientinnen mit vermeidendem Bindungsstil kommt es bei Bindungsstress hingegen zu einer Deaktivierung des Bindungssystems mit Zusammenbruch des Mentalisierens. Die Patientinnen wirken dann schwer erreichbar, sei es z. B. durch einsilbige Antworten, Pseudomentalisieren oder auch ablehnende Reaktionen auf das therapeutische Beziehungsangebot. Bei diesen Patientinnen besteht die Schwierigkeit darin, dass eine Verstärkung des Beziehungsangebots zu weiterem innerem Rückzug führen kann. Es ist wichtig zu akzeptieren, dass Patientinnen hier selbst regulieren, wie viel Bindungsintensität sie vertragen.

Den Bindungsstil und bindungsbezogene Ängste bzw. Strategien einer Patientin zu kennen, stellt eine wichtige Grundlage dafür dar, ihre Vulnerabilität in der therapeutischen Arbeit, insbesondere bei affekt- und beziehungsbezogenen Themen einschätzen zu können. Kommt es zu einer zu starken Aktivierung von Bindungsstrategien, ist eine mentalisierungsfördernde und Veränderungen anstoßende Arbeit nicht möglich – im Gegenteil. Es besteht die Gefahr, dass sich Symptome und problematische Verarbeitungsmuster verstärken.

Der Übergang zwischen negativen Bindungserfahrungen und Bindungstraumatisierung ist fließend. Als bindungstraumatisiert können Patientinnen angesehen werden, bei denen die Beziehungstraumatisierungen, das heißt emotionaler Missbrauch, körperliche und/oder sexuelle Gewalt sowie emotionale Vernachlässigung repetitiv durch Menschen erfolgt sind, zu denen eine engere Beziehung bestand. Die Verarbeitung traumatischer Erfahrungen hängt wesentlich davon ab, ob es gleichzeitig auch positive und verlässliche Beziehungen zu Menschen gab, die ein Gegengewicht zur Traumatisierung gebildet haben. Es ist daher immer bedeutsam, auch nach dem sozialen Kontext zu fragen, in welchem traumatische Erfahrungen stattfanden.

Schwere Bindungstraumatisierungen können zu einem grundlegenden Misstrauen in Beziehungen führen (s. epistemisches Vertrauen bzw. Misstrauen, Kap. 3.1) sowie einem verwirrenden Nebeneinander von Wünschen nach Nähe zu anderen Menschen bei gleichzeitiger Angst und einem hohen Level an Anspannung. Mentalisieren bricht hier bei Bindungsaktivierung zusammen. Die vorherrschenden Affekte sind häufig ein Gefühl des Andersseins, tiefgreifender Scham und die Überzeugung, schlecht und verurteilenswert zu sein. Die Patientinnen zeigen eine hohe Sensitivität in Hinblick auf Zurückweisungen, das Bindungssystem wird dann sehr rasch und überschießend aktiviert. Vermeidung und Verwicklung in sozialen Kontakten verhindern neue Erfahrungen und eine Bewältigung des Traumas. Komplexe Traumatisierungen sind bei Essstörungen häufig und auch eng mit weiteren zentralen psychischen Schwierigkeiten, wie dem negativen Körpererleben assoziiert (Mitchell et al. 2021; Rabito-Alcón et al. 2021). Insofern ist die Exploration von möglichen Bindungstraumatisierungen in der Behandlung von Essstörungen zentral.

5.1.4 Indikationsstellung

Je nach Schwere der mit einer Essstörung verbundenen Mentalisierungsstörung empfiehlt sich unserer Überzeugung nach eine mehr oder weniger explizite Vorgehensweise nach den Prinzipien der MBT. Eine Orientierung an der MBT-spezifischen Grundhaltung (nichtwissende, kollaborative Grundhaltung; Neugier und Wunsch, das Erleben des Gegenübers verstehen zu wollen; epistemisches Vertrauen als Grundlage für Veränderung, Berücksichtigung des bindungsbezogenen Arousals) kann dabei grundsätzlich für alle Behandlungen hilfreich sein, um die therapeutische Arbeitsbeziehung zu stärken und die Grundlage für Mentalisieren zu schaffen.

Dies gilt auch für die Behandlung von Patientinnen, die grundsätzlich über eine gute Fähigkeit zum Mentalisieren verfügen, welche dann aber punktuell einbrechen kann. Ein Beispiel: Eine verheiratete Mitte dreißigjährige Frau mit zwei kleinen Kindern, die beruflich sehr ehrgeizig ist und dazu neigt, eigene Wünsche zurückzustellen, greift in einer beruflichen und privaten Überforderungssituation auf ein Symptom aus ihrer Adoleszenz zurück – eine bulimische Symptomatik. Sie kann grundsätzlich mentalisieren und spürt mit etwas Abstand rasch, dass es einen Zusammenhang zwischen Wünschen nach Ruhe und Zuwendung, welche sie sich in dieser Situation nicht mehr zugestanden hat, und ihrer Symptomatik gibt. Da es der Patientin gelingt, ihr emotionales Erleben, ihre Überzeugungen sowie die Regulation auf körperlicher Ebene in ihrem Zusammenspiel mit der Überforderungssituation auch ohne größere therapeutische Unterstützung zu erfassen, ist eine psychodynamische Fokaltherapie (Fokus auf Versorgungskonflikt und Leistungsanspruch) oder eine kognitiv-behaviorale Kurztherapie (Fokus auf konkrete Arbeit an der Symptomatik) ebenfalls geeignet, um diese Situation zu verändern und das Symptom aufzugeben.

Da bislang keine empirische Evidenz zur Frage einer differenziellen Indikationsstellung MBT vs. andere Verfahren bei Essstörungen vorliegt, kann eine Indikationsempfehlung bislang nur auf der Basis klinischer Erfahrungen und theoretischer Annahmen getroffen werden. Wir halten ein explizit an der MBT orientiertes Vorgehen vor allem in folgenden Fällen für indiziert:

- bei Patientinnen mit ausgeprägten Mentalisierungsdefiziten und ausgeprägter Symptomatik (z.B. deutliches Untergewicht, mehrfache Essanfälle am Tag)
- bei Patientinnen mit ausgeprägten Mentalisierungsdefiziten und strukturellen Einschränkungen z.B. im Bereich des Selbst (mangelnde Kohärenz des Selbstbildes, Unklarheit der Selbstgrenzen, »falsches Selbst«) bzw. komorbider Persönlichkeitsstörung
- bei Patientinnen mit unsicheren Bindungsstilen und interpersonellen Problemen
- bei Patientinnen mit vordergründig guter Reflexionsfähigkeit, jedoch wiederholten erfolglosen Behandlungen

Abgesehen von der Indikationsstellung in Bezug auf den Fokus »Mentalisieren bzw. MBT« bedarf es bei der Behandlung von Patientinnen mit Essstörungen einer Entscheidung in Bezug auf das geeignete Setting, also ob eine ambulante, tagesklinische oder stationäre Therapie sinnvoll ist. Hier bieten die S3-Leitlinien für die Diagnostik und Therapie von Essstörungen eine gute Orientierung (Herpertz et al. 2019), welche kurz zusammengefasst werden:

Eine *stationäre Therapie* ist vor allem bei der AN und bei ausgeprägtem Untergewicht (BMI < 15 kg/m^2) indiziert, bei gravierender psychischer oder somatischer Komorbidität oder bei sehr schwer ausgeprägter Symptomatik. Ferner, wenn es bei großen Ängsten vor Gewichtszunahme der täglichen Vorgabe einer Mahlzeiten- und Tagesstruktur bedarf.

Eine *tagesklinische Behandlung* ist zu empfehlen, wenn eine ambulante Therapie sich als nicht ausreichend erwiesen hat, aber eine stationäre Therapie nicht erforderlich ist. Sie ist dann besonders günstig, wenn es um ein tägliches »Erproben« von Veränderungsschritten in der Alltagssituation geht und die Lebenswelt der Patientin intensiver in die Behandlung einbezogen werden soll. Sie ist auch sinnvoll bei jugendlichen Patientinnen mit unterstützendem sozialem Umfeld, bei denen eine möglichst rasche Normalisierung des Gewichts und Verhinderung von Chronifizierung von großer Bedeutung ist.

Bei Patientinnen mit schweren Persönlichkeitsstörungen wie z. B. einer Borderline-Persönlichkeitsstörung werden primär *ambulante Behandlungen* empfohlen, da die kumulative Bindungsaktivierung im institutionellen Kontext mit ungünstigen therapeutischen Entwicklungen verbunden sein kann (Euler et al. 2018).

Die Dauer einer Therapie sollte davon abhängig gemacht werden, wie ausgeprägt die Symptomatik, die Beeinträchtigung der Mentalisierungsfähigkeit und die Beeinträchtigung weiterer psychischer Funktionen sowie des sozialen Netzes insgesamt ist. Während bei manchen Patientinnen eine Kurztherapie ausreichend sein kann, bedürfen andere einer jahrelangen Unterstützung. Dabei kann auch eine setting-übergreifende Behandlung nötig sein, d. h. beispielsweise eine tagesklinische nach einer stationären Behandlungsphase oder eine stationäre oder tagesklinische Behandlungsepisode zur Intensivierung einer ambulanten Behandlung bei einer Verschlechterung der Symptomatik (s. a. Kap. 2).

Eine ambulante Therapie sollte so kurz wie möglich, aber auch so lange wie nötig erfolgen. Sinnvoll ist, einen Zeitrahmen festzulegen und in regelmäßigen Abständen zu überprüfen, inwieweit die vereinbarten Ziele erreicht werden konnten (s. u.).

Insgesamt bedarf es bei Essstörungen eines Gesamtbehandlungsplanes, da in der Regel weitere Behandler hinzugezogen werden müssen – zum Beispiel für die körperliche Betreuung der Kinder- und Jugendmediziner oder Allgemeinmediziner bzw. Hausarzt, ggf. ein Paar- oder Familientherapeut oder eine Ökotrophologin. Auch sollten möglicherweise notwendig werdende Settingwechsel (Notwendigkeit tagesklinischer oder stationärer Behandlungsepisoden?) berücksichtigt und schon früh mitgedacht werden.

5.1.5 Zusammenfassung

Eine Diagnostik vor Beginn der Behandlung sollte die Art der Essstörungssymptomatik, Komorbiditäten und Einschränkungen psychischer Funktionen einschließlich Mentalisierungsdefiziten sowie den vorherrschenden Bindungsstil erfassen. Es ist notwendig, die Indikation für ein Setting (ambulant, tagesklinisch, stationär) zu stellen sowie den Rahmen (Gesamtdauer der Behandlung) abzustecken und eine Entscheidung zu treffen, ob weitere Mitbehandler einbezogen werden sollten. Abgeschätzt werden muss ferner, ob potenziell therapie- und selbstgefährdende Verhaltensweisen vorliegen, welche in einer Behandlungsvereinbarung und einem Krisenplan adressiert werden sollten (s. Abschn. 5.4.2, 5.5.2 und 5.5.3).

5.2 Ziele der Therapie

Das übergeordnete Ziel einer an MBT orientierten Behandlung essgestörter Patientinnen ist – wie auch bei anderen Therapieansätzen – eine anhaltende Symptomreduktion, die wiederum Ausdruck für eine gelungenere Bewältigung zugrundeliegender Schwierigkeiten ist. Eine Grundannahme des Mentalisierungskonzeptes ist dabei, dass eine langfristige Symptomverbesserung transdiagnostisch vor allem auch über eine Verbesserung der Fähigkeit zu Mentalisieren erreicht werden kann – bzw. eine Verbesserung der Fähigkeit, auch in emotional herausfordernden Situationen über sich selbst und andere nachzudenken und somit Affekte und zwischenmenschliche Situationen besser und ohne Zurückgreifen auf symptomatisches Verhalten zu regulieren.

Angepasst werden sollte die Zielsetzung (hinsichtlich einer Symptomreduktion und Remission) bei Patientinnen mit langjährigem und schwerem chronischen Verlauf (Herpertz et al. 2019; Robinson et al. 2015; Touyz et al. 2013). Hier kann es angemessen sein, den Fokus neben einer Förderung des Mentalisierens auf die Stabilisierung der körperlichen und sozialen Situation zu legen unter Anerkennung der Erkrankung, die in einem (hoffentlich geringeren Ausmaß) lebensbegleitend sein kann.

5.3 Therapeutische Grundhaltung

Die therapeutische Grundhaltung hat in der MBT einen großen Stellenwert. An allererster Stelle ist sie *»kollaborativ«*, das heißt, Patientin und Therapeut arbeiten gemeinsam und auf Augenhöhe an den vereinbarten Zielen. Das bedeutet zum Beispiel, dass offen über Motive und Vorgehensweisen gesprochen wird, sodass beide Beteiligten den jeweils anderen an inneren, für das therapeutische Geschehen relevanten Prozessen teilhaben lassen – ohne dass sich dabei die Rollen von Patientin und Therapeut auflösen. So sollte ein Therapeut begründen, warum er es in einer bestimmten Stunde für notwendig hält, das Gewicht zu thematisieren, statt auf einen Streit der Patientin mit einer Freundin einzugehen. Er stellt auch stärker als in anderen Therapieansätzen sein eigenes mentales Erleben im Sinne einer *self-disclosure* zur Verfügung, wenn dies der Förderung des Mentalisierens dient (s. a. Abschn. 5.6.1). Das bezieht sich vor allem darauf, den eigenen mentalen Prozess in seiner Fluidität zu offenbaren. Ein Beispiel dafür ist folgende Intervention: »Darf ich Sie kurz unterbrechen? Ich bin mir gerade nicht sicher, ob ich auf die Situation mit Ihrer Freundin eingehen soll, die Sie ja wirklich ziemlich beschäftigt, oder ob es nicht doch nötig wäre, über die Gewichtsabnahme seit der letzten Woche zu sprechen. Können Sie mir vielleicht dabei helfen, das zu entscheiden?«

Die therapeutische Grundhaltung umfasst im Weiteren die Position des *»Nichtwissens«* (s. a. Kap. 3.7). Gemeint ist damit, sich von Vorannahmen über Patientinnen freizumachen und ihnen mit Offenheit und Neugier zu begegnen. Damit ist nicht gemeint, dass Therapeuten ihr Wissen und ihre klinischen Erfahrungen »über Bord werfen« sollen – sie sollten durchaus vertreten, dass selbstinduziertes Erbrechen dem Körper schaden kann. Gemeint ist mit einer Haltung des »Nichtwissens« ein ständiges Hinterfragen der eigenen Annahmen und eine Grundposition, dass unterschiedliche Erlebnisformen und Perspektiven denkbar sind und es keine objektiven »Wahrheiten« gibt. Dazu gehört zum Beispiel, dass Therapeuten trotz der grundsätzlichen Überzeugung, dass Erbrechen für den Körper schädlich ist, nicht »wissen« können, ob Erbrechen einer Patientin nicht doch eher guttut. In der MBT wird mit solch unterschiedlichen Perspektiven (»Erbrechen kann dem Körper schaden« vs. »Erbrechen tut mir gut«) im Rahmen eines spielerischen Diskurses ein Raum für Exploration eröffnet, bei dem es nicht um Überzeugungsarbeit geht.

Ein weiteres Grundprinzip ist es, Patientinnen in der therapeutischen Beziehung eine möglichst große *Sicherheit* zu bieten, um die Entwicklung von epistemischem Vertrauen zu fördern (s. Abschn. 3.1.4). Patientinnen in ihrem Erleben und Denken so gut wie möglich »zu sehen« und sie mit allem, was von ihnen sichtbar wird, als bedeutsam und annehmbar anzuerkennen, ist etwas, das wiederum ein Gefühl von Vertrauen in die Bedeutsamkeit des Therapeuten stärken kann. Ein Gefühl von Sicherheit ist die notwendige Basis dafür, dass sich eine Patientin für neue Entwicklungen und Veränderungen öffnen und den »sicheren Boden« der Essstörung schrittweise verlassen kann. Das bedeutet für diese, sich schwierigen und verunsichernden inneren Prozessen und Affekten zu stellen, und wird nicht möglich sein, ohne konkret zu erleben, dass sie jemanden an der Seite hat, dem sie vertrauen kann. Die Neugier und das authentische Interesse an der Person der Patientin »hinter der Essstörung« sind dafür essenziell. Gerade bei Patientinnen, die nicht mehr wissen, wer sie außer der Essstörung eigentlich »sind«, ist es notwendig, dass sie eine Neugier bezogen auf sich selbst entwickeln können, was vor allem durch wohlwollendes und standhaftes, zum Teil fast hartnäckiges Interesse des Therapeuten induziert werden kann. Eine solche Neugier und Offenheit gegenüber Patientinnen mit Essstörungen beizubehalten muss authentisch sein und ist häufig nicht einfach (s. a. Beispiele unten). Sie aufrechtzuerhalten oder sich einer solchen Position so gut wie möglich anzunähern, erfordert einen ständigen Prozess des Mentalisierens auf Seiten des Therapeuten. Bateman und Fonagy (2016, S. 182) beschreiben sehr treffend, was gemeint ist:

> »The patient has to find himself in the mind of the clinician and, equally, the clinician has to understand him/herself in the mind of the patient if the two are together to develop a mentalizing process. Both have to experience a mind being changed by a mind«.[11]

Therapeutische Grundhaltung: Prinzipien und Beispiele

Prinzipien

- Kollaborativ
- Haltung des »Nichtwissens«
- Neugier und authentisches Interesse

Typische Herausforderungen

Beispiel 1

Eine Patientin redet sehr detailreich nur über ihr Essen. Der Therapeut findet es sehr anstrengend zuzuhören – er schweift in Gedanken immer wieder ab.

Zunächst geht es hier darum, das eigene Mentalisieren (wieder) herzustellen, indem der Therapeut sich aktiv in die Perspektive der Patientin hineinzuversetzen versucht und sich darum be müht, die Welt mit ihren Augen zu sehen, um in die Lage zu kommen, sie empathisch validieren zu können.

---

11 Übersetzung (SE): »Der Patient muss sich im Therapeuten wiederfinden können und ebenso muss der Therapeut sich selbst aus der Sicht des Patienten sehen können, wenn beide zusammen einen Mentalisierungsprozess entwickeln sollen. Beide müssen die Erfahrung machen, dass Mentales durch Mentales verändert wird.«

T: »Ihr ganzes Erleben scheint davon bestimmt zu sein, was und wie viel Sie essen – puh, wenn ich mir das vorstelle, das muss sehr anstrengend sein! Jede kleine Abweichung vom Plan führt zu Stress.« [Empathische Validierung]

T: »Aber habe ich es überhaupt richtig verstanden? Das ist jetzt meine Sicht, wenn ich versuche, mir das vorzustellen. Vielleicht erleben Sie es anders? Mir ist es wichtig, mir ein möglichst genaues Bild davon machen zu können, wie es für Sie ist.« [Selbstoffenbarung, Neugier, nichtwissende Haltung]

T: »Gleichzeitig fällt es mir nicht immer ganz leicht, mir vorzustellen, dass das Thema Essen innerlich so viel Raum ausfüllen kann. Und ich habe auch gemerkt, dass ich heute in der Stunde manchmal abgeschweift bin und nicht mehr ganz dabei war. Haben Sie das gemerkt?« [Selbstoffenbarung, ggf. auch im Hinblick auf Affektfokus und Mentalisieren der Beziehung]

Beispiel 2

Eine Patientin schweigt viel; der Therapeut hat Schwierigkeiten, emotionalen Zugang zu ihr zu finden, und merkt, dass er selbst sehr viel spricht.

T: »Ich habe den Eindruck, dass Sie gerade ganz bei sich sind. Sie haben bisher nur wenig gesagt. Ich dachte irgendwie, dass es für Sie aber ganz unangenehm und verunsichernd ist, wenn ich ebenfalls nichts sage. Trifft das einen Punkt, oder nehmen Sie es anders wahr?« [Selbstoffenbarung; nichtwissende Haltung; kollaborative Haltung]

…

T: »Drum rede ich wohl heute so viel. – Es kommt mir aber nicht ganz passend vor. Wie war das denn für Sie?«

T: Lassen Sie uns doch gemeinsam überlegen, was für Sie hilfreich wäre. Falls Sie sich in den Stunden nicht wohl fühlen, ist das keine gute Basis für unsere Arbeit – Sie sollten sich hier sicher fühlen, und ich möchte gerne herausfinden, wie ich dazu beitragen kann.« [Selbstoffenbarung; nichtwissende und kollaborative Haltung]

Die geschilderte Grundhaltung ist in der Behandlung essgestörter Patientinnen nicht immer leicht einzuhalten. Über den Umgang mit intensiven Affekten (meistens Ärger, Angst, Ohnmacht, Hilflosigkeit) oder Handlungsimpulsen wird im Abschnitt zum Thema »Mentalisieren der therapeutischen Beziehung« noch ausführlich eingegangen (Kap. 5.8). Vor allem in Situationen massiver körperlicher Gefährdung kann ein realer Handlungsdruck entstehen, z. B. wenn es um das Einleiten von Zwangsmaßnahmen geht (s. Kap. 5.10).

5.3.1 Position des Nichtwissens bei Essstörungen

Bei der Behandlung essgestörter Patientinnen gehört es schulenübergreifend zur Vorgehensweise, zu überlegen, was die Gründe für die Erkrankung einer Patientin sein könnten. Es ist möglich, dass Therapeuten stolz darauf sind, etwas »gefunden« oder »verstanden« zu haben – z. B., wie viel eine bulimische Symptomatik mit der Nähe-Distanz-Regulation in der Partnerschaft einer Patientin zu tun hat; oder wie sehr eine AN und der Wunsch nach einem »körperlichen Verschwinden« existenzielle Fragen berühren und dafür stehen, »nicht mehr existieren zu wollen«. Da kann im Einzelfall auch etwas dran sein. In der Regel ist es aber so, dass Patientinnen weit davon entfernt sind, solche Zusammenhänge bei sich selbst nicht nur rational, sondern auch emotional zu verstehen. Auch gibt keine absoluten Wahrheiten – wie Bateman und Fonagy immer wieder betonen, sind mentale Prozesse »opak« (s. a. Kap. 3): Vorschnelle Annahmen verhindern die Offenheit dafür, dass vielleicht etwas anderes für eine Patientin viel bedeutsamer sein könnte als die Annahme, welcher der Therapeut gerade folgt – und vor allem, dass sie für sich selbst entwickeln muss, was für sie aus einer Auswahl möglicher Sichtweisen bedeutsam und hilfreich ist. Es geht daher um eine Grundhaltung des gemeinsamen Explorierens, nicht des Verstehens, die sich in den Therapiestunden etablieren sollte, um Mentalisieren zu fördern und aufrechtzuerhalten. Um es nochmals zu betonen: Es geht um den Prozess, nicht um das Ergebnis.

Die Gefahr einer »wissenden Haltung« ist, dass Patientinnen Erklärungen angeboten werden, welche diese unhinterfragt übernehmen. Auch haben sie häufig selbst eigene Erklärungen, was die Hintergründe ihrer Erkrankung angeht. So könnte eine Patientin formulieren: »Wenn sich mein Selbstwert bessert, dann schaffe ich es auch, die Essstörung zu überwinden«. Dies klingt erst einmal schlüssig. In der MBT würde diese Annahme aber vom Therapeuten nicht übernommen. Er würde konstatieren, dass dies plausibel klingt, aber freundlich hinterfragen, wie die Patientin auf diesen Zusammenhang kommt, und diese so einleuchtend klingende Überzeugung zunächst in Frage stellen. Was meint die Patientin mit »Selbstwert«? An welchen Stellen merkt sie, dass dieses Erleben (nicht so viel wert zu sein) mit der Essstörung verknüpft ist? Die Annahme, dass das so ist, könnte als Gegenstand der gemeinsamen Exploration in die Fallformulierung (s. Abschn. 5.5.2) aufgenommen werden. Anhand konkreter Situationen aus der letzten Zeit sollten immer wieder kleinschrittig Zusammenhänge zwischen Selbstwert, Essverhalten, Körpergefühl, Affekten und Beziehungserleben exploriert werden. Das damit verbundene prozedurale Mentalisieren ist dabei entscheidend und nicht, am Ende den Zusammenhang durch Beispiele zu »beweisen«.

Eine nichtwissende Haltung vermittelt:

- »Ich habe Interesse an Dir/Ihnen als eigenständigem Individuum, egal, wie es bei anderen Patientinnen mit Essstörungen aussieht, und ganz unabhängig von allem Fachwissen und Annahmen«
- »Ich möchte nachvollziehen können, wie es bei Dir/Ihnen mit der Essstörung ist – wie fühlst Du/fühlen Sie sich? Was denkst Du/denken Sie?«

5.3.2 Sicherheit geben

Eine wesentliche Voraussetzung für einen konstruktiven psychotherapeutischen Prozess ist, dass sich Patientinnen in der Beziehung zum Therapeuten sicher fühlen. Dies bedeutet nicht, dass der Therapeut mit ihnen immer gleicher Meinung sein muss. Es bedeutet auch nicht, dass an keiner Stelle Verletzungen, Irritationen oder Missverständnisse passieren dürfen. Zu damit verbundenen sogenannten

Brüchen *(ruptures)* kann es in jeder therapeutischen Beziehung kommen. Die Psychotherapieforschung zeigt sogar, dass Brüche mit anschließender Auflösung bzw. Klärung *(resolution)* ein wesentlicher Bestandteil wirksamer psychotherapeutischer Behandlungen sind (Eubanks-Carter et al. 2010). Gelungene »Auflösungs-Prozesse« sind hierbei mit einer sicheren Bindungskonstellation in der betreffenden Sitzung assoziiert (Miller-Bottome et al. 2019).

Ein Gefühl von Sicherheit entsteht, wenn Patientinnen spüren, dass der Therapeut um eine Klärung von schwierigen Situationen bemüht ist, sein Vorgehen transparent macht und dabei eigene Anteile an schwierigen Interaktionen und Missverständnissen anerkennt. Es bietet sich häufig an, solche Situationen vom Anteil des Therapeuten aus – verbunden mit einer klaren Verantwortungsübernahme – zu thematisieren. Damit wird wiederum das Sicherheitsgefühl gestärkt, sodass Mentalisieren der Beziehung möglich wird und patientenseitige Anteile an der Interaktion ebenfalls thematisiert werden können. Ein Therapeut könnte zum Beispiel sagen: »Es tut mir sehr leid, dass ich Sie gleich zu Beginn der letzten Sitzung mit der Gewichtsabnahme konfrontiert habe. Das war wirklich unpassend. Vielleicht können Sie mir sagen, wie das auf Sie gewirkt hat?« Durch weiteres Mentalisieren der Beziehung kann auch Bezug darauf genommen werden, wie die Patientin sich (und der Therapeut sie) erlebt hat, als sie zum Beispiel in der Folge sagte, sie breche die Behandlung ab – und wie sie das zum jetzigen Zeitpunkt beurteilt.

Zu Beginn einer Behandlung kann Sicherheit vor allem auf zwei Wegen vermittelt werden: einmal dadurch, dass der Behandlung ein klarer Rahmen gegeben wird, der auch Grenzen beinhaltet (z. B. bei welchem Gewicht ambulant nicht mehr behandelt werden kann oder wie das Vorgehen bei Suizidalität ist). Neben dem Störungsmodell wird erklärt, wie in der Therapie vorgegangen wird und woran sie sich orientiert (Psychoedukation). Der Therapeut exploriert die Problematik einer Patientin ausführlich von einer Haltung des Nichtwissens aus und beide erarbeiten ein gemeinsames Verständnis der Schwierigkeiten und Vulnerabilitäten. Mögliche Veränderungsschritte (Ziele) werden vorsichtig und realistisch definiert (Fallformulierung). Dieser gemeinsame Prozess trägt implizit wesentlich zur Vermittlung von Sicherheit als Basis für ein kollaboratives Arbeitsbündnis bei. Der zweite Aspekt ist die Berücksichtigung der Aktivierungen des Bindungssystems auf Seiten der Patientin im Rahmen der initialen Beziehungsgestaltung. Der Therapeut, bzw. die Beziehung zu ihm, ist zu Beginn noch unvertraut, sodass eine supportive, validierende Grundhaltung, die vor allem Akzeptanz und Sicherheit vermittelt, für die Entwicklung des epistemischen Vertrauens und damit die allmähliche Entfaltung der Fähigkeit zu Mentalisieren wesentlich ist.

5.4 Struktur der Behandlung

In der ursprünglich auf die Behandlung von Patienten mit einer Borderline-Persönlichkeitsstörung ausgerichteten MBT wird in mehrerlei Hinsicht ein strukturiertes Vorgehen empfohlen, bei dem der Therapeut eine aktive Haltung einnimmt. Dies ist auch in der Behandlung von Essstörungen zur Förderung des Mentalisierens sinnvoll. Strukturelle Bestandteile der Behandlung beziehen sich auf die Gliederung der Behandlung in Bestandteile bzw. Phasen, das strukturierte Vorgehen innerhalb einer Sitzung sowie die Fallformulierung und den Krisenplan.

5.4.1 Strukturieren

Ein strukturiertes Vorgehen beinhaltet, sowohl den Rahmen der Behandlung insgesamt abzustecken und deren Ziele klar zu benennen als auch jede einzelne Sitzung zu strukturieren und den Prozess innerhalb von Sitzungen zu regulieren. Die Dauer einer Behandlung hängt dabei vom Setting (ambulant, tagesklinisch, stationär) und von der Schwere der Beeinträchtigung, der Chronizität und von Komorbiditäten ab. Eine Thematisierung des Therapieabschlusses ist auch vor dem Hintergrund der Bindungsproblematik der Patientinnen von großer Bedeutung: Die therapeutische Beziehung dient einem bestimmten Ziel, sie ist begrenzt und wird auch einen Abschied beinhalten.

Rahmen der Behandlung

In Hinblick auf die Phasen der Therapie lassen sich folgende Aufgaben unterscheiden:

1. Gemeinsame Vereinbarung von Zielen (Fallformulierung) und Psychoedukation
2. Aufbau einer Sicherheit gebenden, tragfähigen Arbeitsbeziehung
3. Arbeit an der Essstörungssymptomatik und ihrem Zusammenhang mit mentalen Prozessen (bezogen auf das Selbst und Beziehungen)
4. Arbeit an einer Förderung und Aufrechterhaltung des Mentalisierens, vor allem bei symptomatischem Verhalten, in affektiv herausfordernden Situationen bezogen auf das Selbst- und Körpererleben sowie zwischenmenschlichen Interaktionen
5. Eine Erarbeitung neuer, flexibler Sichtweisen bezogen auf das Selbst und Andere
6. Eine erlebnis-(nicht erkenntnis-)basierte Fokussierung der therapeutischen Beziehung als Muster für wichtige Bindungsbeziehungen außerhalb
7. Eine Arbeit am sozialen Kontext (Ausbildung, Arbeit, Wohnsituation, Beziehungen)
8. Fokus auf Transfer der erarbeiteten Veränderungen in die autonomere Gestaltung des Alltags
9. Abschied am Ende der Therapie

Struktur einzelner Sitzungen

Jede einzelne Sitzung folgt in der MBT einem strukturierten Ablauf (s.a. Abschn. 3.2.3): Den Einstieg in die Sitzung bestimmt in der Regel die Patientin, welche davon berichtet, was sie am intensivsten beschäftigt. Der Therapeut versucht sich in das Berichtete hineinzuversetzen und empathisch zu validieren sowie zu klären, ob dieses Thema der Fokus der Stunde sein soll und ob es mit der Grundproblematik in Zusammenhang steht, oder ob es ein anderes Thema gibt, welches eventuell noch bedeutsamer ist. Es ist sehr wichtig zu betonen, dass diese »Themenfindung« ein kollaborativer Prozess ist. D.h. auch der Therapeut hat das Recht, Themen aufzubringen, die ihm wesentlich erscheinen und die Themenwahl der Patientin zu hinterfragen. An diesem Fokus (welcher in der Regel nach ungefähr zehn Minuten deutlicher geworden sein sollte), wird im Weiteren gearbeitet. In der Regel geht es um eine (Beziehungs-)Situation aus den letzten Tagen oder eine Situation, die in Zusammenhang mit der Symptomatik steht und die emotional noch sehr lebendig ist. Diese Situation wird ausführlich exploriert, und es wird versucht neue Sichtweisen und Zusammenhänge zu erarbeiten – im Sinne einer Stärkung des Mentalisierens. Das Herausarbeiten und »Mentalisieren« von Affekten, vor allem auch der Affekte, welche in der Therapiestunde selbst spürbar werden, steht dabei im Zentrum. Dabei ist vor allem der Prozess des gemeinsamen Explorierens von Bedeutung; es ist wesentlich, dass dieser Prozess langsam und kleinschrittig erfolgt und der Therapeut in seiner Neugier hartnäckig bleibt. Therapeuten führen Patientinnen damit möglicherweise in sehr unangenehme Situationen (z. B. die intensive Elaboration eines Ess-Brech-Anfalls am Vortag), die zunächst genauso unmentalisiert sind wie in der betreffenden Situation selbst. Das Wohlwollen und die wiederholt geäußerte Anerkennung, dass die Patientin sich dieser intensiven Fokussierung aussetzt, sowie die Rückversicherung, ob es okay ist, noch etwas weiter zu schauen, sind als flankierende Maßnahmen des Mentalisierungsprozesses hier essenziell. Das Mentalisieren der therapeutischen Beziehung, also des aktuellen Geschehens zwischen Patientin und Therapeut, spielt dabei von Anfang an eine Rolle. Die Stunde schließt mit einem Signal ab, das, ähnlich wie zu Beginn der Stunde, die Aspekte Sicherheit und Kollaboration betont. Der Therapeut kann sich beispielsweise rückversichern, ob er die Patientin aus ihrer Sicht verstanden hat. Er kann ihr danken, dass sie sich so geöffnet und einen Einblick in ihr inneres Erleben gegeben hat. Gemeinsame Ziele können nochmals abgeglichen werden oder es erfolgt ein positives Bekenntnis zu den Fortschritten und dem Bemühen der Patientin um ihre Fortentwicklung.

In der Behandlung von Essstörungen sollte der Therapeut bei seinem Vorgehen immer auch die Essstörungssymptomatik – wie sie in der Fallformulierung definiert wurde – im Blick behalten. Es gibt Patientinnen, die die gesamte Stunde mit Erzählungen zum Essen und ihrem Körpererleben füllen, aber auch solche, bei denen die Symptomatik kaum von ihnen selbst thematisiert wird. In einer solchen Situation hat der Therapeut die Aufgabe, dieses Thema aktiv in die Stunde hineinzuholen. Er sollte dabei gleichzeitig benennen, warum er es tut, weil sonst eine Beziehungssituation entsteht, in der die Patientin das Gefühl bekommen kann, kontrolliert zu werden oder etwas falsch gemacht zu haben.

Interventionen – ein Beispiel

Problem: Eine Patientin vermeidet, die Essstörung zu thematisieren

Ein Beispiel für eine mögliche Intervention:

T: »Mich beschäftigt, dass wir lange nicht über Ihr Gewicht gesprochen haben – und auch nicht darüber, wie es Ihnen mit den Mahlzeiten so geht. Ist Ihnen das auch aufgefallen?«

Vielleicht gelingt es der Patientin etwas dazu zu sagen, welche Hintergründe das haben könnte. Der Therapeut könnte auch fragen, ob sie sich beim letzten Mal beim Sprechen über die Symptomatik sehr unwohl gefühlt hat und was er ggf. anders machen könnte, um ihr das Sprechen darüber zu erleichtern.

Er könnte dann folgendermaßen fortfahren:

T: »Es ist ja ein gemeinsames Ziel von uns, an der Essstörung zu arbeiten. Ich würde daher in dieser Stunde gerne zu Beginn schauen wollen, wo Sie hinsichtlich der Symptomatik gerade stehen. Wäre das in Ordnung?«

Kommen bei einer Patientin Verhaltensweisen oder Handlungsimpulse vor, die gefährlich sind oder ihrer Entwicklung entgegenlaufen, so sollten auch diese jeweils aktiv vom Therapeuten angesprochen werden, sofern die Patientin sie nicht selbst anspricht. Das gemeinsame Explorieren sollte Vorrang vor anderen Themen haben. Es kann dabei um Folgendes gehen:

- Suizidimpulse
- Selbstverletzendes Verhalten
- Gravierende körperliche Symptome (Elektrolytentgleisungen, Synkopen bei Unterzuckerung, Erbrechen, Laxantien-/Diuretikamissbrauch, Insulinunterdosierung etc.)
- Gewichtsabnahme
- Nichtkommen zu Therapiesitzungen und Nichteinhalten von ursprünglich getroffenen Vereinbarungen (heimliches Sporttreiben, Wassertrinken vor dem Wiegen, Involvieren weiterer Behandler, von denen der Therapeut nichts wusste u. a.)

In welcher Form solche Ereignisse thematisiert werden, ist von großer Bedeutung. Es sollte weder offen noch latent (Cave!) vorwurfsvoll erfolgen, auch wenn der Therapeut erschreckt, ärgerlich oder sehr besorgt ist. Zunächst sollte er seine eigene mentale Befindlichkeit überprüfen. Im Fall von heftiger affektiver Beteiligung sollte er sehr umsichtig sein und versuchen, sein eigenes Arousal zunächst zu regulieren. Falls die Patientin im ersten Teil des Gesprächs nicht selbst Bezug auf die Thematik nimmt, sollte der Therapeut sie bald aktiv unterbrechen und formulieren, dass er das Thema, z. B. den Aufenthalt in der Notaufnahme, über den ihn der Hausarzt informiert hat, für wichtig hält. Es ist von Bedeutung, dass er seine Sorge und seine Beunruhigung »markiert« zum Ausdruck bringt, d. h., dass die Affektäußerung nicht ungefiltert, sondern durch gleichzeitige Kenntlichmachung »verarbeitet« erfolgt. Die emotionale Berührtheit sollte dabei aber deutlich werden, da manche Patientinnen die Bedrohlichkeit ihrer eigenen Handlungen erst über die Reaktion und Beunruhigung des Gegenübers erfassen können. Eventuell kann der Patientin ein von ihr nicht mentalisierbarer Erlebnisinhalt so vermittelt werden. Vielleicht gelingt es auch zu untersuchen, wie sie dazu steht (z. B. gleichgültig, resigniert, beschämt?) und warum beide so unterschiedlich dazu stehen. Vielleicht gelingt es aber zunächst auch nur, das unterschiedliche Erleben nebeneinanderzustellen.

5.4.2 Krisenpläne

In der Behandlung von Patienten mit einer Borderline-Störung sind Krisenpläne von großer Bedeutung. Sie beinhalten vor allem Vereinbarungen zu Situationen mit akuter Suizidalität und Selbstverletzungen. Bei Essstörungen kann es ebenfalls um Suizidalität und Selbstverletzungen gehen, in der Regel bedarf es aber vor allem Vereinbarungen zu kritischer Gewichtsabnahme und anderen autodestruktiven Verhaltensweisen, die zu einer körperlichen Gefährdung führen können: beispielsweise massivem Laxantienmissbrauch oder exzessivem Trinken von Flüssigkeit, welche Elektrolytentgleisungen verursachen, sowie gefährliche *Purging*-Praktiken, die zu Schädigungen der Speiseröhre und des Magens führen können. Es geht also um gemeinsame Vereinbarungen zu: Was passiert, wenn eine Gefährdungssituation eintritt, die mit Mentalisierungsversagen einhergeht? Was ist die Verantwortung der Patientin (z.B. Schnittwunden in der chirurgischen Ambulanz nähen zu lassen; bei starken Suizidimpulsen nachts den Notarzt zu rufen oder sich an die 24 Std. lang geöffnete psychiatrische Ambulanz zu wenden; beim Hausarzt die Elektrolyte kontrollieren zu lassen); welche ist die des Therapeuten (bei Unterschreiten eines vereinbarten Gewichts eine stationäre Aufnahme zu initiieren; Veränderungen im Verhalten einer Patientin anzusprechen)? Der Krisenplan kann auch Empfehlungen bezogen auf das Umfeld (Institutionen, Angehörige) enthalten, da die Patientinnen in der Krise aufgrund des Einbruchs des Mentalisierens häufig nicht in der Lage sind, ihre Bedürfnisse zu äußern – z.B. welche Klinik sie bevorzugen, was für eine medikamentöse Behandlung sie nicht möchten, welche Bezugsperson ihnen wichtig ist etc. Krisenpläne ergänzen die Fallformulierung sowie Therapievereinbarungen (die konkrete Vereinbarungen zu einem Zielgewicht und wöchentlichen Gewichtszunahmen beinhalten).

Bei Patientinnen mit einer AN sollte festlegt werden, ab welchem Untergewicht die ambulante Therapie nicht weiter fortgeführt werden kann und eine Klinikbehandlung notwendig wird. Die Leitlinien geben als Kriterium einen Body-Mass-Index von < 15 kg/m^2 an. Dies ist ein Richtwert, welcher im Einzelfall auf seinen therapeutischen Sinn hin geprüft werden muss. So kann diese Grenze bei einer Patientin, die schon seit zehn Jahren einen BMI um 14 kg/m^2 hat und an dieses Gewicht adaptiert ist, unpassend sein. Hingegen würde man die Grenze höher ansetzen, wenn der BMI aktuell zwar bei 16,5 kg/m^2 liegt, es in den letzten fünf Monaten aber zu einer dramatischen Gewichtsabnahme von zum Beispiel 15 Kilogramm gekommen ist.

5.5 Phasenspezifisches Vorgehen

Je nach Behandlungsphase stehen unterschiedliche Ziele im Vordergrund, an denen sich das therapeutische Vorgehen ausrichtet und die, bezogen auf ein an der MBT orientiertes Vorgehen bei Essstörungen, im Folgenden skizziert werden sollen (s.a. unten Tab. 5-3). Diese Phasen beziehen sich primär auf das ambulante Einzelsetting, welches in Deutschland das übliche Vorgehen ist. Sie können aber auch auf (teil-)stationäre Behandlungsepisoden übertragen werden.

Initiale Therapiephase

Zu Beginn, d.h. in den ersten Wochen, geht es darum, die Patientin für eine Therapie zu gewinnen und eine tragfähige Arbeitsbeziehung zu etablieren sowie den Rahmen für die Behandlung abzustecken. In diese Phase gehören die Psychoedukation über das geplante Vorgehen, das Aushandeln von Krisenplänen und der Fallformulierung sowie eine für die Essstörung spezifische Therapievereinbarung, die Bestandteil der Fallformulierung sein sollte (s. Abschn. 5.5.2 und 5.5.3). Da die Berichte von Patientinnen über ihr Essverhalten sowie Ess-/Brechanfälle häufig verzerrte Wahrnehmungen beinhalten, kann initial das Führen eines Esstagebuchs sinnvoll sein. Dies ermöglicht ein gemeinsames Anschauen von dem, was auf der Verhaltensebene passiert, und kann möglicherweise erste Hinweise auf die Funktion der Symptomatik geben. Am Ende dieser Phase sollte klar sein, zu welchen Schritten die Patientin sich in der Behandlung bereit fühlt, wie die Beziehung zwischen Ess- und Mentalisierungsstörung gesehen wird und auf welche Vorgehensweise und Ziele sich Therapeut und Patientin verständigt haben.

Mittlere, zentrale Arbeitsphase

In dieser zentralen Phase der Therapie steht ein kontinuierliches Explorieren der Zusammenhänge zwischen mentalen Zuständen und der Essstörungssymptomatik im Vordergrund anhand von möglichst konkreten Situationen. Dieses prozessorientierte Vorgehen dient der Förderung eines kohärenten Affekt- und Selbsterlebens, einer integrierten Körperwahrnehmung sowie dem Mentalisieren zwischenmenschlicher Situationen. Die Patientinnen sollen Sicherheit in Bezug auf sich selbst und die interpersonelle Welt gewinnen, um mittelfristig auch ohne Essstörung (oder bei langen, chronifizierten Verläufen ggf. auch besser bei weiterhin bestehender Essstörung) zurechtzukommen.

Abschlussphase

In dieser Behandlungsphase ist es wichtig, dass Patientinnen die Erfahrung machen können, die erreichten Veränderungen (z.B. das erreichte Gewicht und die Aufgabe von Essanfällen) auch »halten« und »aushalten« zu können. Die Gefahr von Rückfällen in alte Verhaltensmuster ist hoch, sodass es eher als günstig anzusehen ist, wenn Rückfälle noch während der Therapie passieren. Patientinnen mit Essstörungen neigen dazu, bei Rückfällen alles als »verloren« anzusehen (Äquivalenzmodus) – es geht dann darum, an das Erreichte anzuknüpfen und den Rückfall zu mentalisieren, d.h. den Kontext zu verstehen, in dem dieser passiert ist, um daraus für spätere Situationen zu lernen.

Entscheidend ist in dieser letzten Phase das Abschiednehmen, welches für Patientinnen eine große Herausforderung darstellt. Es ist hilfreich sich klarzumachen, dass Essstörungen an der Schwelle zum Erwachsenwerden beginnen, in einer Zeit, in welcher es um Individuation und Ablösung von wichtigen Bindungspersonen geht. Nun stehen sie erneut vor einer Situation, die erfordert, sich aus einer wichtigen Beziehung zu lösen – etwas, das sie früher überfordert hatte. Ein Festhalten an der Symptomatik kann (auf einer teleologischen Ebene) dafür stehen, dass Patientinnen das Gefühl haben, noch nicht soweit zu sein. Dies müsste exploriert und in den Prozess einbezogen werden. Angst, Schmerz, Trauer und Gefühle des Alleingelassenwerdens können hier möglicherweise herausgearbeitet werden. Andere Patientinnen forcieren das Ende der Therapie oder »futtern sich aus einem Gewichtsvertrag heraus«, ohne dass es ihnen gelingt, ihre Affekte zu mentalisieren – sie »überspringen« das Abschiednehmen. Auch hier geht es um ein Mentalisieren der zugrundeliegenden inneren Prozesse des scheinbar so »glatten und guten« Verlaufs, bei der die Haltung des Nichtwissens und damit verbundenes Zweifeln hilfreich sein kann.

Patienten leben in einer sozialen Welt, in welcher Beziehungen, Ausbildung und Beruf, die Wohnsituation sowie die Gestaltung von freier Zeit wesentliche Aspekte sind, die einem Menschen Halt geben, aber auch zu einem Rückfall beitragen können. Die soziale Situation mit ihren Ressourcen und Risiken ausführlich zu explorieren ist daher von zentraler Bedeutung – natürlich nicht erst in der letzten Behandlungsphase, aber hier sollte erneut auf die sozialen Rahmenbedingungen mit ihren Chancen und Risiken fokussiert werden.

Tab. 5-3: Behandlungsphasen in ambulanter Therapie

I. Phase: Beginn der Therapie		
Ziele	**Grundhaltung**	**Interventionen**
Aufbau einer tragfähigen Arbeitsbeziehung Begleitung in der initialen Phase der Gewichtszunahme und Symptomreduktion	Supportiv, nicht wertend, empathisch, transparent, Sicherheit gebend, Containment von Ängsten, Thematisierung von Ambivalenz	Psychoedukation, Fallformulierung inkl. spez. Therapievereinbarung, ggf. Krisenplan, Festlegung des Behandlungszeitraums (z. B. zwei Jahre) Wenn verfügbar: Einschluss in parallele Gruppentherapie (*conjoint* oder *combined*), ggf. mit spez. Fokusformulierung Monitoring von Gewicht und Essverhalten, ggf. Arbeit mit Esstagebüchern und Gewichtskurve Vor allem bei jüngeren Patientinnen Einbezug von Angehörigen (Familiengespräche, ggf. Paargespräch) Zusätzliche Elemente nötig? ▪ Körpertherapie ▪ medizinische Versorgung

II. Phase: Zentrale Arbeitsphase		
Ziele	**Grundhaltung**	**Interventionen**
Arbeit an zentralen Problembereichen entsprechend der individuellen Fallformulierung: Förderung der Emotions-, Selbst- und Körperwahrnehmung, Herstellung eines Zusammenhangs zwischen beeinträchtigtem Mentalisieren und Symptomen, Reduktion zwischenmenschlicher Schwierigkeiten	Nichtwissend, neugierig, Management von affektivem Arousal und Ambivalenz, auch herausfordernd, in-Frage-stellend *(challenge)*	Förderung des Mentalisierens (v.a. des Selbst, des Körpers und von Affekten), Arbeit an Beziehungsepisoden (relationales Mentalisieren) Validieren von affektivem Erleben, Arbeit an den nonmentalistischen Modi, *Contrary Moves* im Hinblick auf das Ausbalancieren der Mentalisierungsdimensionen Regelmäßige Überprüfung der Fallformulierung (z. B. alle sechs Monate), bei Conjoint-Gruppentherapie regelmäßiger Austausch mit Gruppentherapeut, Fokusanpassung

III. Phase: Konsolidierung, Transfer und Abschied		
Ziele	**Grundhaltung**	**Interventionen**
Halten des Erreichten (auch ohne Therapie!), Fokus auf der Zukunft und auf Trennung/Individuation Arbeit an sozialer Situation (Ausbildung/Beruf, Beziehungen, Freizeit)	Nichtwissend, neugierig, Management von Arousal, ermutigend, Sicherheit vermittelnd	Weiterhin Förderung des Mentalisierens, Mentalisieren der therapeutischen Beziehung Abschluss der Gruppentherapie in Abstimmung mit der Einzeltherapie Weitere Elemente nötig? ■ Sozialdienst ■ Einbezug von Angehörigen (Paar-, Familiengespräch)

Eine Unterscheidung von Behandlungsphasen ist nur bedingt MBT-spezifisch. In den folgenden Abschnitten soll das jeweilige Vorgehen, orientiert an der mentalisierungsbasierten Therapie, verdeutlicht werden.

5.5.1 Psychoedukation

In der MBT hat Psychoedukation einen wichtigen Stellenwert, da sie Patienten in die Lage versetzt zu verstehen, was in der Therapie mit welcher Zielsetzung passiert. Bei der MBT für Persönlichkeitsstörungen beginnt die Behandlung mit einer psychoedukativen Gruppe (MBT-»Introductory«, MBT-I), welche einmal wöchentlich über zwölf Wochen stattfindet (s.a. Kap. 3). Die Themen der Gruppensitzungen umfassen, was Mentalisieren ist (1), wie Probleme mit dem Mentalisieren aussehen (2), was Emotionen sind (3), was das Mentalisieren emotionaler Prozesse bedeutet (4), die Bedeutung von Bindung und Beziehung (5), Bindung und Mentalisieren (6), was eine Persönlichkeitsstörung ist (7), Informationen zur MBT (8+9), Sitzungen zum Thema Angst und Depression, Bindung und Mentalisieren (10+11) sowie eine zusammenfassende, abschließende Sitzung (12). Im Anhang wird ein Vorschlag gemacht, welche Inhalte eine psychoedukative Einführungsgruppe für Patientinnen mit Essstörungen beinhalten könnte, mit den Themen: (1) Was ist Mentalisieren, (2) Was sind Emotionen, (3) Mentalisieren und emotionale Prozesse, (4) Die Bedeutung von Beziehungen, (5) Mentalisieren und Beziehungen, (6) Was ist eine Essstörung, (7) Essstörung und Mentalisieren, (8) Mentalisieren und Körper, sowie (9+10) MBT bei Essstörungen. Dabei sollte die Zeit der Pubertät und Adoleszenz bei den Themen 2–5 besondere Berücksichtigung finden.

In der klinischen Praxis kann das Vorgehen im Ursprungsmodell der MBT (zunächst MBT-I als Gruppenangebot, in der Folge MBT im Einzel- und Gruppensetting) je nach Rahmenbedingungen adaptiert werden (Euler & Walter 2020). So können die psychoedukativen Inhalte mit den Patientinnen in den ersten Therapiesitzungen nach der Diagnostikphase im Einzelsetting erarbeitet und zusätzlich schriftliches Material zur Verfügung gestellt werden. Es ist wichtig, darauf hinzuweisen, dass der wesentliche Aspekt einer gemeinsamen Entwicklung der Inhalte in einer Gruppe von »Peers« damit aber entfällt.

5.5.2 Fallformulierung

Eine Fallformulierung ist ein wichtiges Element in der MBT. Sie wird vom Therapeuten ggf. mit Hilfe eines Behandlungsteams erstellt, dann gemeinsam mit dem Patienten durchgesprochen und anschließend nochmals überarbeitet. Sie sollte nicht zu lang und für den Patienten leicht zu verstehen sein. Ergänzt wird sie ggf. durch einen Therapievertrag (s. u.) und einen Krisenplan.

Eine Fallformulierung sollte eine Beschreibung der Problematik einschließlich zwischenmenschlicher Probleme und Einschränkungen der Mentalisierungsfähigkeit enthalten, sowie die daraus abgeleiteten Ziele für die Therapie. Es ist sinnvoll, in der Fallformulierung auch die Vulnerabilität bezogen auf den Bindungsstil oder ungünstige Beziehungserfahrungen zu benennen, ebenso wie mögliche Fallstricke und die Antizipation von Krisensituationen. Im zweiten Teil der Fallformulierung wird festgehalten, durch welches Vorgehen in der Therapie die Therapieziele erreicht werden sollen und wie sie sich so konkret wie möglich messen lassen. Eine Fallformulierung wird im Verlauf der Therapie regelmäßig überprüft und ggf. angepasst.

Die Inhalte einer Fallformulierung sind folgende:

- *Beschreibung der Problematik aus Sicht des Mentalisierungskonzeptes:* Symptomatik und Zusammenhang mit Problemen im Bereich des Mentalisierens (Selbst- und Körpererleben, Emotionen, Beziehungen) einschließlich der nonmentalistischen Modi und des Mentalisierungsprofils (beeinträchtigte Dimensionen, fehlende Flexibilität)
- *Benennen der Vulnerabilität:* Diese beinhaltet den Bindungsstil und Ängste in zwischenmenschlichen Situationen, sowie ungünstige Beziehungserfahrungen
- *Antizipation möglicher Krisen und Umgang damit:* Es sollte zum Beispiel die Angst vor einer Gewichtszunahme benannt werden

sowie eine mögliche heimliche Manipulation des Gewichts oder ein Unterschreiten eines Mindestgewichts; je nach individueller Problematik kann die Fallformulierung durch einen Krisenplan ergänzt werden

- *Ziele für die Therapie:* bezogen auf die Symptomatik, das Selbsterleben, den Umgang mit Emotionen und zwischenmenschliche Situationen. Die Ziele sollten möglichst konkret überprüfbar und realistisch sein.
- *Beschreibung, wie diese Ziele erreicht werden sollen:* Vorgehen in der Therapie z. B. Hinterfragen von scheinbaren Gewissheiten, keine Ratschläge, gemeinsames Achten auf Balance zwischen Sicherheitsgefühl und Irritation

Die meisten Patientinnen sind ambivalent, was eine Veränderung ihrer Symptomatik angeht; sie wollen sie »vom Kopf her«, aber eine Veränderung ist mit Angst verbunden, und eine Änderung von Verhaltensgewohnheiten insgesamt schwer. Die Angst kann spürbar und bewusst sein, manchmal ist sie den Patientinnen aber auch kaum zugänglich. Der Wunsch, die Essstörung aufzugeben, und das Handeln stehen oft unverbunden nebeneinander. Es kann Aufgabe des Therapeuten sein, diese Schwierigkeit im Hinblick auf die Fallformulierung zu thematisieren und die Integration der Ambivalenz in die Fallformulierung anzuregen. Nachfolgend zwei Beispiele von Fallformulierungen aus tagesklinischen Behandlungen; in Kap. 5.11 findet sich eine Fallformulierung aus einer ambulanten Therapie. Fallformulierungen können sich entweder direkt an Patientinnen richten oder auch in der dritten Person formuliert sein.

Beispiel für eine Fallformulierung: Anorexia nervosa (tagesklinisch)

Beschreibung der Problematik:

Sie leiden seit Ihrem 16. Lebensjahr an Magersucht (Anorexia nervosa). Es begann in einer Zeit, in der Sie in die Pubertät kamen und sich sehr unsicher fühlten, aber aus Scham mit niemandem darüber sprechen konnten. Die körperlichen Veränderungen machten Ihnen zu schaffen, Sie waren und sind bis heute davon

überzeugt, dass Sie hässlich und unattraktiv sind [Äquivalenzmodus]. Gleichzeitig sind Sie sich sicher, dass Ihre zwei Jahre jüngere Schwester alles besser kann und es im Leben leichter hat und dass Ihre Eltern die Schwester bevorzugen [Äquivalenzmodus] – dass tut Ihnen weh, macht Sie neidisch und wütend.
An Gewicht abzunehmen und weniger zu essen schien für Sie gleich mehrere Probleme zu lösen: Sie fühlten sich damals zunächst körperlich wohler und hatten das Gefühl, wieder Einfluss nehmen zu können. Die Orientierung am Gewicht gab und gibt Ihnen ein Gefühl von Kontrolle und Sicherheit. In der Familie richtet sich die Aufmerksamkeit nun sehr auf Sie [teleologischer Modus].
Ansonsten waren Sie eigentlich immer diejenige in der Familie, die alles gut hinbekommen hat, vor allem auch in der Schule. Ihre Eltern brauchten sich nicht viele Sorgen zu machen. Aber Sie hätten sich mehr Aufmerksamkeit gewünscht und fühlten sich oft alleine gelassen und hatten Panik vor Klassenarbeiten. Niemand hat bemerkt, dass Sie im Grunde genommen sehr unsicher waren und sich von der Anerkennung durch andere abhängig fühlten [ängstlich-unsicherer Bindungsstil].

Den Wunsch nach Unterstützung, Aufmerksamkeit und Anerkennung durch Ihre Eltern spüren Sie auch heute noch sehr intensiv, erleben ihn aber nicht mehr als »altersgerecht«. Er drückt sich auch in Ihrer Essstörung aus, die dazu führt, dass sich Ihre Eltern tatsächlich mehr kümmern. Allerdings führt die Essstörung auch zu ständigen Konflikten und einer hohen Belastung für alle in der Familie, was bei Ihnen Schuldgefühle auslöst. Sie selbst leiden darunter, dass sie Ihren Körper unerträglich finden, egal, welches Gewicht Sie haben [Probleme mit dem Mentalisieren des Körpers, Äquivalenzmodus]. Auch würden Sie gerne wieder ohne Schuldgefühle essen können.

Zusammenfassend geht es um folgende Probleme: Auch wenn Sie darum wissen, dass Sie viele Dinge gut können, fühlen Sie sich in sich selbst, mit Ihren Gefühlen und in Ihrem Körper sehr unsicher und bewerten sich negativ. Positive Erfahrungen und Rückmeldungen von anderen scheinen diese negative Sicht nicht beeinflussen zu können. Sie wünschen sich jemand Besonderes zu sein, mehr Aufmerksamkeit zu bekommen, aber auch, dass Ihre Unsicherheit mehr wahrgenommen wird. Diese Wünsche zeigen sich vielleicht indirekt durch Ihre Essstörung. So sehr Sie unter der Essstörung inzwischen auch leiden, scheint Ihnen diese ein Gefühl von Kontrolle und Orientierung zu geben. Auch wenn Sie auf ein normales Körpergewicht zunehmen möchten, macht Ihnen das Angst, und es fällt Ihnen schwer ein Sättigungsgefühl und mit einer Gewichtszunahme verbundene negative Körperempfindungen zu ertragen. Außerdem hat sich Ihre Wahrnehmung der Nahrungsmengen verändert (was Sie als viel empfinden, ist objektiv gesehen zu wenig).

Beschreibung der Ziele:
Wir haben uns darauf geeinigt, dass es in der Therapie um folgende Themen gehen soll:
Dass Sie mehr Sicherheit gewinnen, was Sie selbst möchten. Sie werden es daran merken, dass Sie sicherer werden, für welche Ausbildung Sie sich bewerben möchten.
Aufgrund Ihrer Unsicherheit ist aktuell die Orientierung am Essen und der Waage sehr zentral geworden und es wäre schön, wenn dies nicht mehr nötig wäre und Sie weniger als die Hälfte des Tages über das Essen und Ihren Körper nachdenken müssten (sodass Sie zum Beispiel mit einer Freundin zum Kaffeetrinken gehen können, ohne in dieser Zeit an das Thema zu denken).
Es wäre wünschenswert, dass sich die Kommunikation mit Ihren Eltern und anderen so verbessert, dass Sie das Gefühl haben, Ihre Anliegen und Ängste besser verständlich machen zu können, aber auch deren Reaktionen besser einordnen können. Sie werden es daran merken, dass es weniger zu Streit kommt und möglich wird, mit Ihren Eltern auch über andere Themen zu sprechen.

Vorgehen in der Therapie:
Wir werden sehr detailliert an aktuellen Situationen arbeiten und gemeinsam versuchen herauszufinden, welche Gefühle, Gedanken und Wünsche in diesen bedeutsam sind (etwas, das Ihnen aktuell große Schwierigkeiten bereitet [affektives Mentalisieren]), damit Sie immer sicherer dabei werden, Ihre Gefühle und Ihr Erleben einzuordnen, und lernen, beidem mehr zu vertrauen. Das wird in der Einzeltherapie erfolgen, aber auch in der Gruppentherapie, in welcher Sie von vielen Gedanken und Rückmeldungen profitieren können. Wir werden auch im Blick behalten, wie sich Ihr Körper dabei anfühlt [Mentalisieren des Körpers]. Wir werden immer wieder besprechen, ob es dadurch klarer für Sie wird, welche Ausbildung zu Ihnen passen würde.
Im Moment scheint Ihnen die Kontrolle des Essens und Gewichts ein Gefühl von Sicherheit zu geben [teleologischer Modus]. Gleichzeitig behindern das Untergewicht und das restriktive Essverhalten Ihre Entwicklung. Eine Gewichtszunahme ist daher ein wichtiges Ziel der Therapie (was in manchen Momenten stärker vom Behandlungsteam als von Ihnen so gesehen wird). Da eine Steigerung der Nahrungsmenge und eine Gewichtszunahme Ihnen vermutlich so viel Angst machen, dass Sie beides ohne eine konkrete Vereinbarung dazu nicht umsetzen können, wird die Fallformulierung um eine Therapievereinbarung und um einen Krisenplan ergänzt. Wir werden klare Vereinbarungen über ein Zielgewicht und wöchentliche Gewichtszunahmen treffen, sowie eine Regelung für den Fall, dass Sie die Vereinbarungen nicht einhalten können. Insgesamt bedeutet das, dass Sie im Verlauf der Therapie Situationen durchstehen müssen, die vorübergehend schwer aushaltbar und sehr verunsichernd sein können. Wir werden versuchen, Sie hierbei so gut wie möglich zu begleiten, und mit Ihnen über das konkrete Essverhalten, Nahrungsmengen und Ihr Körpererleben sowie die damit in Zusammenhang stehenden Gefühle zu sprechen [Mentalisieren des Körpers].
Sie sind der festen Überzeugung, nicht gemocht und nicht richtig verstanden zu werden [Äquivalenzmodus], aber es kann sein, dass Sie gegenteilige Signale von anderen gar nicht wahrnehmen,

da Sie in Ihrem eigenen Erleben sehr gefangen sind [Überbetonung der Selbst-Dimension] – oder aber Ihre eigenen Anliegen aus Angst vor Ablehnung nicht angemessen kommunizieren [ängstlich-unsicherer Bindungsstil]. Wir werden uns daher in der Einzel- und der Gruppentherapie ausführlich mit für Sie schwierigen Situationen in Beziehungen beschäftigen (auch solchen mit den Mitpatientinnen, dem Team oder ggf. hier zwischen uns) – und auch damit, wie andere Sie möglicherweise erleben und was in diesen vorgehen könnte [Mentalisieren des Anderen]. Dabei wird es wichtig sein, auch sehr »starre« Überzeugungen zu hinterfragen (z. B. die, dass »gesund« aussehen bedeutet, wieder »funktionieren« zu müssen, oder dass niemand Sie versteht).
Die Beziehung zu Ihren Eltern und die Kommunikation mit Ihnen ist sehr zentral, sodass wir diese in Rücksprache mit Ihnen auch regelmäßig über Familiengespräche in die Therapie einbeziehen werden.

Krisenplan:
Sie sind jetzt in unserer Tagesklinik. Eine tagesklinische Behandlung bringt mit sich, dass Sie sich an den Abenden und Wochenenden selbst um Ihre Mahlzeiten kümmern und ausreichend essen müssen, was sehr herausfordernd ist. Sollte es Ihnen nicht gelingen dies zu tun und Ihr Gewicht über zwei Wochen stagnieren oder sogar nach unten gehen, würden wir dafür sorgen, dass Sie vorübergehend auf die Station wechseln. Sie würden von einem anderen Team behandelt, aber müssten die Einzeltherapeutin nicht wechseln.

Beispiel für eine Fallformulierung: Bulimia nervosa (tagesklinisch)
Beschreibung der Problematik:
Sie sind durchgehend niedergeschlagen, haben Versagensgefühle und leiden unter starken Selbstvorwürfen. Sie sind überzeugt, in den letzten zwei Jahren nichts »Vernünftiges« gemacht zu haben [Äquivalenzmodus], obwohl Ihre Eltern Sie finanzieren. Schöne, erholsame Momente verstärken die Selbstvorwürfe, Sie können sie nicht genießen. Sie haben nur Ruhe vor diesen Gefühlen und

Gedanken bzw. können sie durchbrechen, während Sie Essanfälle haben oder einkaufen gehen [teleologischer Modus]. Nach kurzer Entlastung sind die Selbstvorwürfe aber dann noch schlimmer, bis hin zu Suizidgedanken.
In Hinblick auf Beziehungen sind Sie davon überzeugt, dass man Sie nur mag, wenn Sie sich um andere kümmern und für diese da sind [Äquivalenzmodus]. Sie haben viele gute Freunde, fürchten aber, dass diese sich abwenden, wenn Sie nicht alles für diese tun [unsicher-verstrickter Bindungstyp]. Wenn Freunde auf Distanz gehen, verunsichert Sie das zutiefst bis hin zu depressiven Krisen. Sie sind absolut davon überzeugt sind, dass Sie andere enttäuschen und versagen – u.a. dadurch, dass Sie den Wunsch Ihrer Eltern nach einem Jura-Studium nicht umsetzen [teleologischer Modus, Äquivalenzmodus]. Sie können diese Sicht nicht relativieren. Auch haben Sie klare Vorstellungen von den Erwartungen anderer an Sie, diese beziehen sich vor allem auf Dinge, die Sie tun sollen, wie ein bestimmtes Studium zu beginnen, konkrete Hilfestellung zu leisten oder sich sozial zu engagieren [teleologischer Modus] – obwohl Sie gar nicht sicher sein können, dass diese Erwartungen wirklich so sind –, Ihre eigenen Wünsche und Erwartungen treten völlig in den Hintergrund [Anderer-Fokus].
Sie beschäftigen sich intensiv mit Ihren Schwierigkeiten und versuchen, sich diese zu erklären. Das führt zu ständigem Grübeln. In den Therapiestunden sprechen Sie sehr viel, sind sehr »im Kopf«, und es ist nicht immer leicht zu folgen. Diese vielen Gedanken und Worte scheinen Ihnen aber nicht zu helfen, Ihre Probleme zu verändern [Als-ob-Modus, kognitiver Fokus].

Ziele:
Reduktion der Essanfälle, sodass diese nicht mehr täglich nötig sind (Sie werden diese in einem Esstagebuch dokumentieren).
Relativieren von Selbstvorwürfen und Versagensgefühlen (diese führen nicht mehr »automatisch« zu einem Essanfall, sondern es ist ein Nachdenken über ihre Berechtigung möglich.
Eigene Wünsche und Bedürfnisse können besser wahrgenommen und in einzelnen Situationen mit anderen auch geäußert werden.

Beschreibung des Vorgehens:
In der Therapie wird es darum gehen, nicht zu schnell mit Erklärungen über Situationen hinwegzugehen, sondern diese im Detail zu explorieren und herauszuarbeiten, wie es Ihnen ergangen ist [Fokus auf einem Mentalisieren von Affekten]. Daher kann es sein, dass ich als Therapeutin Sie in den Therapiestunden öfter unterbreche und ggf. bitte, hier innezuhalten oder nochmal zurückzugehen. Das Ziel ist, dass Sie sicherer werden mit dem, was Sie fühlen und empfinden [Mentalisieren des Selbst]. Dazu wird auch gehören, feste Annahmen und Erklärungen, die Ihnen bislang richtig erschienen, in Frage zu stellen [Challenge]. Wenn es Ihnen gelingt, Ihre eigenen Gefühle und Gedanken besser einzuordnen und Ihre bisherigen Überzeugungen an einigen Stellen zu relativieren, werden Sie sich hoffentlich nicht mehr so ausgeliefert und überwältigt fühlen. Sie würden es daran merken, dass die Selbstvorwürfe und suizidale Gedanken zurückgehen und Sie nicht mehr täglich einen Essanfall haben.
Ein besseres Verständnis für die Vorgänge in Ihnen selbst ist auch eine Voraussetzung dafür, dass Sie in Situationen mit anderen Menschen nicht nur nach diesen schauen, sondern Ihre eigenen Anliegen spüren und vertreten können. Wir werden in der Einzel- und der Gruppentherapie immer wieder an Alltagssituationen oder Situationen hier in der Tagesklinik arbeiten, die Sie als schwierig erlebt haben, und sie uns im Detail anschauen, um herauszufinden, was dort emotional wichtig war und genau passiert ist. Auch zwischen uns kann es zu Situationen kommen, in denen sich Ihre Schwierigkeiten zeigen und Sie beispielweise mehr mit meinen Erwartungen beschäftigt sind als mit Ihren eigenen Wünschen und Gefühlen. Es ist dann wichtig, dass Sie dies möglichst frei ansprechen. Das gibt uns die Möglichkeit, genauer zu explorieren, was zwischen uns passiert [Mentalisieren der Beziehung]. Ich werde insgesamt versuchen, darauf zu achten, dass Sie nicht zu sehr »im Kopf« sind, sondern Ihre Gedanken zu einer Situation auch mit dem verbunden sind, was sie gefühlsmäßig bedeuten [Fokus auf dem Mentalisieren von Affekten]. Ich werde dabei aber versuchen, darauf zu achten, dass un sere Gespräche

für Sie aushaltbar sind [Als-ob-Modus kann vor der Überflutung mit negativem Affekt, d. h. Äquivalenzmodus, schützen], und mich darum bemühen, dass Sie sich sicher und gut aufgehoben fühlen.
In Hinblick auf Ihr Gefühl des Versagens und Ihren Leistungsanspruch wird es darum gehen zu schauen, ob es nicht auch andere mögliche Sichtweisen auf Ihren bisherigen Lebensweg und die Beurteilung durch andere gibt.

Rahmen in der Tagesklinik:
Sie werden voraussichtlich über zwölf Wochen tagesklinisch behandelt. In der Einzeltherapie werden wir uns auf die oben genannten Themen konzentrieren, an denen aber auch in anderen Therapien (z. B. der MBT-Gruppe) gearbeitet wird. Eine konkrete Arbeit am Essverhalten wird in der Essbegleitung mit dem Pflegeteam stattfinden. Parallel dazu werden wir gemeinsam in der Einzeltherapie schauen, was eine Veränderung des Essverhaltens und ein Verzicht auf Essanfälle auslöst. Wir werden gemeinsam überlegen, ob auch das Einbeziehen Ihrer Eltern sinnvoll sein könnte, auch wenn diese weiter entfernt wohnen.
Ungefähr nach der Hälfte der Therapie werden wir uns diese Fallformulierung wieder anschauen und prüfen, ob sie verändert oder angepasst werden müsste.

Krisenplan:
Wir vereinbaren, dass Sie sich umgehend beim Pflegeteam melden, wenn Sie drängendere Suizidgedanken bekommen sollten. Es wird dann entschieden, ob zusätzlich ein Arzt/Therapeut mit Ihnen spricht. Wenn unsicher ist, ob Sie Suizidimpulse selbst regulieren können, erfolgt je nach Einschätzung eine vorübergehende Verlegung auf unsere Station oder in die Psychiatrische Klinik. Sollte ich als Ihre Einzeltherapeutin nach einer Therapiestunde die Sorge haben, dass diese Ihnen so zugesetzt hat, dass möglicherweise Suizidimpulse ausgelöst wurden, werde ich das Pflegepersonal bitten, Sie aktiv anzusprechen und Sie erst nach einem Gespräch am Ende des Tages nach Hause gehen zu lassen.

Beispiel für eine Fallformulierung: Binge-Eating-Störung (ambulant)

Beschreibung der Problematik:

Sie haben berichtet, dass Sie in Ihrem Leben immer versucht haben, nicht »anzuecken«. Das hat dazu geführt, dass Sie Ihre Bedürfnisse nicht äußern bzw. sogar häufig gar nicht wissen, was Sie sich eigentlich wünschen würden. Gleichzeitig sind Sie sehr ungern allein und versuchen, so viel Zeit wie möglich mit vertrauten Personen (Mutter, Ex-Freund) zu verbringen. Sie haben das Gefühl, sich ganz stark anpassen zu müssen, wenn Sie mit anderen zusammen sind, um sich weiter auf diese Personen verlassen zu können [unsicher-verstrickte Bindung]. Wenn Sie dann allein sind, was häufig am Abend oder nachts der Fall ist, bekommen Sie starken Hunger und beginnen zu essen, ohne dass Sie aufhören können. Oft gehen Sie dann immer wieder einkaufen, manchmal die ganze Nacht an unterschiedlichen Orten. Sie essen so lange, bis Sie sich nicht mehr allein fühlen und irgendwann erschöpft in einen kaum erholsamen Schlaf fallen [teleologischer Modus]. Am Morgen ist Ihnen das so unangenehm, dass Sie Ihre Erinnerung und die damit verbundenen Gefühle ganz abkapseln, damit Sie den Tag bewältigen können [Als-ob-Modus].

Beschreibung der Ziele:

Verringerung der meist abendlichen/nächtlichen Essanfälle bzw. Anfälle stoppen (aktuell ca. 3×/Woche, laufende Dokumentation des Vorkommens mit Essprotokoll)

Alleinsein öfter ausprobieren, auch tagsüber

Im Zusammensein mit Mutter und Ex-Freund häufiger Bedürfnisse äußern

Beschreibung der therapeutischen Maßnahmen:

Wir gehen gemeinsam davon aus, dass die Essanfälle etwas mit Ihrem Gefühlsleben zu tun haben. Sie verhalten sich ansonsten sehr zurückhaltend und angepasst. Durch die Essanfälle wird dem eventuell etwas »Unkontrolliertes« entgegengesetzt.

Es bestehen Probleme in der Regulation des Kontakts mit wichtigen Bezugspersonen (Mutter, Ex-Freund) mit vielen Unklarheiten über die eigenen Bedürfnisse. Vielleicht gibt es hier auch einen Zusammenhang mit den Essanfällen.
Das sind nur Vermutungen, auf deren Grundlage wir arbeiten. Wir sind uns bewusst, dass die Essproblematik schon lange besteht und keinen »einfachen« Erklärungsmustern folgt [nichtwissende Haltung].
Wir wollen in der Therapie versuchen, anhand der konkreten und detaillierten Untersuchung spezifischer, möglichst kurz zurückliegender Situationen (Alleinsein, Essanfälle bzw. Situation am nächsten Morgen, Interaktionen mit der Mutter und dem Ex-Freund) die Bedürfnis- und Gefühlslage genauer zu ergründen. Dazu sollen v. a. auch belastende emotionale Situationen im Gespräch so spürbar werden, dass die damit verbundenen Gefühle gut wieder abgerufen werden können [Affektfokus]. Die Gefühle werden nicht nur beschrieben, sondern sollen auch mit Gedanken, Verhalten und Körpersensationen [Mentalisieren des Körpers] in Zusammenhang gebracht werden. Zu Anfang jeder Sitzung werden entsprechende Situationen seit der letzten Sitzung identifiziert und anschließend detailliert besprochen.
Wir versuchen dabei eher explorativ vorzugehen und weniger Einsichten (im Sinne von »etwas verstehen«) zu suchen. Ich werde als Therapeut dazu ganz genaue Fragen stellen, aber keine Ratschläge oder Erklärungen liefern. Auch wenn Ihre Biographie einen wesentlichen Faktor bei der Manifestation heutiger Probleme spielen kann, wird die lebensgeschichtliche Vergangenheit in der Therapie nicht detailliert besprochen (weil sie für die Probleme im Hier und jetzt nicht unmittelbar bedeutsam ist).
Wenn bei Ihnen Gefühle oder Gedanken in Bezug auf mich als Therapeuten auftreten (z. B. sich nicht verstanden oder allein gelassen fühlen), sollten Sie diese möglichst frei äußern, damit anhand der therapeutischen Beziehung auch Bedürfnisse im zwischenmenschlichen Bereich untersucht und der Umgang mit solchen Momenten ausprobiert werden kann [Mentalisieren der Beziehung]. Ich werde es ansprechen, wenn ich meine, in

den Therapiestunden etwas wichtiges »Zwischenmenschliches« wahrzunehmen.
Es könnte sein, dass es Zeiten gibt, in denen sich die Symptomatik verschlechtert (z.B. Zunahme der Essanfällle oder emotionale Krisen, ggf. sogar mit Suizidalität). Sie sichern zu, diesbezüglich transparent zu sein, sodass Krisenmomente gemeinsam besprochen werden können. Sie sichern auch zu, sich in Gefährdungssituationen selbst Hilfe zu holen.

Zielüberprüfung:
Nach sechs Monaten wird gemeinsam überprüft, ob sich an den oben genannten Zielen schon etwas verändert hat und ob ein Zusammenhang mit der therapeutischen Arbeit besteht. Falls sich nichts verändert oder sich sogar etwas verschlechtert hat, wird die Behandlungsvereinbarung gemeinsam kritisch reflektiert. Die Eignung der Ziele oder auch der Vorgehensweise werden ebenso wie das therapeutische Setting überprüft.

Es wird einen festen wöchentlichen Termin geben. Außerhalb dieser Termine ist bei Bedarf eine Kontaktaufnahme per Mail innerhalb der Bürozeiten möglich, die gleichentags beantwortet wird. Nachts und am Wochenende bzw. bei Abwesenheit (Abwesenheitsnotiz) erfolgt die Antwort zum nächstmöglichen Termin während der regulären Arbeitszeit. Im Krisenfall können Sie sich dann an die Notfallambulanz der Psychosomatischen Klinik wenden (Tel. XXX). Eine ambulante Gruppentherapie für Essstörungen befindet sich gegenwärtig im Aufbau. Sobald dieses Angebot besteht, werden wir über die Teilnahme sprechen und dafür spezifische Ziele formulieren.

5.5.3 »Verträge« und weitere Instrumente

Behandlungsverträge bzw. -vereinbarungen, welche grundlegende Ziele und Vorgehensweisen hinsichtlich des Gewichts und Essverhaltens enthalten, sowie Esstagebücher sind in der Behandlung von Essstörungen gängige Instrumente, die auch unabhängig vom Therapieverfahren eingesetzt werden. Ihre Bedeutung und der Umgang mit ihnen sollen in diesem Abschnitt aus Sicht des Mentalisierungskonzeptes diskutiert werden.

Behandlungsvereinbarungen legen etwas auf einer konkreten Ebene fest, das von großer emotionaler Bedeutung ist, wie z.B. ein Zielgewicht und wöchentlich anzustrebende Gewichtszunahmen. Bei stationären und tagesklinischen Therapieprogrammen beinhalten sie meistens auch noch weitere Aspekte, die sich auf Regeln im Stationsalltag beziehen wie die Kalorienzahl pro Tag, das Wiegen (Häufigkeit, Zeiten), Essenszeiten, Ruhezeiten nach dem Essen, und Ausgangsbeschränkungen. Behandlungsvereinbarungen sollen helfen, einen Raum für Reflexion bzw. Mentalisieren offenzuhalten: Ohne schriftlich niedergelegte und ausführlich besprochene Vereinbarung besteht vor allem bei Patientinnen mit AN die Gefahr, dass die Therapie aufgrund des teleologischen Modus von Verhandlungen über Nahrungsmengen und Wiegetermine dominiert wird.

Aufgrund eines inneren Zwiespalts zwischen Wünschen nach Veränderung und einer Angst vor Autonomieverlust und Gewichtszunahme kann es dazu kommen, dass die Behandlungsvereinbarungen unterlaufen werden. Dies kann zu ärgerlichen und enttäuschten Reaktionen auf Seiten der Therapeuten führen und sollte – vor allem, wenn ein solches Muster aus Vorbehandlungen bekannt ist – mit einer Patientin antizipiert und ggf. auch in die Fallformulierung mit aufgenommen werden. Passiert dies, zum Beispiel indem eine Patientin vor dem Wiegen Wasser trinkt oder heimlich Sport macht, dann sollte es genutzt werden, um dahinterliegende Motive und Ängste zu explorieren. In den meisten Fällen führt dies zu einer Stärkung der therapeutischen Arbeitsbeziehung und der Motivation – und ist günstiger, als wenn Patientinnen sich passiv der Vereinbarung unterwerfen. Ein Mentalisieren des Geschehens kann zu einem tieferen Einblick in die Ängste einer Patientin führen und ihrer Schwierigkeit, ihre Not sprachlich in der Beziehung zum Therapeuten zu kommunizieren. Neben einer Angst vor Gewichtszunahme kann es zum Beispiel um eine Angst gehen, offen Widerstand zu leisten, die erwartete Leistung nicht zu erbringen, oder sich Vorgaben anderer zu unterwerfen.

Behandlungsverträge sind auch deshalb von großer Bedeutung, weil Patientinnen oft nur über die ganz konkrete Ebene spüren, dass es »um etwas geht« (teleologischer Modus). Um zuzunehmen, reicht nicht das Sprechen darüber, sondern sie müssen Nahrung in ausreichender Menge zu sich nehmen. Und das kann sehr schwierig sein, weil die Angst vor dem Zunehmen groß ist. Schon nach kleinen Nahrungsmengen kann ein Völlegefühl auftreten. Des Weiteren haben viele Patientinnen eine stark verzerrte Wahrnehmung von Nahrungsmengen – was ihnen sehr viel erscheint, kann viel zu wenig sein. Ohne den »Druck« und die »Reibungsfläche« der Vereinbarung gelingt vielen Patientinnen das Zunehmen nicht. Gleichzeitig besteht die Gefahr, Behandlungsvereinbarungen von Seiten der Therapeuten nicht als Hilfsmittel zu verstehen, sondern als einen quasi »juristischen« Vertrag, der eingehalten werden *muss* und bei welchem die Nichteinhaltung Sanktionen zur Folge haben sollte. Wie mit den vereinbarten Zielen und Regeln umzugehen ist, kann zu heftigen, kontroversen Diskussionen in Behandlungsteams führen (s. a. Kap. 6). An dieser Stelle ist es aus unserer Sicht von entscheidender Bedeutung, ob es den Behandlern/dem Behandlungsteam gelingt, das Geschehen zunächst selbst und dann gemeinsam mit der jeweiligen Patientin zu mentalisieren. Es gilt, die Hintergründe der Nichteinhaltung von Vereinbarungen zu explorieren und zu entscheiden, was vor diesem Hintergrund angemessen und therapeutisch in Hinblick auf die Behandlungsziele sinnvoll ist. Das kann schließlich auch ein Bestehen auf den vereinbarten Rahmenbedingungen sein mit einer Entlassung aus stationärer Behandlung (in der Regel mit Angebot der Möglichkeit der Wiederaufnahme), z. B. bei Ausbleiben einer Gewichtszunahme über mehrere Wochen und der Einschätzung, dass es klarer Grenzen und Vorgaben braucht; oder ein vorübergehendes Aussetzen der Vereinbarung bis hin zu Veränderungen und Anpassungen der vereinbarten Regeln. Das Vorgehen sollte jeweils im Team und dann mit der Patientin ausführlich besprochen und reflektiert werden. Durch dieses intensive Nachdenken und Besprechen kann es gelingen, von einem Handeln im teleologischen Modus zu einem Prozess zu kommen, in welchem die Patientin sich »gesehen« und ernst genommen fühlt und spürt, dass die Behandler an Ihrer Gesundung interessiert sind. Die Vereinbarungen sind kein unverrückbares Gesetz, dem sie sich unterwerfen muss.

Eine sehr konkretistische Auslegung von Behandlungsvereinbarungen kann zu einer Dynamik führen, in der Patientinnen glauben, im Interesse der Therapeuten zunehmen zu müssen, obwohl sie es selbst nicht wollen. Sie werden sich dann entweder aus dem Vertrag »herausfuttern«, um später wieder abzunehmen. Oder sie werden der »Unterwerfung« unter den Vertrag zu entgehen versuchen, indem sie schummeln, d. h. z. B. vor dem Wiegen Wasser trinken, um ein Gefühl von Autonomie und Handlungsmacht zu bewahren. Das Wesentliche ist dabei, sich mit Patientinnen über die Vereinbarung und ihren Sinn auseinander zu setzen, seine Ziele und die Begründungen für die Regeln also gemeinsam zu mentalisieren. Dabei muss das Vorgehen immer auf die aktuelle Mentalisierungskapazität der Patientin abgestimmt sein. D. h. wenn die Patientin in Bezug auf das Gewicht im teleologischen Modus ist, beginnt die Exploration auf der körperlichen bzw. handelnden Ebene. Wenn (wie häufig) Überlappungen mit dem Äquivalenzmodus bestehen, ist diesem mit einer empathisch-validierenden Haltung zu begegnen. Es können auch ergänzende oder abweichende Regeln verhandelt werden, wenn es beiden Seiten notwendig erscheint. Während der Therapie können Therapeut bzw. das Team und die Patientin sich immer wieder auf die Vereinbarung beziehen. Sie sollten sie auch immer wieder dahingehend überprüfen, ob sie in der aktuellen Form therapeutisch noch nützlich ist.

Sehr hilfreich ist es, bei Patientinnen mit AN eine graphische Gewichtskurve anzulegen. Diese kann dann gemeinsam während des Behandlungsprozesses immer wieder angeschaut werden. Sie bildet meistens eindrucksvoll auf einer konkreten Ebene den inneren Prozess einer Patientin ab – erscheint sozusagen wie sein Spiegel und ermöglicht eine Visualisierung einer oft nur begrenzt verbalisierbaren Entwicklung, welche so reflektiert und mentalisiert werden kann (vgl. Abb. 5-2).

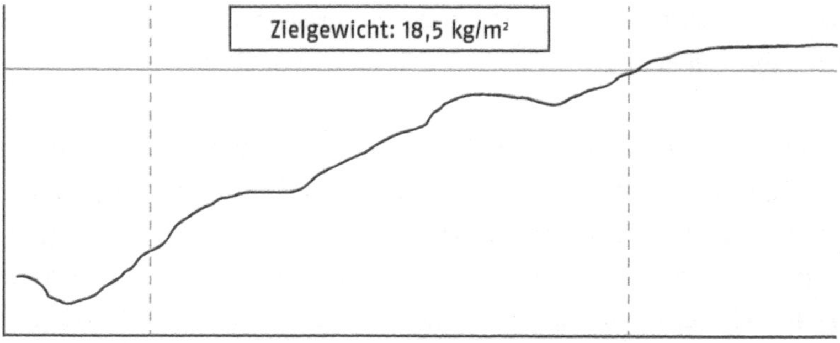

Abb. 5-2: Gewichtskurve einer Patientin mit Anorexia nervosa

Der Beginn (erste Therapiephase) war zunächst mit massiven Ängsten vor einer Zunahme verbunden, sodass es initial zunächst zu einer weiteren Gewichtsabnahme kam. Als sich die Patientin mit dem Behandlungsteam sicherer fühlte, konnte sie zunehmen. Bis zum Erreichen des Zielgewichts gab es zweimalig Stagnationen der Gewichtszunahme – die Stimmung war jeweils ängstlich-depressiv, konnte aber mentalisierungsfördernd mit den anstehenden Herausforderungen in Verbindung gebracht werden. Vor Erreichen des Zielgewichtes hatte die Patientin dann vermehrt Angst vor einer baldigen Entlassung und den dann wieder auf sie zukommenden Herausforderungen wie Schule, Kontakt mit Freunden und Rückkehr ins Elternhaus. Auch hier konnten das erneut restriktivere Essverhalten und ihr negativeres Körpererleben vor dem Hintergrund ihrer Ängste reflektiert und diese relativiert werden, sodass sie ihr Zielgewicht schließlich erreichen konnte.

Dass der Zusammenhang zwischen Symptomatik und Mentalisieren nicht unidirektional ist, ist klinisch sehr eindrucksvoll daran zu beobachten, dass Affekte bei Patientinnen mit einer Anorexia nervosa wieder spürbarer werden, wenn das Gewicht ansteigt. Auch positive Gefühle – wie z. B. Freude – sind bei Untergewicht gedämpft. Dies trifft häufig auch für Patientinnen mit BN zu, die viele Essanfälle pro Tag haben. Eine Patientin mit seit zehn Jahren bestehender Bulimie sagte nach drei essanfallsfreien Tagen: »*Alles ist wieder so lebendig, die Welt blendet mich richtig – es ist, als wenn ein Schleier weggezogen wurde. Das ist nicht leicht auszuhalten*«. Eine Gewichtszunahme und Verhaltensänderung wären somit eine Voraussetzung dafür, dass in einem bestimmten Stadium der Behandlung an Affekten und mentalen Prozessen gearbeitet werden kann.

Vereinbarungen bei Patientinnen mit Bulimia nervosa sollten vor allem beinhalten, dass es kein Ziel sein darf, an Gewicht abzunehmen. Zum Beispiel kann vereinbart werden, dass eine kontinuierliche Gewichtsabnahme zu einer Entlassung oder im ambulanten Rahmen zum Beispiel zum Pausieren der Therapie oder aber einem Fokus auf dem Essverhalten in den nächsten anstehenden Therapiesitzungen führt. Welche Maßnahme sinnvoll ist, muss jeweils individuell festgelegt werden. Auch eine Vereinbarung bei BN wird vor dem Hintergrund des vorherrschenden teleologischen Modus getroffen: Dass eine Gewichtsabnahme ein Problem darstellt, sollte konkret spürbar sein, sonst sind die Regeln für die Patientinnen nicht wirklich von Bedeutung.

Vor allem in kognitiv-behavioralen Therapien wird mit Esstagebüchern und Monatsplänen gearbeitet. Wie Gewichtskurven können diese Instrumente eine Folie für das Verständnis des Essverhaltens und erster Zusammenhänge mit emotionalen Auslösern sein. Schon das Aufschreiben von Nahrungsmengen, die in einem Essanfall gegessen wurden, und der Häufigkeit selbstinduzierten Erbrechens führen dazu, dass Patienten hinschauen müssen, was sie tun. Das Aufschreiben ist für sie dann oft erschreckend und führt zu Schamgefühlen, aber auch zu einer kognitiven Distanz zu den eigenen Handlungen. Esstagebücher (tägliches Aufschreiben von Nahrungsmengen, gegenregulierenden Verhaltensweisen sowie Ereignissen/Affekten vorher und nachher) sollten nach einem MBT-orientierten Verständnis nicht ein Mittel der Kontrolle des Essverhaltens durch die Therapeuten sein, sondern ein Hilfsmittel, um ggf. darüber ins Gespräch zu kommen. Die Tagebücher enthalten intime und schambesetzte Informationen. Daher gehört es in den gemeinsamen Prozess zwischen einer Patientin und ihrem Therapeuten zu klären, wann gemeinsam über das Esstagebuch gesprochen wird – aber auch, wann dies vielleicht einmal »zu heiß« sein könnte, weil das Tagebuch Dinge enthält, welche die Patientin noch für sich behalten möchte. So werden die Essstörungssymptomatik und die an sie geknüpften emotionalen Prozesse in Hinblick auf die therapeutische Arbeitsbeziehung mentalisierungsfördernd dosiert. Die Patientinnen behalten eine Steuerungsmöglichkeit bezogen auf ihre aktuelle Kapazität, sich mit dem Therapeuten in einen gemeinsamen Mentalisierungsprozess zu begeben. Je sicherer sie sich in der Beziehung zum Therapeuten fühlen, desto eher werden sie die Inhalte des Tagebuchs teilen und besprechen wollen.

Es gibt auch Patientinnen, welche Schamgefühle übergehen oder diese nicht mehr wahrzunehmen scheinen. Diese Patientinnen füllen nicht nur ihr Esstagebuch, sondern auch die Therapiestunden mit Berichten, die in Therapeuten Ekel und Ablehnung auslösen können. In solchen Fällen geht es darum, den Patientinnen zu helfen, sich zu schützen und ein besseres Gefühl für ihre eigenen Grenzen und die Wirkungen ihres Tuns auf andere zu entwickeln (s. a. Kap. 5.8).

5.6 Therapeutische Interventionen

5.6.1 Formen der Interventionen

MBT-Interventionen (s. Kap. 3) orientieren sich an ein paar Grundsätzen, auf die an dieser Stelle ausführlicher eingegangen werden soll. Vor allem soll gezeigt werden, was diese Grundsätze in der Behandlung essgestörter Patientinnen bedeuten.

Im Folgenden wird nochmal zusammengefasst, was für ein Vorgehen in der MBT charakteristisch ist:

- Aktives Fragen
- Berücksichtigen und Gegenüberstellen unterschiedlicher Perspektiven
- Anpassen der Interventionen an die aktuelle Mentalisierungskapazität (keine Interventionen, die Mentalisieren voraussetzen, wenn die Patientin nicht mentalisiert!)
- Beachten des emotionalen Arousals und der Bindungsaktivierung
- Authentizität und Self-disclosure, Monitoring der eigenen Mentalisierungskapazität

- Gegenbewegungen *(Contrary Moves)*
- Fokus auf Affekt und interpersonelle Situationen
- Managen des Mentalisierungsprozesses in einer Sitzung *(Stop and Stand, Stop and Rewind)*

Aktives Fragen

In der MBT wird viel gefragt, um möglichst detailliert nachzuvollziehen, was eine Patientin meint, und um deutlich zu machen, dass für ein Gegenüber nicht alles automatisch einfühlbar und erklärbar ist. So wird der Prozess des Mentalisierens unterstützt und die Grenze zwischen der Patientin und dem Therapeuten/dem Team (also Selbst und Anderem) »markiert«. Es gibt Patientinnen, die erwarten, dass der Therapeut sie »ohne Worte« versteht und weiß, was in ihnen vorgeht. Wenn dieser eine solche Erwartung übernimmt, wird es zu Missverständnissen und Enttäuschungen kommen. Denn es ist eine unmögliche Aufgabe: Der Therapeut kann im Grunde nichts verstehen, fühlt sich aber schuldig, wenn er die Erwartung nicht erfüllt. Die Patientin ist möglicherweise enttäuscht und ggf. auch ärgerlich, weil sie von falschen Voraussetzungen ausgeht. Vor allem aber wird der Therapeut der Patientin auf diesem Weg keine neue Sichtweise eröffnen können und sie wird nicht spüren, dass es notwendig ist, ihre mentale Welt selbst zu ergründen, um sie dann angemessen an ein Gegenüber kommunizieren zu können.

Ein paar Beispiele, wie ein Therapeut in einer Sitzung aktiv fragen könnte: »Sie sagen, dass es Ihnen nicht gut geht. Das spüre ich auch und ich meine, es an ihrem Gesichtsausdruck zu sehen. Aber können Sie mir noch mehr dazu erzählen, damit ich mir besser vorstellen kann, was »*es geht mir nicht gut*« für Sie bedeutet?« Eine andere Frage könnte in einer konkret geschilderten Situation sein: »Sie haben dann also die Verabredung abgesagt, um für ihren Essanfall einzukaufen. Ich frage mich, wie ging es Ihnen dabei? Sollen wir uns die Situation genauer anschauen?«

Berücksichtigen und Gegenüberstellen unterschiedlicher Perspektiven

Es gibt keine absoluten Wahrheiten, schon gar nicht in Hinblick auf mentale Prozesse. Eines der Grundprinzipien in der MBT ist, immer wieder deutlich zu machen, dass es verschiedene mögliche Sichtweisen auf etwas gibt, und Patienten dabei zu unterstützen, in ihrem Denken flexibler mit verschiedenen Perspektiven »zu spielen«. Im vorangegangenen Kapitel wurde beschrieben, dass es bei Menschen mit einer Essstörung häufig zu einem unflexiblen, auf wenige Themen eingeengten Denken kommt und der Äquivalenzmodus häufig ist. Auch hier ein paar Beispiele für das Vorgehen in der Therapie und mögliche Fragen/Interventionen:

T: »Sie sind der Überzeugung, dass Ihre Kolleginnen Sie wegen Ihres Aussehens nicht mögen und deshalb nicht auf Sie zugehen. Können Sie sich noch andere Gründe vorstellen, warum Sie wenig Kontakt mit Ihnen haben?« »Sie schildern es wie ein Versagen, dass Sie gestern aus der Gruppentherapie rausgegangen sind. Ich erlebe es aus meiner Sicht eher als einen Erfolg, dass Sie das gemacht haben. Sollen wir uns mal anschauen, wie es kommt, dass wir das so unterschiedlich wahrnehmen?«

Anpassen der Interventionen an die aktuelle Mentalisierungskapazität

In der MBT wird sehr darauf geachtet, wie Patienten sich und ihre Welt erleben. Interventionen sollten jeweils an ihren Erlebensmodus angepasst sein, um sie zu erreichen. So sollten keine Interventionen verwendet werden, die Mentalisieren voraussetzen, wenn die Patientin nicht mentalisiert. In Abschnitt 5.6.2 wird noch ausführlich anhand von Beispielen darauf eingegangen werden, wie vorgegangen werden kann, wenn nonmentalistische Modi vorherrschen. Eine solche Anpassung des Vorgehens kann grundsätzlich notwendig sein, wenn die generelle Fähigkeit einer Patientin zu mentalisieren eingeschränkt ist. Sie kann aber auch in einzelnen Abschnitten oder in Momenten der Therapie erforderlich sein, wenn die Mentalisierungsfähigkeit kontextabhängig »einbricht« – z.B. weil sie bezüglich eines bestimmten Themas (Körpererleben, Gewicht) eingeschränkt ist, das emotionale Arousal in der Stunde hoch ist (Schilderung einer Konfliktsituation mit einer wichtigen Bindungsperson) oder die Situation zwischen Patientin und Therapeut angespannt ist.

Beachten des emotionalen Arousals und der Bindungsaktivierung

Für die MBT ist ein entwicklungspsychologisches Grundverständnis zentral. Es wird darauf geachtet, welches der vorherrschende Bindungsstil ist und in welchen Situationen das Bindungssystem aktiviert wird. Da bei einem zu intensiven Arousal Mentalisieren aussetzt, sollte der Therapeut entsprechend gegenregulieren. Dies bedeutet, dass er bei Patientinnen, die emotional sehr aufgewühlt sind, eher auf die kognitive Ebene und ggf. auch zu anderen, weniger emotional bedeutsamen Themen wechselt, um sich dann später wieder den ursprünglichen Inhalten zuzuwenden. Der automatische Impuls, hier vor allem empathisch mitfühlend und unterstützend zu sein, kann kontraproduktiv sein, da er das Bindungssystem weiter aktiviert und eher regressive Prozesse fördert. Auch der Versuch zu überzeugen führt bei einer vermeidenden Patientin zu weiterem »innerem Rückzug«. Auf der anderen Seite sollten emotionales Erleben und das Bindungssystem aktiviert werden, wenn das Arousal gering ist und Patientinnen emotional kaum beteiligt erscheinen, z.B. durch Challenging. Ein Beispiel:

> »Sie schildern, dass Sie sehr ärgerlich wurden, als Ihr Freund Sie auf das Essen ansprach, und jetzt beim Erzählen gehe es Ihnen wieder genauso. Von diesem Ärger kommt bei mir irgendwie gar nichts an. Können Sie versuchen, mir mal zu beschreiben, wo Sie den Ärger selbst jetzt gerade spüren?«

Authentizität und Selbstoffenbarung, Monitoring eigener Reaktionen

Der Therapeut sollte wie eine wichtige Bindungsperson modellhaft zeigen, was es bedeutet, das eigene Erleben zu reflektieren, scheinbare Gewissheiten spielerisch in Frage zu stellen und neugierig und offen hinsichtlich der möglichen Motive, Interessen und Gefühle anderer zu sein. Dazu bedarf es auch eines kontinuierlichen Monitorings der eigenen Einbrüche beim Mentalisieren. An Stellen, wo dies therapeutisch hilfreich erscheint, kann der Therapeut im Sinne einer Selbstoffenbarung auch das eigene Erleben und eigene Motive offen und »markiert« (d.h. mit einer gewissen inneren Distanz) ansprechen. Von großer Bedeutung ist Authentizität. Patientinnen spüren sehr genau, wenn ein Therapeut Dinge sagt, weil er/sie meint, sie sagen zu müssen, da sie z.B. einem Therapiemanual entsprechen. Dies ist allerdings leichter gesagt als getan und vor allem für junge Therapeuten eine Herausforderung. Nachfolgend finden sich Beispiele, in denen der Therapeut sein eigenes Erleben zur Verfügung stellt.

Zwei Beispiele für eine Selbstoffenbarung des Therapeuten

T: »Die Situation am Essenstisch, die Sie schildern, ist ja wirklich heftig. Sie erzählen aber äußerlich ganz ruhig davon. Es kann natürlich sein, dass ich eine solche Situation ganz anders erleben würde als Sie, aber ich wäre wahrscheinlich angespannt …«

[Hier stellt der Therapeut sein eigenes Erleben zur Verfügung, um die Patientin zu ermutigen, sich intensiver mit ihrem eigenen emotionalen Erleben auseinander zu setzen.]

…

T: »Ehrlich gesagt war ich gestern etwas ärgerlich, als ich gehört habe, dass Sie doch größere Mengen Abführmittel gekauft haben. Heute habe ich etwas mehr Abstand dazu und kann mir vorstellen, dass Sie Gründe dafür hatten. Mir wäre wichtig, dass wir darüber heute als Erstes sprechen. Wäre das in Ordnung?«

[Das Offenlegen des mentalen Erlebens ist nicht nur für die Exploration des Zustands der Patientin von Bedeutung, sondern auch für die Qualität der therapeutischen Arbeitsbeziehung. Der Therapeut zeigt außerdem beispielhaft, dass man über den eigenen Ärger und die gemeinsame Beziehung sprechen und diese reflektieren kann.]

Eine Selbstoffenbarung bedeutet nicht, dass man als Therapeut im Sinne eines simplen Informationsaustauschs Patientinnen Privates mitteilt, wie etwa, wohin man am liebsten in den Urlaub fährt. Ebenso bedeutet sie nicht, sich als Therapeut zu entlasten, wenn man selbst gerade unter einer Trennung leidet. Eine Selbstoffenbarung bedeutet das begrenzte Zur-Verfügung-Stellen eigenen Erlebens und eigener Gedanken in Situationen, in welchen es für den therapeutischen Prozess, das heißt für den Patienten, förderlich ist.

Gegenbewegungen *(Contrary Moves)*

Ein weiteres Grundprinzip ist es, die Dimensionen des Mentalisierens auszubalancieren. Ist eine Patientin nur auf ihr eigenes Erleben fokussiert, würde man allmählich dazu überleiten, wie jemand anderes die Situation wohl erleben würde. Ist sie andersherum nur auf die Sichtweisen anderer fokussiert, würde man sie nach und nach fragen, wie es ihr selbst eigentlich geht. Bei überwältigendem Affekt wird auf die kognitive Ebene gewechselt, ebenso umgekehrt, wenn eine Patientin sehr kognitiv fokussiert ist – hier sollte der Therapeut versuchen, Affekte zu evozieren. Die Gegenbewegung gelingt selten unmittelbar mit direkten Fragen, sondern erfordert eine allmähliche Überleitung. Dies gilt ebenso für die Dimension internal – external:

Beispiele für Gegenbewegungen *(Contrary Moves)*

T: »Sie schildern, dass Ihre Eltern Sie für Ihre Essstörung verurteilen. Berichten Sie mir doch noch mehr darüber, damit ich besser verstehe, was Sie meinen […] Mich interessiert, woran Sie diese Überzeugung bei ihren Eltern genau beobachten konnten?«

[Pat. berichtet im Äquivalenzmodus von der inneren Welt der Eltern; hier Wechsel des Fokus auf external, also z. B. Mimik,

Gestik, Verhalten, aus denen sich die Interpretation der Patientin ableiten ließe.]

...

T: »Sie sagen, dass Mitpatientin XY Sie nicht leiden kann, weil sie Sie nicht grüßt. Das käme mir auch komisch vor. Macht sie das nur bei Ihnen nicht oder betrifft das auch andere? Sollen wir mal überlegen, was in Frau XY möglicherweise vorgehen könnte und welche Gründe es geben könnte, nicht zu grüßen?«

[Fokus ist zunächst auf das Selbst gerichtet, die Pat. fühlt sich nicht gemocht; Fokuswechsel zum anderen: Was könnten mögliche Motive der Mitpatientin sein, die mit einer schweren Depression kam?]

Fokus auf Affekt und interpersonelle Situationen

In der MBT steht im Zentrum, das mentale, v.a. das affektive Erleben einer Patientin sowie das des Gegenübers in einer Beziehungssituation zu explorieren und zu mentalisieren. Es wird unterschieden zwischen einer ausführlichen Exploration von Affekten bezogen auf ein geschildertes Ereignis, das in der nahen Vergangenheit liegt (und in der Regel »etwas weiter weg« ist), und einem Affekt-Fokus in der Sitzung. Mit Letzterem ist der affektive Prozess in der Sitzung selbst gemeint (»nah, im Hier und Jetzt«), der bei der Patientin bzw. gemeinsam bei Patientin und Therapeut stattfindet, während beide über vor kurzem Erlebtes sprechen. Dieser Prozess kann dann zum Thema gemacht werden, wenn eine Patientin in der Lage ist, den aktuell in der Sitzung vorherrschenden Affekt (ggf. mit Hilfe von Fragen des Therapeuten) zu beschreiben. Der Therapeut könnte z.B. folgendermaßen intervenieren: »Sie haben mir gesagt, dass Sie nach dem Konflikt mit Ihrer Freundin sofort zum Bäcker gelaufen sind, um für einen Essanfall einzukaufen, und sich dabei ganz verzweifelt gefühlt haben. Wenn wir jetzt darüber sprechen, wie geht es Ihnen gerade dabei?« Etwas später könnte der Therapeut noch fragen: »Ist da neben der Verzweiflung vielleicht auch noch etwas anderes?« Ziel des Affekt-Fokus ist es, das emotionale Erleben möglichst spürbar werden zu lassen sowie den gerade vorliegenden Affekt in der Therapiestunde zu verbalisieren, während er präsent ist.

Wenn es bezogen auf die therapeutische Beziehung nicht »zu heiß« ist, kann der Therapeut noch einen Schritt weitergehen und fragen: »Und wie fühlt es sich an, mir das hier zu erzählen?« Macht es einen Unterschied, dass ich jetzt, wo Sie von Ihrer Verzweiflung erzählen, dabei bin? […] Haben Sie Gedanken dazu, was diese Schilderungen bei mir auslösen?«

Management des Mentalisierungsprozesses in einer Sitzung
Der Therapeut gestaltet den Prozess in den Sitzungen aktiv und orientiert sich dabei an der typischen Strukturierung einer Sitzung (Festlegen des Fokus für die Sitzung, Entwicklung eines Narrativs einschließlich der damit verbundenen Affekte, Affektfokus und ggf. Mentalisieren der therapeutischen Beziehung, s. Kap. 3). In der MBT wird dabei in sogenannten *micro slices* gearbeitet. Das bedeutet, dass eine Sequenz sehr im Detail bezogen auf das, was passiert ist (z. B. Ereignisse vor einem Essanfall, Einkaufen, Essen etc.), dann aber auch vor allem bezogen auf die damit verbundenen Affekte durchgegangen wird.

Während der Sitzung fördert der Therapeut aktiv den Mentalisierungsprozess der Patientin, z. B. mit empathischer Validierung, dem Anerkennen positiven Mentalisierens oder Gegenbewegungen. Um das Mentalisieren bezogen auf eine erzählte Sequenz zu fördern, werden außerdem Techniken wie *Stop and Stand* (»Lassen Sie uns noch ein bisschen dabeibleiben, wie es genau war, bevor Sie zum Einkaufen losgegangen sind, und uns das genauer anschauen!«) und *Stop and Rewind*, was genutzt werden kann, wenn der Prozess des Mentalisierens verloren gegangen ist (»Entschuldigung, ich komme gerade nicht mehr so gut mit. Ich würde gerne nochmal zu Punkt XY zurückgehen, damit wir schauen können, wie wir nun plötzlich bei diesem anderen Thema gelandet sind«).

5.6.2 Vorgehen orientiert am vorherrschenden Modus

Das therapeutische Vorgehen sollte sich daran orientieren, wie Patientinnen ihre Welt erleben. Das bedeutet, dass je nach vorherrschendem Modus andere Interventionen verwendet werden, um Patientinnen mental zu erreichen, ohne sie zu überfordern. Bietet ein Therapeut beispielsweise Interpretationen und Deutungen an, ohne dass die Patientin in der Lage ist, diese bezogen auf sich selbst wirklich zu verstehen, werden diese entweder zurückgewiesen oder auf einer kognitiven Ebene übernommen und als wahr angesehen, ohne dass sie innerlich verankert werden und sich etwas verändert. Es ist so, »als ob« Patientinnen schon alles verstanden haben, ohne dass dies wirklich auf einer emotional bedeutsamen Ebene der Fall ist.

Teleologischer Modus

Im teleologischen Modus hat nur das Konkrete Relevanz, es bestimmt das Erleben. Eine Reflexion darüber ist nicht oder so gut wie nicht möglich, die innere Welt ist reduziert auf wenige Themen – bei Essstörungen in der Regel auf die Beschäftigung mit dem Essen und dem Gewicht. Beim Therapeuten kann das zu einem Handlungsimpuls führen oder den Impuls auslösen, argumentativ dagegenhalten zu wollen oder aber Ratschläge zu geben. Die Herausforderung besteht darin, geduldig und interessiert zu bleiben und zu versuchen, sich auf die konkretistische Welt einer Patientin einzulassen, ohne gleich Handlungsimpulsen nachzugeben oder sich argumentativ zu verstricken (s. unten).

Interventionen beim teleologischen Modus

Beispiel 1

T: Wie geht es Ihnen?

P: Na, geht so. Gestern Abend war schwierig, da gab es Nudeln. Das ging gar nicht.

T: Aber ich meine – wie ging bzw. geht es Ihnen von der Stimmung her?

P: Ich hatte halt Panik, dass es heute dann mehr (Gewicht) sein könnte. Hab nur ein bisschen von dem Gemüse gegessen …

Ungünstige Intervention:

T: Hilft es nicht, wenn Sie sich verdeutlichen, dass Sie von ein bisschen Gemüse sicher nicht zunehmen werden?

[bleibt auf der teleologischen, konkreten Ebene]

Günstige Intervention:

T: Das klingt so, als wenn es für Sie sehr schwierig gewesen ist seit gestern Abend. Und Sie hatten sogar Panik heute früh vor dem Wiegen, das scheint sehr heftig gewesen zu sein … [empathisches Validieren]

Lassen Sie uns doch genauer schauen, wie es gestern Abend beim Essen war, und dann, wie es gefühlsmäßig weiterging. Wäre das in Ordnung?
Wer war denn alles beim Essen mit dabei? … Über was wurde gesprochen? … Wann erfuhren Sie, dass es Nudeln geben wird? … Wie ging es Ihnen in dem Moment damit? … Was haben Sie bei den anderen beobachtet?
[ausführliche Exploration, indem zunächst die Situation wieder lebendig und emotional spürbar werden sollte; dann Herausarbeiten der Zusammenhänge zwischen Ereignissen und emotionalem Erleben, Fokus auf Affekten und zwischenmenschlichem Geschehen]
Wie war es dann genau, als Sie sich entschieden haben, nur Gemüse zu essen? … Haben andere das mitbekommen? … Hat Sie das erstmal entlastet? … Was haben Sie dann nach dem Essen gemacht?
Wenn Sie mit mir jetzt darüber sprechen, wie geht es Ihnen dabei? [Affekt Fokus/Affekt in der Sitzung]

Beispiel 2

P: Sie verstehen mich nicht. Ich habe noch nie mehr als 45 kg gewogen, meine ganze Familie ist dünn. So ein Gewichtsziel wie in dem Behandlungsvertrag passt nicht zu mir. Sie können nicht alle Patienten nach Schema F behandeln.

Ungünstige Intervention:

T: Mit 45 kg haben Sie einen BMI von 16, das ist eindeutig ein Untergewicht, auch wenn Ihre Familie schlank ist. Das Gewichtskriterium für eine Magersucht liegt bei unter 17,5, bald sogar bei einem BMI von unter 18,5.

Günstige Intervention:

T: Sie haben das Gefühl, dass Sie nur als eine Patientin wie alle anderen wahrgenommen werden. Ich kann gut nachvollziehen, dass Sie sich wünschen, dass Sie als Sie selbst gesehen und ernst genommen werden wollen. Und so ist auch klar, dass der Behandlungsvertrag Ihnen zunächst mal nicht gerecht werden kann. Lassen Sie uns das genauer anschauen, damit ich es noch besser verstehe. Wann hatten Sie denn das Gewicht von 45 kg? Und da haben Sie sich mit Ihrem Körper wohl gefühlt? Wie ist das Gefühl, wenn es »körperlich stimmt«?

Äquivalenzmodus

Im Äquivalenzmodus ist keine Metaposition möglich. Die Welt ist so, wie die Patientin sie erlebt – ihr subjektives Erleben hat Realitätscharakter. Alternative Sichtweisen sind nicht denkbar und können deshalb auch nicht berücksichtigt werden. Dies ist ein sehr häufiger Modus bei Patientinnen mit einer Essstörung.

Als Therapeut hat man trotz des starken Impulses einen Perspektivenwechsel zu induzieren, in dieser Situation oft keine Idee für eine Intervention und neigt dazu, die Sicht der Patient*in innerlich als »falsch« zu etikettieren. Die Gefahr ist, dem Impuls nachzugeben, die einseitige Perspektive aktiv zu korrigieren. Die therapeutische Herausforderung besteht darin, sich nicht in einen argumentativen »Kampf« zu verstricken. Wie kann die Sicht einer Patientin ernst genommen und wie können trotzdem andere mögliche Sichtweisen eingeführt werden? Dies soll an zwei Beispielen – für eine günstige und eine ungünstigere Intervention – sichtbar werden.

Interventionen beim Äquivalenzmodus

P: »Ich bin fett! … Und wenn ich noch fetter werde, dann mag mich niemand mehr. So ist das einfach. Wieso versteht das denn keiner.«

Ungünstige Intervention:

T: »Sie sind nicht fett, Sie sind extrem untergewichtig. Die Magersucht ist eine gefährliche Erkrankung. Sie müssen zunehmen!«

Günstige Intervention:

T: »So verstehe ich sehr gut, dass Sie nicht weiter zunehmen wollen. Dann würden Sie ja noch einsamer werden, wenn Sie das Programm hier weiter mitmachen. Und dass das niemand versteht, stelle ich mir richtig schlimm vor!« [Empathisches Validieren]

»Woran machen Sie es fest, dass Sie fett sind? Wo fühlen Sie das »Fettsein« an Ihrem Körper? … Vom Gewicht her lässt sich das nicht ableiten, aber ich höre, dass es sich trotzdem so anfühlt.« [Exploration, Markieren anderer möglicher Perspektiven]

»Und wie meinen Sie, dass andere Sie sehen?« »Woran machen Sie fest, dass diese Sie nicht mehr mögen würden?«

Als-ob-Modus

In diesem Modus dominiert beim sogenannten Pseudomentalisieren ein scheinbares kognitives Verständnis der Patientin, welches aber nichts verändert. Kognitives und emotionales Erleben (Gedanken und Gefühle) sind unverbunden oder stimmen nicht überein.

Als Therapeut bemerkt man den »Als-ob-Modus« daran, dass man sich emotional nicht berührt fühlt. Es kann aber sein, dass man vom »Wissen« und den scheinbaren »Einsichten« einer Patientin beeindruckt ist. Ein Gefühl von Hilflosigkeit entsteht dann, wenn sich trotz der »Einsichten« nichts verändert.

In dieser Situation geht es um die Frage: Wie ist es möglich, die Patientin innerlich zu erreichen? Wie kann eine Verbindung zwischen eigenen Gedanken und Gefühlen und dem Gegenüber hergestellt werden? Ein Beispiel:

Interventionen beim Als-ob-Modus

P: Wut und Ärger kann ich irgendwie nicht rauslassen. Damit hab' ich immer schon ein Problem gehabt, das hat mit meiner Kindheit zu tun. Da war das nicht angesagt. Mein Vater war so von der alten Sorte. Die Aggressionen gingen dann in der Situation am Wochenende ganz einfach gegen mich. Ich hab' in dem Moment gesagt: Nee. Ich kann nicht, ich hab keinen Hunger.
Das ist alles auf'n Magen geschlagen. Ich lass' es im Endeffekt dann immer an mir aus.

Ungünstige Intervention:

T: Ah, ich verstehe. Den Ärger richten Sie dann in Form der Essstörung gegen sich selbst und Sie sagen nichts, weil das in Ihrer Familie nicht sein darf. Wir sollten erarbeiten, wie Sie Ärger besser herauslassen und ausdrücken können.

Günstige Intervention:

T: Puh, das ging mir jetzt etwas zu schnell. Aber es scheint ein schwieriges Wochenende gewesen zu sein – ist das richtig? Es hat Dinge gegeben, die Sie ärgerlich gemacht haben, und heute haben Sie an Gewicht abgenommen. Ich verstehe noch nicht so recht, wie das zusammenhängt und was das mit Ihrer Kindheit zu tun hat – die ist ja schon ewig her. Vielleicht gehen wir mal ganz konkret in die Situation am Wochenende?

[Kein automatisches Übernehmen der Interpretation der Patientin, die sie im Als-ob-Modus vorträgt – Challenge; anschließend schauen, ob sich das Symptom (»kein Hunger«) mentalisieren lässt.]

5.7 Vorgehen bei zentralen Themen

Im Folgenden wird auf häufig auftauchende Themen von Patientinnen mit Essstörungen anhand von Beispielen ausführlicher eingegangen werden. Dies sind auf der Verhaltensebene eine rigide Kontrolle des Essverhaltens und des Gewichts, Schwierigkeiten mit der Regulation von Impulsen zu essen, das Körpererleben, das Selbst- und Identitätserleben sowie typische Schwierigkeiten in der Beziehung zu nahen Angehörigen.

5.7.1 Restriktives Essverhalten und Kontrolle

Eine Kontrolle des Essverhaltens und Gewichts geht zunächst mit einem positiven Gefühl des Zurückgewinnens von Einfluss und Steuerungsmöglichkeiten einher, in einer ansonsten emotional überfordernden Welt. Das innere Erleben, das sich an so konkret Fass- und Messbarem ausrichtet, entspricht dem teleologischen Modus. Wenn es im weiteren Verlauf der Erkrankung so erlebt wird, dass eine Essstörung zunehmend die Patientin kontrolliert – Betroffene fühlen sich den ständigen Gedanken an Essen und Gewicht und ihren Ritualen ausgeliefert und es gelingt ihnen nicht, diese zu stoppen –, dann kann dies in der Folge zu einem Gefühl des Ausgeliefertseins mit depressiven Symptomen führen. Anfangs ist die Kontrolle des Essverhaltens noch bewusst und im Erleben positiv, später führen restriktives Essverhalten und Mangelernährung ungewollt zu ständig ums Essen kreisenden Gedanken.

Manche Patientinnen können über diese Prozesse nachdenken, für andere ist eine reflektierende Distanz nicht möglich, für sie »ist es so« (Äquivalenzmodus). Zwei Beispiele – eine Patientin sagt:

> »Es zieht mich immer automatisch in Lebensmittelgeschäfte. Ich bin so gefangen in den Gedanken ans Essen, irgendwie nicht frei. Das fühlt sich an wie fremdgesteuert.« Und eine andere Patientin:
> »Ich sitze dann immer da und kann an nichts anderes denken als ans Essen. Und das ist eigentlich schrecklich, mein Leben kommt

> mir so leer vor. Aber wenn ich überlege, was nach der Essstörung kommt, dann ist das eine noch größere Last. Das fühlt sich furchtbar unsicher an.«

Diesen Patientinnen gelingt es, ihre mentale Welt zu beschreiben und »von außen auf sich draufzuschauen«, also ihr Erleben zumindest ansatzweise zu mentalisieren. Hier bieten sich gute Ansatzpunkte für Interventionen. Was passiert genau, wenn sich die eine Patientin zu den Lebensmittelgeschäften hingezogen fühlt? Was ist der Kontext solcher Situationen? Welche Gedanken und Gefühle haben sie kurz vorher beschäftigt? Mit der anderen Patientin wäre wichtig zu explorieren, welche Gedanken kommen, wenn sie sich eine Zeit nach der Essstörung vorstellt.

Eine Patientin, welche nicht mentalisieren kann, sagt:

> »Und wenn ich es dann genau durchrechne, dann komme ich auf viel mehr Kalorien, als die Therapeutin sagt. Da stimmt etwas mit den Angaben nicht. Und es geht nicht, wenn ich nicht weiß, was im Essen so alles drin ist. Dann fühle ich mich nicht mehr sicher. Da esse ich lieber Nüsse als einen Kuchen.«

Diese Patientin fühlte sich in der Beziehung zu der sie betreuenden Therapeutin nicht sicher, sie traute deren Angaben nicht. Hier ist es wichtig, die konkrete Ebene ernst zu nehmen und die Möglichkeit von Fehlern einzuräumen – aber auch deutlich zu machen, dass die Therapeutin und ggf. das Team einer Station nicht auf minimale Abweichungen der Kalorienzahl achten kann. Deutlich wird in den Aussagen der Patientin des Weiteren, dass sie Lebensmittel, die sich aus mehreren Inhaltsstoffen zusammensetzen, nicht tolerieren kann, weil sie schlechter »zu kontrollieren« sind. In Hinblick auf eine Intervention würde man hier mit empathischer Validierung reagieren, eventuell auch mit einer Selbstoffenbarung. Eine Erwiderung der Therapeutin könnte so aussehen:

»Das ist sicher verunsichernd, wenn Sie das Gefühl haben, ich mache falsche Angaben zur Kalorienzahl. Es trifft mich, wenn Sie den Eindruck haben, mir nicht mehr trauen zu können. Und ich höre, wie wichtig es für Sie ist zu wissen, was Sie zu sich nehmen. Habe ich das richtig verstanden?« [Hier könnte dann noch etwas mehr exploriert werden, wie es sich anfühlt, wenn die Patientin nicht weiß, wie viele Kalorien ihr Essen enthält.] In einem zweiten Schritt könnte gesagt werden:
»Die Angaben zur Kalorienzahl entsprechen dem, was die Klinikküche mir weitergegeben hat. Genauer weiß ich es leider auch nicht, da bleibt natürlich eine gewisse Unsicherheit und ich weiß auch nicht genau, wie präzise die sind. Aber lassen Sie uns schauen, wie wir da einen guten Weg finden. Sie müssen sich sicher genug fühlen, aber es ist ja auch ein Ziel von Ihnen, beim Essen nicht mehr ganz so viel kontrollieren zu müssen, oder?«

Eine weitere Patientin braucht die Kontrolle über das ganz konkrete Essverhalten. Sie beschreibt es so:

»Ich habe dann diese Routine und es geht nicht, das zu verändern. So muss ich immer ein kleines Stück Brot abschneiden, dann essen, und dann darf ich das nächste Stück abschneiden. Ich muss auch lange kauen, bevor ich das nächste essen darf. Dafür brauche ich meine zwei Stunden. Es ist schlimm, wenn ich unterbrochen werde.«

Hier geht es um zwanghafte Rituale rund ums Essen, für deren Veränderung konkrete Übungsschritte erforderlich sein werden. Diese wiederum können mentalisierend begleitet werden. Welche kleine Verhaltensänderung wäre am ehesten denkbar? Wie fühlt es sich an, wenn dieser Schritt versucht wird? Was für Gefühle und Körpersensationen treten auf, während darüber gesprochen wird? Wie ist das gemeinsame Erleben mit der Therapeutin, wie wird diese im Hinblick auf das Verhalten von der Patientin erlebt?

Eine positive Entwicklung würde sich so zeigen: Ein Patient schildert in der Therapiestunde lebhaft folgendes:

> »Ich weiß, das ist eigentlich verrückt. Meine Stimmung ist völlig abhängig von dieser Zahl auf der Waage. Dabei sieht man ein paar Gramm mehr oder weniger ja sicher nicht. Als ich meine Freundin über das Wochenende besucht habe, konnte ich mich nicht wiegen. Ich wundere mich im Nachhinein, dass ich das ausgehalten habe. Vielleicht, weil ich mich so wohlgefühlt habe bei ihr?«

Diesem Patienten gelingt es unter emotionaler Beteiligung, sein Verhalten und Erleben »von außen« zu sehen und zu reflektieren, wie es sich im Kontext der Gefühle im Rahmen einer wichtigen Beziehung verändert.

5.7.2 Essanfälle und Impulsregulation

Essanfälle treten häufig im Zusammenhang mit der Regulation von negativen Affekten wie Ärger, Scham, Neid, Einsamkeit und Angst, aber auch von Anspannung auf. So sagt eine Patientin: *»Ich brauche meine Essanfälle und das Erbrechen, um schlimme Stimmungen loszuwerden.«* Ihr gelingt es nicht, Affekte auf einer mentalen Ebene zu tolerieren und zu regulieren, sie muss auf die Handlungsebene ausweichen. Häufig zeigt sich, dass Patientinnen sich von ihren Affekten auch deshalb überwältigt fühlen, weil sie sie nicht gut zuordnen können oder mit Überzeugungen verknüpfen, die schwer erträglich sind.

Essanfälle können durch restriktives Essverhalten und nachfolgenden Heißhunger ausgelöst werden. Dann werden während eines Essanfalls häufig Lebensmittel gegessen, die sonst »verboten« sind: Süßes und Fetthaltiges, nicht selten auch Fast-Food. Essanfälle können einen sehr unterschiedlichen Umfang haben – von z.B. einem Stück Kuchen bis hin zu Nahrungsmitteln von mehr als 5000 kcal. Es ist auch unterschiedlich, wie sehr sie ritualisiert sind, also regelhaft z.B. zu einer ähnlichen Uhrzeit, mit ähnlichen Lebensmitteln und denselben gegenregulierenden Maßnahmen stattfinden müssen.

Therapeutisch geht es bei Essanfällen darum, zunächst die Welt der Patientin gemeinsam mit ihr zu explorieren und sich dafür zu interessieren, was vor, während und nach einem Essanfall passiert und wie sich die Patientin fühlt. Es geht um eine Verknüpfung mentaler Prozesse mit dem Geschehen auf der Handlungsebene. Dabei sind zwei Aspekte von Bedeutung: Es ist zu berücksichtigen, *dass die Symptomatik und die damit verbundenen, ggf. sehr schwer zugänglichen Affekte für die Patientinnen sehr schambesetzt sein können.* Dies ist eine besondere Herausforderung für Therapeuten in Gruppenpsychotherapien (Schultz-Venrath 2022b). Dieser Affekt sollte also einerseits sehr vorsichtig »Schritt für Schritt« exploriert werden, denn es geht um einen »intimen Bereich«, der für die Patientin selbst sehr unvertraut sein kann. Andererseits sollte der Schamaffekt nicht vermieden werden. Dafür muss sich die Patientin sicher genug fühlen, wenn sie sich dem Therapeuten oder Mitpatientinnen gegenüber öffnet. Ein Therapeut sollte in seinem Bemühen um Exploration hartnäckig sein, aber gleichzeitig nicht zu invasiv werden, und die Intimsphäre der Patientin respektieren. Das ist häufig ein schmaler Grat. Die Patientin muss die Kontrolle darüber behalten können, wie sie ihre Selbst-Exploration dosiert und zu welchem Zeitpunkt sie etwas über sich berichtet. Es gibt allerdings auch Patientinnen, die über das Geschehen während eines Essanfalls »schamlos« in aller Offenheit sprechen und sich in Therapiestunden geradezu »auskotzen«. Dies kann ebenfalls als ein Mentalisierungsproblem verstanden werden. Neben den Schwierigkeiten im explorativen Zugang zu eigenen Affekten wird nicht berücksichtigt, was ihre Erzählungen beim Gegenüber auslösen. Diese Patientinnen sollten zur Unterstützung der Selbst-Regulation unterbrochen werden. Besonders in Gruppen dient das auch dem Schutz der Mentalisierungskapazität der anderen. Nach einem klaren »Stopp!« kann der Therapeut mit ihnen an den Anfang ihres Berichtes zurückgehen und Schritt für Schritt versuchen, das Erzählte zu mentalisieren *(Stop and Rewind)*. Der Therapeut begleitet gewissermaßen hier die Affektregulation ganz dicht am Geschehen und unterstützt die Patientin bei der Selbst-Steuerung zur Förderung ihrer Mentalisierungskapazität. Im Verlauf der Behandlung kann neben Selbstaspekten zunehmend der andere bzw. das Beziehungsgeschehen mentalisiert werden.

Der zweite Aspekt sind neben der Schamthematik die *positiven Aspekte der Symptome.* Auch wenn Patientinnen zu Beginn einer Behandlung oft sagen, sie leiden unter den Essanfällen (und/oder dem selbstinduzierten Erbrechen) und möchten sie loswerden, verbinden sie auch Positives mit ihnen. Das Positive ist nur schwerer zu benennen und manchmal zunächst auch nicht bewusst zugänglich. Hier ist die »nichtwissende« Haltung von großer Bedeutung: Therapeuten sollten sich nicht mit der Seite der Patientin verbinden, die die Essanfälle so schnell wie möglich beenden will – ohne offen und neugierig dafür zu bleiben, dass sie evtl. auch etwas Gutes haben, auf das sich nicht so leicht verzichten lässt. Das bedeutet nicht, dass man nicht sehr wohl darum weiß, dass z.B. selbstinduziertes Erbrechen für den Körper schädlich ist. Es wird sich im Laufe der Therapiestunden immer mehr zeigen, was Patientinnen mit ihren Anfällen verbinden. Es kann ein Genuss und ein »Sich-gehen-Lassen« sein, welches sie sich sonst nicht erlauben, oder beim Erbrechen ein Loswerden von heftiger Wut, von der sie sich nicht anders »reinigen« können. In einer qualitativen Studie zum Erleben essgestörter Patientinnen äußerte eine Patientin: *»Oft bin ich so verwirrt, dass es unerträglich wird. Wenn ich erbreche und alles loswerde, ist es wieder gut«*[12]. Skårderud (2007a) betont hier die Übersetzung unerträglicher mentaler Prozesse in körperliche Vorgänge: Die Patientin kann sich des unerträglichen Mentalen nur über einen körperlichen Vorgang entledigen, was dem Körper-Modus (sich selbst spüren) in Kombination mit dem teleologischen Modus (der Handlung) entspricht.

Auch zwischenmenschliche Prozesse – wie Nähe und Distanz in einer Paarbeziehung – können über Essanfälle reguliert werden, was es ebenfalls zu mentalisieren gilt. Das Praktizieren eines Essanfalls kann beispielsweise als bedrohlich erlebte Wünsche nach Nähe überdecken oder Gefühle von Ärger »neutralisieren«. Im Hinblick auf das zwischenmenschliche Geschehen ist es ferner hilfreich, sich bewusst zu machen, dass eine bulimische Symptomatik, wenn sie zum Beispiel durch fehlende Nahrungsmittel im Kühlschrank und hörbares

12 Übersetzung AZ

Erbrechen auf der Toilette für andere wahrnehmbar wird, bei anderen heftige negative Reaktionen auslösen kann, die ebenfalls vorsichtig und Schritt für Schritt reflektiert werden sollten.

Vor dem Hintergrund des Mentalisierungskonzeptes geht es beim therapeutischen Vorgehen wieder vor allem um den Prozess des Explorierens und Mentalisierens der inneren Welt von sich und anderen sowie des zwischenmenschlichen Geschehens im Zusammenhang mit der Symptomatik. Patientinnen bedürfen dafür eines sicheren Beziehungsrahmens, in dem sie spüren, dass sie nicht verurteilt und bewertet werden und der Therapeut empathisch Anteil nimmt, aber auch authentisch dabei hilft, innere und zwischenmenschliche Prozesse einzuordnen.

Sehr heftige bulimische Symptome können auch die Mentalisierungsfähigkeit des Therapeuten bedrohen und einschränken. So kann es beispielsweise schwer sein, eine Patientin nicht zu verurteilen, die einen kleinen Sohn hat, dem sie für ihre Essanfälle immer wieder das Essen wegnimmt und den sie gereizt anfährt, wenn er sie bei Anfällen unterbrechen möchte. Das bewusste Monitoring des eigenen Mentalisierens ist hier wesentlich, um zu einer therapeutischen Haltung zurückzufinden, die das Mentalisieren der Patientin fördert. Dafür ist u. U. ein längerer gemeinsamer Prozess erforderlich, der bezüglich der Aufrechterhaltung der Mentalisierungskapazität des Therapeuten eine Herausforderung sein kann.

Neben der direkten Arbeit an Mentalisierungsprozessen ist es im Hinblick auf eine bulimische Symptomatik in der Regel erforderlich, sehr konkret am Essverhalten zu arbeiten – vor allem, wenn ausgeprägte und ritualisierte Symptommuster verändert werden sollen. Dies kann u. a. über die Integration von Elementen wie eine Arbeit mit Esstagebüchern erfolgen (s. o.). Die mentalisierungsfördernde Haltung und Technik sollten dabei erhalten bleiben.

Es gibt des Weiteren Patientinnen, die keine Essanfälle im eigentlichen Sinne haben, sondern »kauen und spucken«, das heißt, die Nahrung nicht herunterschlucken und erbrechen, sondern im Mund behalten und dann wieder ausspucken. Dies kann in ein Ritual eingebettet sein, bei welchem das Essen schön angerichtet wird und welches immer zur gleichen Zeit am Abend stattfindet. Ein

Nichtdurchführen des Rituals ist oft nicht vorstellbar, sodass Verabredungen abgesagt werden und eine Anspannung entsteht, wenn etwas anderes dazwischenkommt. Das heißt, solche Rituale haben auch Züge eines Zwanges oder einer Sucht. Bei genauerer Exploration kann sich zeigen, dass das Ritual verschiedene Aspekte enthält: Die Patientinnen tun sich etwas Gutes, nicht selten nehmen sie auch Nahrungsmittel zu sich, welche sie mit schönen Erinnerungen verbinden. Das Ritual verdrängt das Gefühl der Einsamkeit, gleichzeitigkann das Ausspucken mit Ekelgefühlen und Schuldgefühlen verbunden sein. Einigen Patientinnen ist bewusst, dass sie etwas tun, das von anderen verurteilt würde, und leiden darunter, das Ritual nicht lassen zu können. Eine Patientin sagte in einer Therapiestunde:

> »Es muss sein und ist auch erstmal gut, gleichzeitig fühlt es sich nicht richtig an. Hunger habe ich nicht, ich kann gar nicht beschreiben, wie ich mich vorher fühle. Aber ich habe immer Angst, dass mir am Abend nicht genug Zeit bleibt, es zu praktizieren. Ich weiß nicht, wie es mir ohne das gehen würde. Vielleicht würde ich mich einsam fühlen. Früher habe ich mich immer einsam gefühlt.«

Ein Wunsch nach Nähe und »versorgender« Beziehung wird auch hier durch etwas Konkretes – nämlich Nahrung – ersetzt, über das die Patientin selbst die Kontrolle hat. Allerdings kann sich im Erleben mancher Patientinnen die aufgenommene Nahrung, vor allem wenn es um umfangreichere Essanfälle geht, im Körper dann in etwas Negatives verwandeln, das sie wieder loswerden müssen. Es kann »nicht verstoffwechselt und verdaut« werden. Eine Deutung von Zusammenhängen mit frühen Beziehungserfahrungen wäre nicht passend, da sie wenig mentalisierungsfördernd ist, sondern aus dem mentalisierbaren Geschehen im Hier und Jetzt herausführt. Patientinnen übernehmen solche Deutungen gerne unmentalisiert wie eine »leere« Erklärung, die nicht mit emotionalen Prozessen verbunden ist. Das Vorgehen ist ähnlich, wie zuvor schon geschildert – der Therapeut sollte das körpernahe Erleben und die Affektregulation »dicht am Geschehen« mit der Patientin explorieren und versuchen, ihre Mentalisierungskapazität einschließlich des Mentalisierens körperlichen Erlebens zu fördern.

5.7.3 Körpererleben

Die therapeutische Herausforderung in Hinblick auf das negative, unsichere und häufig verzerrte Körpererleben bzw. beeinträchtigte *Embodiment* bei Menschen mit Essstörungen ist: Wie kann man Patienten auf der Körperebene erreichen? Was ermöglicht positive Körpererfahrungen? Wie kann man ein integriertes Erleben des Selbst fördern, zu dem auch der Körper gehört? Wie können Menschen mit einer AN die vom Körpererleben her oft schwer erträgliche Phase der Gewichtszunahme leichter aushalten? Wie kann man auf körperlicher Ebene ausgetragene Prozesse ins Mentale überführen? – all das im Sinne einer Mentalisierung des Körpers, eines *embodied mentalizing*?

Der Körper ist die Basis für das Erleben des Selbst und mit dem Erleben von Beziehungen untrennbar verbunden. Er wird über intero-, proprio- und exterozeptive Sinnesempfindungen und Affekte direkt erfahren, die im Laufe der Entwicklung über den Austausch mit anderen mehr und mehr mental repräsentiert werden (Schultz-Venrath 2021). In der Therapie ist daher das Sprechen über den Körper und ein Verknüpfen des Körpererlebens mit Gedanken und Gefühlen von Bedeutung, aber auch die direkte Körpererfahrung. Letztere kann beispielsweise durch Physiotherapie und Sport, die Verknüpfung mit mentalen Prozessen durch Sporttherapie, Tanz- und Körpertherapie wie z.B. Konzentrative Bewegungstherapie unterstützt werden. Neben dem unmittelbaren Körpererleben sollten diese Verfahren aber möglichst auch einen verbalen Anteil enthalten, also einen Austausch über die gemachten Körpererfahrungen, um eine Reflexion und Mentalisierung im Sinne des *embodied mentalizing* zu fördern – immer im Hinblick darauf, was aktuell mentalisierbar ist.

Bei der AN kann zu Beginn der Behandlung oder im Stadium extremen Untergewichts eine die Einzel- und Gruppentherapie ergänzende Körpertherapie im Einzelsetting sehr wichtig und hilfreich sein. Es wird für Patientinnen zunächst kaum möglich sein, ihr Körpererleben zu verbalisieren bzw. gar zu mentalisieren. Sie können es aber manchmal bildlich in der Gestaltungstherapie ausdrücken. Körpertherapeutische Interventionen sollten am Anfang ferner sehr vorsichtig sein in dem Sinne, dass sie Patientinnen helfen sollten, sich in ihrem Körper sicherer und orientierter zu fühlen. Direkte Berührung kann leicht als invasiv und überfordernd erlebt werden. Körpertherapie in einer Gruppe ist zu Beginn häufig eine Überforderung. So kann das im Einzelsetting von der Therapeutin unterstützte Abrollen des Körpers mit einem Igelball hilfreich sein, um die Grenzen des eigenen Körpers sinnlich zu erleben. Das bewusste Spüren der Füße auf dem Boden kann Sicherheit geben, und ein Durchgehen verschiedener Teile und Knochen des Körpers mit Hilfe eines Anatomieatlas kann auf der kognitiven Ebene zur Orientierung beitragen. Die Patientinnen erfahren so, dass man sich mit dem Körper in der Beziehung zu einem Gegenüber affektiv, perzeptiv und kognitiv beschäftigen und neue Erfahrungen machen kann. Im weiteren Verlauf kann angeleitete Bewegung (Yoga, Stretching, Pilates) einen positiven Bezug zum Körper unterstützen helfen. Dabei können die Körpererfahrung und das Erleben von Grenzen (Wann schmerzt es? Wann tritt Erschöpfung ein?) aktiv gefördert und im Austausch verbalisiert werden. Später kann dann Sport im engeren Sinne hilfreich sein, um die Kraft und Möglichkeiten des eigenen Körpers zu spüren, möglichst auch zunehmend in der sozialen Interaktion. Bei Patientinnen, die in einer zwanghaften oder süchtigen Art und Weise Sport zur Regulation mentaler Prozesse einsetzen, bedarf es allerdings spezifischer Interventionen, auf die an dieser Stelle nur verwiesen werden kann. Hier geht es darum, ein besseres Körpergefühl im Hinblick auf die Dosierung sportlicher Aktivitäten zu entwickeln, aber auch den Zusammenhang zwischen mentalen Prozessen und dem Bewegungsdrang gezielt zu explorieren und zu mentalisieren (Kleinert et al. 2020; Zeeck & Schlegel 2013). Auch Skårderud und Fonagy (2012, S. 373) betonen die Bedeutung direkter körperlicher und sportlicher Erfahrung, um den lebendigen Körper jenseits des in der Essstörung funktionalisierten Körpers spürbar werden zu lassen. Es gehe darum, »den Körper in Form von Bewegung, sozialen Interaktionen und körperlichen Herausforderungen (den gelebten Körper) zu nutzen, um den Körper zu vergessen (den essgestörten, objektivierten Körper)[13]«.

Skårderud und Fonagy konzeptualisierten das Körpererleben vor dem Hintergrund des Mentalisierungsmodells als ein Nebeneinander von *hyperembodied states* im Sinne des Äquivalenzmodus und *disembodied states*, entsprechend dem »Als-ob«-Modus (s.a. Kap.4). Der Körper ist einerseits »zu real«, er muss über das Gewicht, Blicke in den Spiegel und das Messen des Umfangs von Gliedmaßen ständig überprüft werden, oder er ist nicht real, erscheint abgespalten vom sonstigen Erleben (Skårderud & Fonagy 2012). Es geht daher in der Therapie darum, in *hyperembodied states* Sicherheit im eigenen Körper zurückzugewinnen und Ängste zu reduzieren, in *disembodied states* den Bezug zum emotionalen, lebendigen Erleben herzustellen und Patientinnen zu helfen, »im Körper sein zu können«. Zwei Beispiele zum Körpererleben von Patientinnen:

> »Wenn ich etwas esse, fühle ich mich aufgequollen, schuldig und ekelhaft …«
> »Mein Körper fühlt sich so unsicher an. Als wäre alles so breit und schwabbelig, irgendwie undefiniert.«

Von therapeutischer Seite würde man dieses Erleben in der Einzeltherapie zunächst empathisch validieren – denn es ist beeinträchtigend und bedrohlich –, um es dann genauer zu explorieren (»Wie fühlt sich das genau an? In welchem Bereich des Körpers? Können Sie es noch genauer beschreiben?«). Gleichzeitig sollte »markiert« werden, dass der Therapeut eine andere Wahrnehmung hat. Es sollten im Sinne eines Challenging zunächst vorsichtige, zunehmend auch explizitere Fragen folgen, die das Erleben in einen Kontext stellen und die Perspektive erweitern: Ist das immer so, oder nur in be-

13 Im Original: »Using the body, as in movement, social interactions, and physical challenges (the lived body) to forget the body (the eating disordered, objectified body).«

stimmten Situationen? So kann es sein, dass das Körpererleben sehr viel negativer oder aber positiver ist, wenn Patientinnen zum Beispiel ihre Herkunftsfamilie besuchen. Es kann auch abends schlimmer sein als morgens. Wenn Patientinnen selbst bemerken, dass das Körpererleben sich in Abhängigkeit von Gefühlen und Situationen in Beziehungen ändert, fangen sie an, ihr Körpererleben zu mentalisieren.

Wie herausfordernd und schwierig es sein kann, wenn sich der Körper durch das Zunehmen verändert, zeigt folgendes Zitat einer Patientin:

> »Ja, ich merke die Zunahme jetzt so langsam [...] und jetzt sind's halt echte Veränderungen, ich werde teilweise auch drauf angesprochen, oder meine Schwester wurde schon drauf angesprochen und so, das ist immer lieb gemeint, aber das ist grad nicht einfach. Das zeigt mir halt, dass es sich definitiv verändert hat und nicht nur ich glaub, sondern dass es einfach der Wahrheit entspricht. Es ist positiv und gleichzeitig negativ. Das war ja eigentlich mein Ziel, aber mein Körper sagt mir grad noch: Du wolltest doch immer woanders hin?«

Hier wird deutlich, dass die Patientin sich hinsichtlich ihres eigenen Körperempfindens noch nicht sicher ist und es mit den Wahrnehmungen anderer abgleicht. In ihr ist weiter ein Zwiespalt zwischen dem kognitiven Wunsch, gesund zu werden und zuzunehmen, und einem »Körper«(-Selbstanteil), der zu sagen scheint, dass er eigentlich doch »weniger werden« wolle. Die Aufgabe des Therapeuten wäre, ganz genau zu explorieren, welche Wahrnehmungen, Intentionen, Wertungen etc. die Patientin bei den anderen vermutet und wie sich die »echten Veränderungen« und das, was der Körper »sagt«, bei ihr genau anfühlen.

Andere Patientinnen beobachten, dass ihr Körpererleben unabhängig vom Gewicht unverändert negativ bleibt:

> »Eigentlich ist mein Körpererleben durch die Gewichtsabnahme nicht besser geworden. Auch nachdem ich jetzt fünf Kilogramm zugenommen habe, ist es nicht besser oder schlimmer als vorher. Ich verstehe nicht, warum es mir trotzdem so viel ausmacht, an Gewicht zuzunehmen.«

Diese wichtigen Beobachtungen sind erste Ansätze, ihr Körpererleben zu mentalisieren sowie ihre bisherige Perspektive zu relativieren. Von Seiten des Therapeuten sollte das positiv konnotiert werden und die Neugier gestärkt werden, dies gemeinsam genauer zu untersuchen. Wohlwollende Präsenz unterstützt die Patientin, sich auf dieses unvertraute Terrain zu begeben.

Die Phase der Gewichtszunahme mit den durch sie verursachten körperlichen Veränderungen oder die Aufgabe von Essanfällen und von selbstinduziertem Erbrechen ist in der Regel mit großen Ängsten verbunden. Eine empathisch-interessierte, die Schwierigkeiten validierende und trotzdem den Gesundungsprozess unterstützende therapeutische Haltung ist hier maßgeblich.

5.7.4 Selbsterleben

Ein unsicheres Erleben des eigenen Selbst steht im Zentrum der Essstörungspathologie. Die therapeutische Arbeit sollte sich daher unter anderem darauf konzentrieren, das Mentalisieren bezogen auf das Selbst zu fördern, stets verbunden mit einer flexiblen Bewegung zwischen den Polen »Selbst« und »Anderer«. Dies bedeutet einerseits, Überzeugungen, welche in der Regel negativer Art sind (»ich bin nichts wert«, »ich bin nicht liebenswert«), in Frage zu stellen. Das Explorieren dieser Überzeugungen im Äquivalenzmodus kann dazu führen, dass deutlich wird, dass ihnen auch eine Funktionalität zukommt. So kann mit der Vorstellung, eventuell doch liebenswert und kompetent zu sein, verknüpft werden, sich großen Herausforderungen und Erwartungen stellen zu müssen (»dann müsste ich auch im Studium erfolgreich sein, mich auf eine Partnerschaft einlassen können«).

Eine Patientin formulierte ihr Selbsterleben so:

> »Ich nehme immer wieder diese Rolle ein – von dem gutgelaunten Menschen. Das ist wie so eine Schutzhülle. Aber wenn ich dann positive Rückmeldungen bekomme, kann ich die nicht ernst nehmen. Obwohl die ernst gemeint sind. Denn ich bin eigentlich nicht so. Ich bin nichts wert, eigentlich wertlos und dumm. Ich tue immer nur so, als hätte ich tolle Fähigkeiten. Wenn ich etwas Positives über mich sagen soll, komme ich mir wie ein Hochstapler vor und dann kommen auch Ekel und Hass auf mich selbst.«

Der Therapeut könnte sie fragen, was sie meine, was andere genau an ihr wahrnähmen, und worauf sich die positiven Rückmeldungen bezögen, um mit ihr dann weiter zu explorieren, wie es kommt, dass die Wahrnehmung anderer und ihre eigene so auseinander klaffen. Eine andere Patientin sagte:

> »Nach außen bin ich die, die so viele Dinge super kann und die so leistungsfähig ist. Innen drin fühle ich mich oft wie das kleine Kind, das weinend in der Ecke sitzt und hofft, dass jemand vorbeikommt und es an die Hand nimmt.«

Auch hier kann nach einer empathischen Validierung (»es muss schlimm sein, sich so einsam und verlassen zu fühlen«) nach den anderen gefragt werden: »Haben Sie eine Idee, was die anderen über Sie denken? Was meinen Sie, woran machen die das fest? Glauben Sie, dass ich das ähnlich einschätze?« Der Therapeut könnte seine eigene Wahrnehmung zur Verfügung stellen: »In den Therapiestunden wirken Sie auf mich meistens sehr engagiert und so, als wenn Sie alles ganz gut hinbekommen. Da besteht vielleicht auch die Gefahr, dass ich übersehe, dass Sie sich manchmal mehr Unterstützung wünschen. Liege ich mit dieser Vermutung richtig?«

In Hinblick auf ein Mentalisieren des Selbst in der Interaktion mit anderen kann bei diesen beiden Patientinnen die Gruppentherapie durch multiple Spiegelungen weit mehr leisten als die dyadische Einzeltherapie, bei der immer nur zwei Perspektiven einander gegenübergestellt werden können.

Es findet sich oft eine große Unsicherheit in Hinblick auf die Wahrnehmung eigener Wünsche und Gefühle, das Selbstbild, die eigenen Grenzen und Bedürfnisse. Viele Menschen mit einer Essstörung vergleichen sich daher auch intensiv mit anderen. Ein Fokus auf einer Förderung des Mentalisierens hat das Ziel, Patientinnen in Hinblick auf ihre Wahrnehmung sicherer werden zu lassen. Therapeuten müssen hier vor allem darauf achten, eine nichtwissende, explorative Haltung aufrechtzuerhalten. Der Weg zu mehr Sicherheit im Selbsterleben führt also durch eine gut begleitete Phase der Unsicherheit im Sinne einer gemeinsamen, nichtwissenden Neugier. Die Gefahr, der Patientin auf direktem Wege Sicherheit zu liefern, in dem stellvertretend für sie definiert wird, was gut für sie sein könnte, ist groß.

5.7.5 Interaktionen mit Angehörigen und in der Herkunftsfamilie

Das Berücksichtigen der Beziehungen zu nahen Angehörigen und zum sozialen Bezugssystem ist bei Menschen mit Essstörungen von großer Bedeutung. Bei Kindern und Jugendlichen sollten Angehörige in die Behandlung einbezogen werden, und auch bei Erwachsenen ist das oft sinnvoll.

Wenn man eine Ahnung davon bekommen möchte, welche Macht Symptome einer Essstörung haben können, sollte man sich das eigene Kind beim gemeinsamen Essen in der Familie vorstellen, welches das Essen verweigert und immer dünner wird. Wenn alle Angebote zu helfen oder Ermutigungen mehr zu essen zurückgewiesen werden, kann das zu intensiven Gefühlen von Ohnmacht, Angst, Schuldgefühlen und sehr ärgerlichen Reaktionen führen. Manche Eltern, Angehörige oder Partner reagieren mit vermehrter Kontrolle und Druck, andere richten Einkäufe und Mahlzeiten an dem essgestörten Familienmitglied aus, welches zunehmend das Geschehen in der Familie bestimmt. Die gesamte Familie scheint im teleologischen Modus zu funktionieren.

In Hinblick auf Interventionen stehen eine Exploration der unterschiedlichen Perspektiven und das Sprechen über die Situation unter Einbezug psychoedukatorischer Elemente an erster Stelle. Ziel ist einerseits eine Entlastung, andererseits ein Durchbrechen verhärteter Kommunikations- und Interaktionsmuster, die von gegenseitigen Vorwürfen und Missverständnissen geprägt sein können. Im zweiten Schritt sollte es noch expliziter um eine Förderung des Mentalisierens gehen: Wie können Familienmitglieder offener werden für die Perspektive der anderen? Gelingt es, die eigenen Empfindungen in Worte zu fassen und das daraus folgende Verhalten mit seiner Wirkung auf andere zu reflektieren?

Die Symptome einer Essstörung können mit den Beziehungen in der Familie bzw. dem sozialen Bezugssystem eng verbunden sein. So kann eine Patientin durch ihre Essstörung den Fokus der Aufmerksamkeit auf sich verschieben, wodurch die drohende Trennung der Eltern zunächst kein Thema mehr ist. Mit ihrem Essverhalten stellt sie eine besondere Nähe zur früher ebenfalls essgestörten Mutter her, welche unter Depressionen leidet, aber besonders verantwortlich und sensitiv nach allen anderen Familienmitgliedern schaut bis hin zum Kochen von Mahlzeiten, von denen sie selbst kaum etwas isst.

Bei einem MBT-orientierten Vorgehen bieten Therapeuten diese manchmal offensichtlich erscheinenden Zusammenhänge nicht als mögliche Erklärungen an. Schon bezüglich der inneren Haltung ist es zentral, sich von solchen kausalen Zuschreibungen zu lösen und mit einer Patientin oder einer Familie langsam herauszuarbeiten, was für sie bedeutsam ist. Dabei geht es um die skizzierten Grundprinzipien: eine nichtwissende Haltung, die Offenheit für viele mögliche Sichtweisen und das Ziel, die Fähigkeit zu fördern, über sich selbst und andere nachzudenken. Die Hoffnung ist, dadurch eine Flexibilisierung und Entwicklungsspielräume zu schaffen. Die Herangehensweise folgt einer Dialektik zwischen Gewissheit und Zweifel. Wo viel Gewissheit entsteht, werden scheinbare Kausalitäten infrage gestellt. Wo viel Unklarheit besteht, werden Verständniszusammenhänge entwickelt.

Eine Patientin, der es in der Therapie gelang, ihr eigenes Verhalten und Empfinden immer besser zu mentalisieren, sagte am Ende der Behandlung:

> »Ich habe mir nicht erlaubt, auszuziehen. Es war immer mein Gedanke, dass es das Mindeste ist, was ich für meine Mutter tun kann, dass ich bleibe und sie nicht alleine lasse. Ich weiß, dass sie nicht will, dass ich Rücksicht auf sie nehme. Vielleicht geht es ihr ja auch gut, wenn ich nicht mehr da bin. Ich weiß es einfach nicht.«

Der Vater der Patientin war ein paar Jahre zuvor verstorben, worauf ihre Mutter mit einer Depression reagierte. Die Patientin, die sehr an ihrem Vater gehangen hatte, entwickelte eine Essstörung und kümmerte sich um die Mutter. Es gelang ihr in der Therapie zunächst ihre eigenen Empfindungen besser zu ergründen und zu verbalisieren, ebenso deren Zusammenhang mit ihrem Essverhalten. Danach gelang es ihr, ihre Annahme, die Mutter wünsche sich, dass sie zu Hause bleibe, zunehmend zu hinterfragen. In einer solchen Situation kann es therapeutisch sehr hilfreich sein, die Mutter konkret in die Behandlung einzubeziehen, damit ein Austausch über die bislang nicht verbalisierten Gefühle und Annahmen möglich wird.

Relativ häufig leiden auch die Schwestern der Patientin unter einer Essstörung. Selbst wenn sie an keiner Essstörung erkrankt sind, kann es um eine Rivalität um die Aufmerksamkeit der Eltern gehen – denn sie gilt in der Regel derjenigen, die am kränksten ist. Patientinnen können das Empfinden haben, die Schwester nähme ihnen mit der Essstörung etwas weg, das nur ihnen gehört. Oder sie sehen sich wie in einem Spiegel (die Schwester konfrontiert sie mit ihrer eigenen Problematik), was für sie schwer auszuhalten ist. Auch Schuldgefühle können vorherrschen. In Familien kann es sehr belastend sein, weil die Situation am Essenstisch dann meistens noch angespannter und durch offene Konflikte gekennzeichnet ist. Von Patientinnen kann man hören:

> »Wenn L. und ich gemeinsam mit am Tisch sitzen, dann stehen alle unter Strom, wie an so einem Elektrozaun.«
> »Ich fühle mich dann so unter Beobachtung durch meine Schwester – sie kontrolliert alles, was ich esse. Dann geht gar nichts mehr. Und ich darf auf keinen Fall mehr essen als sie.«

In solchen Situationen geht es darum, diese Situationen mit der Patientin – falls man mit ihr alleine arbeitet – ganz genau zu untersuchen und mit Affekten und Körpersensationen zu verknüpfen. Was an der Schwester beschäftigt die Patientin so stark? Was für ein Mensch ist die Schwester, unabhängig von der Essstörung? Indem der Therapeut neben seinem Interesse hier und da seine Verwunderung deutlich macht, signalisiert er, dass er das Vergleichen aus seiner Perspektive nicht unbedingt für naheliegend hält. Falls die mit der Situation verbundenen Affekte zu stark werden, induziert der Therapeut eine Gegenbewegung *(contrary move)* auf die kognitive Ebene und lässt sich Zusammenhänge beschreiben. Auch hier bietet sich an, die Familie einzubeziehen oder mit einer Patientengruppe am Thema Familie zu arbeiten.

Familien- bzw. Angehörigengespräche mit einem essgestörten Familienmitglied können sehr herausfordernd sein, weil die affektive Belastung und das bindungsbezogene Arousal der Beteiligten oft sehr hoch sind. Ein Einbruch des Mentalisierens kann sich in Schuldzuschreibungen äußern (gegenüber Familienmitgliedern oder Behandlern) und in unverrückbaren Positionen (Äquivalenzmodus). Es gibt auch Familien, bei denen die Gefühle abgespalten erscheinen und nur rational argumentiert wird, und der Als-ob-Modus im Sinne einer Schutzfunktion vorherrscht. Bei wieder anderen Familien lassen sich ängstlich-verstrickte Beziehungen finden, bei denen die Differenzierung zwischen einzelnen Familienmitgliedern (z. B. Mutter und Tochter) kaum noch möglich ist.

5.7.6 Umgang mit Medikamenten

Eine psychopharmakologische Behandlung spielt bei der Behandlung von Essstörungen zwar eine untergeordnete Rolle (s. Kap. 2), kann im Einzelfall aber sinnvoll sein. Wird eine Medikation erwogen, sollte dies möglichst schon in die Fallformulierung mit aufgenommen werden. Bei einem MBT-orientierten Vorgehen geht es um ein gemeinsames Explorieren von zwei Aspekten:

- die Bedeutung, die die Einnahme eines Medikaments für die Patientin selbst hat;
- die Bedeutung, die die Entscheidung für eine zusätzlich pharmakologische Therapie für die therapeutische Beziehung hat.

Mit welchen positiven oder negativen Vorstellungen und Affekten die Einnahme eines Medikamentes verknüpft ist, kann individuell sehr unterschiedlich sein (Zeeck 2016). In Hinblick auf die therapeutische Beziehung kann mit einem Medikament beispielsweise die Vorstellung verbunden werden, dass die Psychotherapie »versagt« hat (aufgrund eines Versagens der Patientin oder aber des Therapeuten), ein Medikament kann aber auch als positives Signal empfunden werden (»es wird gesehen, dass ich es nicht aus eigener Kraft schaffen kann«). Die Bedeutung einer Medikation hängt jeweils mit zentralen Themen der Patientinnen zusammen, wie der Frage nach der eigenen Autonomie und Selbstbestimmung oder den Körpergrenzen. Etwas in sich aufzunehmen (ein Medikament, etwas zu Essen) kann als bedrohlich erlebt werden, wenn eine Unsicherheit besteht, was damit im eigenen Inneren geschieht. Patientinnen, die entsprechend dem teleologischen Modus nur konkret und körperlich Fassbares als Hilfestellung erleben, können mit einer Medikation aber auch die Hoffnung verbinden, »dass nun endlich etwas getan wird«. Dem Mentalisieren dieser Aspekte sollte ausreichend Zeit eingeräumt werden.

5.8 Mentalisieren der therapeutischen Beziehung

Trotz ihrer psychoanalytischen Ursprünge wird in der MBT nicht von Übertragungs- und Gegenübertragungsprozessen gesprochen, sondern von »Beziehungsmentalisieren« *(relational mentalizing)* oder »Mentalisieren der (therapeutischen) Beziehung« (Bateman & Fonagy 2016). In Hinblick auf das therapeutische Vorgehen ist mit »Mentalisieren der therapeutischen Beziehung« in der MBT eine gemeinsame Exploration des Geschehens zwischen Therapeut und Patientin in der jeweiligen Sitzung gemeint. Wesentlich ist dabei, dass diese Exploration erlebnis- (»Was nehmen wir [genau] aneinander wahr?«) und nicht erkenntnisorientiert (»Woher kennen Sie das, was inszeniert sich hier?«) erfolgt. Bateman und Fonagy führen in Bezug auf die Behandlung der Borderline-Störung vier Gründe an, warum die Exploration der Beziehung zwischen Patientin und Therapeut einen hohen Stellenwert hat. Diese gelten auch für die Behandlung von Essstörungen:

1. Probleme im Bereich der Bindung und zwischenmenschliche Probleme stellen einen Faktor dar, der für die Entstehung und Aufrechterhaltung des Krankheitsbildes wesentlich ist;
2. aufgrund einer Sorge vor schmerzhaften Erfahrungen mit anderen kommt es zu einem Rückzug aus sozialen Beziehungen;
3. sich auf intime Beziehungen einzulassen ist ein langfristiges Problem und
4. kann zu Schwierigkeiten in der therapeutischen Arbeitsbeziehung führen, die die Therapie gefährden können und berücksichtigt werden müssen (Bateman & Fonagy 2016, S. 270).

Ganz grundsätzlich ist es günstig, wenn ein Therapeut sich seiner »wunden Punkte« in zwischenmenschlichen Situationen bewusst ist und diese mentalisieren kann, ebenso wie seine darauf basierenden »typischen« Reaktionen auf Verhaltensweisen eines Gegenübers, die diese wunden Punkte berühren. Dies wäre die Voraussetzung dafür, dass er in der Lage ist, seine Reaktionen so zu »managen«, dass sie im therapeutischen Prozess günstige und nicht ungünstige Wirkungen erzielen.

Aus Sicht des Mentalisierungskonzeptes sollte ein Therapeut in der Lage sein, das Geschehen zwischen sich und einer Patientin mit kritischer Reflexion seines eigenen Beitrags mit dieser zu explorieren und zu mentalisieren. Das Mentalisieren »des eigenen Beitrags« ist auch deshalb von Bedeutung, weil es dem Therapeuten hilft, eher auf dem kognitiven Pol zu bleiben und mit der Intensität seiner Affekte nicht eine Schwelle zu erreichen, bei der das Mentalisieren aussetzt. Er sollte auch eine Selbstoffenbarung nur soweit einsetzen, wie sie dem aktuellen Prozess dient – und nicht zu seiner eigenen

Entlastung (s. o.). Es gibt inzwischen auch erste empirische Hinweise darauf, dass die Fähigkeit von Therapeuten zu Mentalisieren dazu beiträgt, sogenannte *ruptures*, also Brüche in der therapeutischen Arbeitsbeziehung, wieder aufzulösen, und diese Fähigkeit zu einer größeren Tiefe im therapeutischen Prozess führt (Reading et al. 2019; Tishby & Wiseman 2022).

Bateman und Fonagy unterscheiden zwischen Interventionen, die das Beziehungsgeschehen zwischen Patientin und Therapeut benennen bzw. »markieren«, wenn es wichtig erscheint, da sich darin das zentrale Bindungsmuster oder charakteristische zwischenmenschliche Schwierigkeiten der Patientin zeigen, die sich in der Beziehung zum Therapeuten wiederholen, und einer intensiveren, detaillierten Exploration des Geschehens im Hier-und-Jetzt einer Therapiestunde im Sinne des »Mentalisierens der therapeutischen Beziehung« (Bateman & Fonagy 2016). In welcher Intensität und Tiefe das Beziehungsgeschehen benannt und exploriert wird, hänge von der Behandlungsphase (je früher, desto weniger intensiv), der Stabilität der therapeutischen Beziehung (wie sicher fühlt sich die Patientin?) und dem Ausmaß des zu erwartenden Arousal ab (kann sich eine Patientin auf eine intensive Exploration einlassen, ohne dass es zu bedrohlich wird und das Mentalisieren wahrscheinlich aussetzt?). Interventionen, welche einen niedrigen Grad an Intensität haben, aber wichtige Beziehungsprozesse »markieren«, können folgende sein:

> »Sie haben gesagt, dass Sie sich verletzt fühlen. Ich habe das Gefühl, dass das dazu geführt hat, dass Sie sich zurückgezogen haben. Habe ich etwas dazu beigetragen?«
> »Sie haben das Gefühl, dass ich Sie nicht verstehe. Es interessiert mich sehr, woran sie das festmachen. Können Sie mir beschreiben, was beispielsweise an meinem Verhalten zu dieser Schlussfolgerung führt?«

Beim »Mentalisieren der therapeutischen Beziehung« geht es darum, das Erleben des Beziehungsgeschehens zwischen Therapeut und Patientin einschließlich der damit verbundenen Affekte in der aktuellen Situation gemeinsam zu explorieren. Neben Beziehungsaspekten auf Seiten der Patientin kann dafür auch Anlass sein, dass der Therapeut einen bestimmten affektiven Zustand erlebt, der für den therapeutischen Prozess bedeutsam erscheint – etwa, dass er sehr müde oder aber ärgerlich wird. Es geht darum, das implizite Beziehungswissen (Streeck 2013) zu fördern – nicht um »Einsichten« oder Erklärungen im Sinne eines expliziten Verständnisses der Beziehungsgestaltung.

Für die MBT ist der *Prozess* wesentlich. Dieser beinhaltet das Erkennen von Momenten, in welchen das Mentalisieren sehr eingeschränkt ist (eine Patientin ist davon überzeugt, dass andere Patientinnen dem Therapeuten wichtiger sind als sie – dies entspräche dem Äquivalenzmodus), und das Erarbeiten neuer möglicher Sichtweisen auf eine Situation. Das Erleben einer Patientin wird zunächst empathisch validiert und das Geschehen *nicht* ihr alleine zugeschrieben, sondern als etwas verstanden, an welchem beide Seiten einen Anteil haben. Mögliche Interventionen wären folgende:

> »Es muss sehr verletzend sein, das so zu empfinden! Gibt es denn etwas an meinem Verhalten, das Sie glauben macht, dass mir andere Patientinnen wichtiger wären als Sie? Es scheint mir wichtig, dass wir uns das genauer anschauen …«
>
> »Wenn ich Ihnen zuhöre, spüre ich, dass ich ein wenig müde werde. Ich bin mir gar nicht sicher, ob ich vielleicht heute nicht so ausgeschlafen bin oder ob es etwas mit Ihrer Erzählung zu tun hat. Wollen wir mal gemeinsam schauen, ob wir Zusammenhänge finden können? Wären Sie einverstanden, dass wir nochmals zu der Situation zurückgehen, als es angefangen hat?«

Bei Essstörung kann es zu heftigen emotionalen Reaktionen sowie zu einer intensiven Aktivierung des Bindungssystems auf Seiten der Therapeuten und der Behandlungsteams kommen (Thompson-Brenner et al. 2012), sodass der sogenannte *switch point*, bei welchem Mentalisieren auf Behandlerseite aussetzt, leicht erreicht werden kann. Das kontinuierliche Mentalisieren des Beziehungsgeschehens durch den Therapeuten ist ein wesentlicher Teil der therapeutischen

Arbeit, ebenso das gemeinsame Explorieren dieses Geschehens mit der Patientin, wenn dies passend und möglich erscheint. In der Regel führen diese Prozesse zu Aktivierungen des Bindungssystems auf Seiten der Patientinnen mit dem Auftreten nonmentalistischer Modi. Charakteristische Affekte von Therapeuten in der Beziehung zu Patientinnen mit Essstörungen sind Ohnmacht, Ängste, Sorgen und Ärger, typische Reaktionen bewegen sich zwischen den Polen von Überengagement mit Überschreiten von üblichen Grenzen auf der einen Seite (z.B. Pat. kann jederzeit anrufen, bekommt private Rufnummer) und einer übertriebenen Zurückweisung einschließlich frühzeitigem Beenden von Therapien auf der anderen. Im teleologischen Modus kann es bei Therapeuten zu einem Gefühl der Langeweile kommen, aber auch zu einem Handlungsimpuls – beispielsweise dem, Ratschläge zu geben. Der Äquivalenzmodus kann mit einem Gefühl der Ohnmacht und Ratlosigkeit einhergehen, und der »Als-ob-Modus« verführt zu glauben, die Patientinnen hätten schon viel »verstanden«, obwohl sich wenig ändert.

Zum Beziehungsgeschehen in den Therapiestunden tragen sowohl die Patientin als auch der Therapeut im Sinne eines wechselseitigen Prozesses bei. Der Therapeut sollte sowohl seine Reaktionen auf bestimmte Verhaltensweisen der Patientin mentalisieren als auch die möglichen Wirkungen seines eigenen Verhaltens auf diese. In Hinblick auf das Verhalten von Patientinnen gibt es bei Essstörungen bestimmte Aspekte, die für Therapeuten besonders herausfordernd sind und typischerweise intensive Affekte auslösen können. Auf der rechten Seite von Tab. 5-4 finden sich die häufigsten emotionalen Reaktionen der Therapeuten und Handlungsimpulse. Letztere sind als mögliche Reaktionsweisen zu verstehen, da diese natürlich von der Persönlichkeit und den individuellen Beziehungserfahrungen des jeweiligen Therapeuten abhängen. Es ist wichtig zu betonen, dass die Haltung in der MBT impliziert, dass nicht die Patientin etwas auslöst, auf das der Therapeut reagiert, sondern die Beziehungsdynamik ein interaktioneller Prozess mit gegenseitiger Beeinflussung ist, an deren »Anfang« auch der Therapeut stehen kann. Der Therapeut induziert beispielsweise durch Schweigen ein Arousal, das zu innerem Rückzug der Patientin führt. Das löst beim Thera-

Tab. 5-4: Herausfordernde Verhaltensweisen essgestörter Patientinnen

Mögliche Auslöser für intensive affektive Reaktionen	Mögliche affektive Reaktionen auf Therapeutenseite und Gefahr ungünstigen, nicht mentalisierten Handelns
▪ Schweigen/»Leere«; wenig Aktivität von Seiten der Patientin ▪ Die Patientin erscheint trotz dramatischer Situation (körperlich bedrohliche Situation, große Sorge anderer) emotional kaum berührt ▪ Alle Angebote von Therapeutenseite werden zurückgewiesen oder laufen ins Leere ▪ Therapievereinbarungen werden unterlaufen; es zeigt sich, dass eine Patientin parallel andere Therapeuten/Behandler konsultiert, von denen sie dem Therapeuten nichts berichtet hat ▪ Der Therapeut wird mit Schilderungen und emotionalen Berichten »überschwemmt« ▪ Ausführliche, detaillierte Berichte über Essanfälle und Erbrechen ▪ Starker Appell, rasch und konkret zu helfen, um die aktuelle Not zu lindern	▪ Langeweile; ggf. zunächst viel aktives Bemühen, einen Austausch aufrechtzuerhalten mit der *Gefahr, Mentalisieren für den Patienten zu übernehmen*; dann Frustration ▪ Ohnmacht und Sorge; *Gefühl, Handeln und Verantwortung übernehmen zu müssen*; oder Gleichgültigkeit oder Ärger ▪ Ärger; Verletzung eigener Bindungsbedürfnisse; *Gefahr der Zurückweisung* ▪ Ärger, Verletzung eigener Bindungsbedürfnisse; *Gefahr der Zurückweisung* ▪ Ohnmacht; Gefühl der Lähmung und des Ausgeliefertseins; innerer Rückzug; *Gefahr, nicht zu begrenzen* ▪ Ekel, Abscheu; *Gefahr der inneren Distanzierung und Verurteilung* ▪ Gefühl, unter Druck gesetzt zu werden; Schuldgefühle; *Gefahr vorschnellen Handelns*

peuten Frustration aus, die möglicherweise mehr mit seinem Anspruch an sich (und ggf. diesbezüglich niedriger Frustrationstoleranz) zu tun hat, als dass sie ein Signal für passiv-aggressive Anteile bei der Patientin ist.

5.9 Gruppentherapie

In der MBT werden Einzel- und Gruppentherapie kombiniert. Im deutschsprachigen Versorgungsalltag ist die Realität leider eine andere. Patientinnen mit AN werden in der Regel ambulant im Einzelsetting behandelt, meistens auch Patientinnen mit BN und BES, obwohl die Wirksamkeit von Gruppentherapien für Essstörungen – vor allem für die BN und BES – gut belegt ist (Burlingame & Strauss 2021). Gruppentherapeutische Angebote finden sich im deutschsprachigen Raum vor allem im Rahmen multimodaler tagesklinischer oder stationärer Behandlungsprogramme (s. Kap. 6). Obwohl die Konditionen für die Durchführung ambulanter Gruppentherapien in Deutschland in den letzten Jahren kontinuierlich verbessert wurden, werden sie immer noch zu wenig angeboten.

Aufgrund der häufig unsicheren Bindungsmuster ist das Gruppensetting für Patientinnen mit Essstörungen – vor allem für Patientinnen mit AN – zunächst eine große Herausforderung, aber auch ein hervorragendes Übungsfeld für Mentalisieren. Das Gruppensetting aktiviert rasch zentrale Themen essgestörter Patientinnen (Robinson et al. 2019; Zeeck 2018):

- die Angst, bewertet zu werden und etwas »falsch« zu machen;
- den Wunsch nach Kontrolle des Geschehens (aufgrund eines Gefühls, in Beziehungen ausgeliefert zu sein);
- den Vergleich mit anderen (auch körperlich) und das Empfinden, anderen unterlegen zu sein;
- Schamgefühle.

Ein Unterlegenheitsgefühl kann dadurch entstehen, dass Patientinnen, welche ihre eigenen Affekte noch nicht gut mentalisieren können, beobachten, dass dies anderen leichter fällt. Auch meinen sie, dass das Sprechen über Gefühle und Empfindungen in der Gruppe erwartet wird, und zu versagen, wenn ihnen das nicht gelingt.

Die erwähnten Themen können vor allem in Gruppen mit einem hohen Anteil an Patientinnen mit AN dazu führen, dass es zu wenig Interaktion kommt und Schweigen vorherrscht oder durch Pseudomentalisieren kompensiert wird (s. nachfolgendes Beispiel). Die Patientinnen ziehen sich entweder aus Angst zurück oder nehmen eine co-therapeutische Rolle ein.

Beispiel »Pseudomentalisieren in der Gruppe«

T: Gibt es weitere Themen oder Ereignisse, über die Sie heute sprechen möchten?

P1: Ja, es ging mir gestern nicht gut. Ich war in der Stadt, dort war so viel los und dann war ich plötzlich wieder wie in der Wolke.

Mehrere Patientinnen: Oh, ja …

T: In der Wolke? Was meinen Sie damit?

P1: Ja, in der Wolke der Essstörung. Das kennen die anderen auch.

P2: Ja, das kenne ich mega. Ich bin auch immer wieder in der Wolke …

P3: Ich auch …

T: Es tut mir leid, wenn ich darauf beharre, aber ich verstehe es immer noch nicht so ganz. Können Sie es mir etwas genauer erklären?

P1: Also, das ist, wenn ich draußen bin und dann sind da so viele Reize und dann fühle ich mich überfordert und dann kommt eben die Wolke der Essstörung …

P2: Ja, genau, das hatte ich auch gestern Nachmittag, als ich mit meiner Schwester unterwegs war. Ist das dieses … Dissoziation? Habe ich mal gelesen …

T: Sie scheinen sich ja alle einig, das zu kennen …

Mehrere Patientinnen: Ja …

T: Es könnte sein, dass ich die Einzige bin, die das nicht versteht. Trotzdem nochmal die Frage an die Runde … Ist es allen anderen ganz klar?

P5: Ich weiß, ehrlich gesagt, auch nicht, was gemeint ist. Ich kenne das nicht …

P6: Ich auch nicht.

T: Oh, da bin ich froh, dass Sie sich outen … So fühle ich mich weniger allein mit meinen Fragen.

Gruppentherapeuten, die mit essgestörten Patientinnen arbeiten, sind besonders gefordert, den Gruppenprozess und das Gruppenklima so zu regulieren, dass es nicht zu Überforderungen, sondern zu einem konstruktiven, hilfreichen Austausch und einem sicheren

Gruppenklima kommt. MBT-Therapeuten sind deutlich aktiver als psychodynamische Gruppentherapeuten, indem sie die Sitzungen mehr strukturieren, zu Beginn eine Zusammenfassung der letzten Gruppensitzung zur Verfügung stellen (oder die Patientinnen fragen, was ihnen in der letzten Sitzung besonders wichtig gewesen sei) und auf das Anspannungsniveau sowie Mentalisierungseinbrüche achten. Wenn keine MBT-I-Gruppe vorangestellt werden konnte, sollten Patientinnen im Vorfeld ausführlich über das Vorgehen in der Gruppe sowie deren Ziele informiert werden. Dies trägt zu einer Entängstigung und Orientierung bei. Darüber hinaus werden die individuellen Ziele im Rahmen einer Fall- oder Fokusformulierung mit den Patientinnen gemeinsam definiert. Gegebenenfalls können zu erwartende allgemeine (»es geht nicht darum, etwas ›Richtiges‹ zu sagen«) oder individuelle Schwierigkeiten antizipiert werden. Patientinnen sollten explizit darauf hingewiesen werden, dass es in den Gruppenpsychotherapien nicht um Ratschläge oder um Einsichten geht, sondern um einen gemeinsamen explorativen Prozess.

Günstig ist, wenn die Gruppen nicht nur aus Patientinnen mit einer AN bestehen, die am Anfang ihrer Behandlung sind, sondern auch Patientinnen mit einer BN oder BES teilnehmen, da diese oftmals für mehr Interaktion in der Gruppe sorgen. Patientinnen mit AN, die vor dem Ende ihres Behandlungsprozesses stehen, können für »neue« Patientinnen sehr hilfreich sein, weil sie modellhaft zeigen, dass es gelingen kann, den schwierigen Prozess der Gewichtszunahme erfolgreich durchzustehen, und man dabei etwas »gewinnen« kann. Diese Patientinnen helfen, andere Perspektiven in die Gruppe einzubringen, wenn der Äquivalenzmodus vorherrscht (»wenn man zunimmt, verliert man die Unterstützung anderer«, »Fettsein bedeutet mangelnde Selbstdisziplin« etc.), und zeigen, dass es möglich ist, offen über sich selbst und schwierige Situationen in Beziehungen zu sprechen.

Beispiel für Gruppeninteraktion zwischen Patientinnen in unterschiedlichen Behandlungsphasen

P1 (in Einstiegsrunde): Mir geht es gut … Bei mir läuft alles gut …

T: Ich habe gehört, dass es in der Gruppe zu Spannungen kam …

P1 (schweigt)

P2: Ja, es gibt hier halt einige Personen … sag ich mal … bei denen es schwierig ist, weil sie vielleicht auch neu sind und die Abteilung noch nicht so gut kennen … Und ich weiß, es ist die Essstörung und nicht die Person, aber das ist für uns manchmal anstrengend, weil wir uns verantwortlich fühlen, aber selbst noch Probleme haben …

P3: Ja, genau.

P1 (schweigt)

T: Ich verstehe noch nicht ganz … Geht es um eine bestimmte Situation oder um eine Person?

(Schweigen)

P4: Es geht ja allgemein, das ist ja immer so … da muss man jetzt ja keine konkrete Person ansprechen …

T: Mhh … ja … ich weiß nicht, mir kam es vorher so vor, als ob mit »neu« ja schon bestimmte Patientinnen angesprochen sind. Neu auf der Station sind ja zum Beispiel Frau A. (P1) und Frau M. (P5)

P1: Ja, ich glaube, sie meint mich … Weil ich mein Essen in kleine Stücke schneide … Aber ich kann das nicht anders … das geht nicht anders … Ich kam ja auch direkt von der Inneren Medizin, andere nicht. Die verstehen mich nicht … Die können das, aber ich nicht …

P5: Ja, aber …

P2: Naja, also ich … war auch schon mehrere Male auf der Inneren und kam von dort her …

P1: Echt?

P2: Ja … Und es war schwierig für mich, nach der Sonde gleich wieder normal zu essen … Und ich habe am Anfang auch gesagt, es geht nicht … Das war echt lange so …

P4: Und dann?

P2: Ich habe dann irgendwann gemerkt … wie soll ich sagen … dass ich … damals vielleicht noch nicht so bereit war … für die Behandlung … Also noch zu tief drin gesteckt bin … in der Magersucht …

P1: Wirklich? Du isst doch jetzt schon fast normal. Ich habe … so, ich weiß nicht … aber so … wie einen Knoten … hier (zeigt auf die obere Magengegend). Da geht nichts vorbei …

Es kann immer wieder notwendig sein, Themen, die latent im Raum sind und den Gruppenprozess beeinflussen, aktiv anzusprechen – zum Beispiel, wenn eine Patientin sichtbar abgenommen hat und alle anderen sich mit ihr vergleichen sowie (unausgesprochen) damit beschäftigt sind, wie das Behandlungsteam darauf reagiert. Oder aber, wenn eine übergewichtige Patientin zur Gruppe dazustößt, auf deren Körper sich alle Augen richten. Herausfordernd kann auch die Dynamik mit chronisch kranken Gruppenmitgliedern sein, die zu vermitteln scheinen, dass sich eine Behandlung »sowieso nicht lohnt«. Das Ansprechen muss sehr vorsichtig und schrittweise erfolgen und bedeutet eine Gratwanderung, bei der im Blick behalten werden muss, dass sich nicht alles auf eine Patientin fokussiert, die dadurch in Bedrängnis gerät. Der Therapeut könnte die Thematik über eine Selbstoffenbarung einbringen, wenn zuvor in der Einstiegrunde mit der Patientin geklärt werden konnte, dass darüber gesprochen werden darf:

»Ich frage mich, ob die Diskussion über das Gewicht etwas damit zu tun hat, dass Frau XY so stark abgenommen hat. Ich mache mir Sorgen um sie. Bin nur ich es, der sich Sorgen macht?« Für das Beispiel mit der übergewichtigen Patientin könnte das so aussehen: »Wir haben jetzt lange in einer Gruppe gearbeitet, in der die Patientinnen eher damit gekämpft haben, an Gewicht zuzunehmen. Sie als neue Patientin in der Gruppe sind eher mit der Gewichtsabnahme beschäftigt. Ist das für Sie unangenehm?«

Das äußere, körperliche Erscheinungsbild und das Körpererleben sind in Gruppen mit essgestörten Patientinnen ein bedeutsames, oft nicht aktiv von den Patientinnen angesprochenes Thema, welches von Therapeutenseite aufgegriffen werden sollte, um das Mentalisieren diesbezüglich zu fördern. So können die Therapeuten anregen, über die aktuelle körperliche Befindlichkeit zu sprechen, aber auch über ein Vergleichen mit anderen und die Zusammenhänge zwischen körperlichem Befinden, Aussehen und mentalen Prozessen (T: »Mir fällt auf, dass Sie alle drei mit angezogenen Beinen auf ihrem Stuhl sitzen. Fühlt sich das angenehmer an? Frau XY (der es mutmaßlich am leichtesten fällt, die Frage zu beantworten): Mögen Sie dazu etwas sagen?«).

Die Gefahr des Vorherrschens nonmentalistischer Modi ist in Gruppen mit essgestörten Patientinnen groß. So kann es rasch um eine Diskussion über Essenmengen oder ungerechte Ausgangsregelungen kommen (teleologischer Modus), oder die Gruppe ist sich hinsichtlich bestimmter Überzeugungen (z. B. was es in unserer Gesellschaft bedeutet »dick« zu sein; Äquivalenzmodus) einig:

Beispiel Kollektiver Äquivalenzmodus

T: Ich habe gehört, dass Sie letzten Abend gemeinsam die Model-Sendung angeschaut haben … Ich frage mich, ob es noch etwas gibt, das Sie dazu beschäftigt …

P1: Also, mir hat das gar nichts ausgemacht …

P2: Ich fand's lustig …

P3: Es ist ja immer das gleiche … seit zehn Staffeln …

(Patientinnen lachen)

T: Mhh … und bei den anderen?

P4: Also, eigentlich sollte das verboten werden … Die Sendung zeigt ja ein Gesellschaftsbild, in der Frauen schlank sein sollten. Und eigentlich geht es doch darum, dass wir uns so lieben, wie wir sind …

P2: Genau! Und überhaupt, ich finde es auch schwierig, dass wir hier zunehmen müssen, obwohl die Hälfte der Hollywood-Stars genauso dünn ist, sogar sein muss … Da würde ich doch sagen, dass sich erstmal was an der Gesellschaft ändern muss …

T: Ist das denn »lustig«?

P2: Ja, lustig, dass die Gesellschaft immer noch so ist. Also wenn ich sehe, wie viele neue Bowls-Restaurants es in der Stadt gibt, frage ich mich schon, wo das hingehen soll … Auch dieses gesunde Essen ist ein Trend …

P3: Ja, schlimm …

In Situationen, in der aus der Gruppe heraus keine Relativierung und Rückkehr zum Mentalisieren zu erwarten ist, kann ein Dialog der Co-Therapeuten hilfreich sein. Nach einer empathischen Validierung (»Nun verstehe ich, wie viel Angst Sie vor dem Zunehmen haben!«) können beide sich über diese Überzeugung bzw. das jeweilige Thema unterhalten und auf diesem Wege modellhaft neue Aspekte einführen:

T1: »Es scheinen sich alle einig zu sein, dass ›Dicksein‹ zu Ablehnung führt. Was denkst du denn dazu?«

T2: »Mmhhh – ich bin noch damit beschäftigt, was mit ›dick‹ eigentlich gemeint ist. Das kann ja für jeden etwas anderes bedeuten. Mag jemand aus der Gruppe das mal definieren?«

Patientinnen mit Essstörungen können von Gruppen und der Vielfalt der dort zur Verfügung stehenden Spiegelungen, Perspektiven und Bindungserfahrungen sehr profitieren, wenn es Therapeuten gelingt, für eine sichere, lebendige Atmosphäre zu sorgen und Mentalisieren anzuregen. Gleichzeitig ist die Gruppe ein Format, in dem sich bei Patientinnen mit Essstörungen durch die Aktivierung der Bindungsmuster nonmentalistische Modi rasch manifestieren können. Die Empfehlungen, die Gruppe mit zwei Therapeuten und mit nicht zu vielen Patientinnen zu leiten, gelten auch in Gruppen für Patientinnen mit Essstörungen (s. Kap. 4). Zusätzlich kann es sinnvoll sein, auf die Gruppenzusammensetzung zu achten (kein Überwiegen chronifizierter Patientinnen, keine reine Gruppe sehr untergewichtiger Patientinnen).

5.10 Schwer zu mentalisierende therapeutische Situationen

Es kann in der Behandlung essgestörter Patientinnen Situationen geben, in denen eine explizite Arbeit am Mentalisieren nicht mehr möglich ist, aber eine MBT-orientierte Grundhaltung und ein Mentalisieren des Geschehens trotzdem entscheidend sein können. Dies ist der Fall, wenn Patientinnen so mangelernährt sind, dass ihr Denken den Bezug zur Realität verliert. Es kann dann dazu kommen, dass sie sich nicht behandeln lassen wollen, weil sie alle Interventionen als Bedrohung erleben oder ihre Situation nicht als gefährlich wahrnehmen. In seltenen Fällen können Therapeuten gezwungen sein zu handeln und Patientinnen gegen ihren Willen in eine Klinik einzuweisen, wenn aufgrund der körperlichen Situation die Gefahr groß ist, dass sie sterben könnten. Therapeuten müssen dann angesichts der Frage um Leben oder Tod auf einer »teleologischen Ebene« reagieren. Wann dieser Punkt erreicht ist, ist nicht einfach zu entscheiden. Wird ein entsprechender Prozess über ein Amtsgericht eingeleitet, ist eine ausführliche Aufklärung einer Patientin über diesen Schritt nicht nur erforderlich, sondern auch therapeutisch von größter Bedeutung, selbst wenn eine solche die Patientin nur ansatzweise erreicht. Danach sollte so bald wie möglich eine mentalisierende Auseinandersetzung stattfinden. Wie konnte es so weit kommen? Wie wurde die Zwangseinweisung von der Patientin erlebt? Wie kann der Kontext gemeinsam aufgearbeitet werden, in welchem der Therapeut keine andere Wahl sah?

5.11 Fallbeispiel Anorexia nervosa

Frau H., eine 18-jährige Patientin, wurde von ihrem Hausarzt in die Klinik eingewiesen, da trotz ambulanter Psychotherapie keine wesentliche Verbesserung der anorektischen Symptomatik eingetreten war. Die Patientin erfüllte die diagnostischen Kriterien einer AN vom restriktiven Typus gemäß ICD-10, d. h. es bestand ein selbst herbeigeführter Gewichtsverlust mit einem BMI unter 17,5 kg/m^2, eine extreme Angst vor einer Gewichtszunahme und eine Körperbildstörung. Aus dem Erstgespräch ergab sich die Indikation für eine Psychotherapie auf einer Station mit einem spezialisierten Programm für die Behandlung von Essstörungen. Die Patientin zeigte sich zu Beginn ambivalent bezüglich dieses Vorschlags.

5.11.1 Anamnese

Biografische Angaben

Frau H. erzählte, eine schöne Kindheit gehabt zu haben. Sie sei als jüngstes von vier Geschwistern bei beiden Eltern aufgewachsen. Sie sei ein aktives Kind gewesen und habe Schwierigkeiten gehabt, stillzusitzen. Deshalb hätten ihre Eltern ihr ermöglicht, mit dem Schwimmen anzufangen, was sie schließlich als Leistungssport betrieben habe. Nach der Grundschule habe sie das Gymnasium mit einem naturwissenschaftlichen Profil besucht. In der 10. Klasse habe sie ein Austauschjahr in Costa Rica gemacht, wo es ihr sehr gefallen habe. Es sei dort auch zu einer romantischen Beziehung mit einem jungen Mann gekommen. Sie habe diese jedoch nach ihrer Rückkehr nicht fortführen wollen. Im Jahr 2020 habe sie ihr Abitur gemacht. Danach habe sie für ein Jahr an einer Grundschule ausgeholfen. Zudem sei sie in einer Pfadfindergruppe als Leiterin aktiv gewesen.

Krankheitsanamnese

Im Erstgespräch berichtete Frau H., dass sie schon seit der frühen Jugend an einer Essstörung leide. Im Leistungssport und im Gymnasium habe sie irgendwann angefangen, sich unter Druck zu setzen, und habe sich viel mit anderen verglichen. Nach anfänglichen Versuchen, über Diäten abzunehmen, seien zunehmend Essbrechanfälle aufgetreten. Während des Auslandssemesters in Costa Rica habe sie an Gewicht zugenommen, weil es ihr dort gut gegangen sei. Dies habe sie nach ihrer Rückkehr so gestört, dass sie depressiv geworden sei. Es sei ihr so schlecht gegangen, dass sie wegen Suizidgedanken in einer stationären Krisenintervention gewesen sei. Anschließend sei es ihr eine Zeitlang bessergegangen. Die AN habe sie zu Beginn der Corona-Pandemie entwickelt. Die bisherige Tagesstruktur sei weggefallen, wodurch sie sich selbst eine neue aufgebaut habe, die auch Sport beinhaltete. Ihr Essverhalten sei zunehmend restriktiver geworden, wodurch es zum Gewichtsverlust und damit einhergehendem Untergewicht gekommen sei.

In der Herkunftsfamilie seien mehrere weibliche Familienmitglieder von Essstörungen betroffen, unter anderem eine Schwester. Ihre Mutter beschrieb sie sowohl als ängstlich als auch als fordernd. Auf ihre Autonomiebestrebungen habe ihre Mutter überfordert-ängstlich reagiert, was in ihr Schuldgefühle ausgelöst habe. Ihren Vater beschrieb sie als Vorbild bezüglich des Umgangs mit Essen, da er einen entspannten Umgang damit habe.

5.11.2 Persönlichkeitsdiagnostik

Anhand des Level of Personality Functioning Scale – Brief Form 2.0 (LPFS-BF 2.0, SR; Spitzer et al. 2021) ergaben sich Hinweise auf größere Beeinträchtigungen in der Funktion des Selbst, vor allem in den Bereichen Identität und Selbstwerterleben. In der Domäne Andere wies die Patientin keine klinisch relevanten Beeinträchtigungen auf.

Die Ergebnisse aus dem Fremdrating des Semi-Structured Interview for Personality Functioning DSM-5 (STiP 5.1; Zettl et al. 2019) deckten sich größtenteils mit dem Selbstrating der Patientin. Es ergab sich eine moderate Beeinträchtigung der Persönlichkeitsfunktion im Bereich Identität, gefolgt von milden bis moderaten Beeinträchtigungen in den Bereichen Selbststeuerung, Empathie und Nähe.

Bezüglich maladaptiver Persönlichkeitsfacetten gemäß des alternativen Modells für Persönlichkeitsstörungen des DSM-5 ergaben sich aus dem Personality Inventory for the DSM-5 brief version (PID5BF+M, SR; Kerber et al. 2022) Hinweise auf erhöhte Werte auf den Skalen Zwanghaftigkeit, negative Affektivität und Distanziertheit. Insgesamt erfüllte die Patientin die Kriterien einer Persönlichkeitsstörung knapp nicht. Es bestanden jedoch zwanghafte, depressive und ängstlich-vermeidende Persönlichkeitszüge mit ausgeprägten Beeinträchtigungen des Selbst (Identität, Selbstwert, Selbststeuerung).

5.11.3 Mentalisierungsdiagnostik

Bindungsstil

Bei der Patientin war von einem unsicher-vermeidenden Bindungsstil auszugehen. Dieser äußerte sich in einem negativen Selbstbild und der Angst, dass andere sie nicht als liebenswert empfinden könnten. Emotionale Nähe war ihr eher unangenehm, löste Unsicherheit, Scham und Fluchtimpulse aus. Bei Konflikten oder starken Emotionen erfolgte ein innerer Rückzug auf sich selbst. Das Bindungsverhalten äußerte sich auch in der Beziehungsgestaltung zur Therapeutin. Auf deren Urlaubsabwesenheit reagierte sie vordergründig gleichgültig. Während der Urlaubsabwesenheit wendete sie sich einer anderen Therapeutin zu und nach Rückkehr der Therapeutin zeigte sie weder Freude noch Ärger. Im Gegenteil, sie idealisierte die andere Therapeutin, und es schien so, als ob sie sich ohne Schwierigkeiten einer anderen Person zugewandt hatte und ihre ursprüngliche Therapeutin nicht mehr brauchte. In einer Situation, in der sie sich von der Therapeutin kritisiert fühlte, führte dies zu einem schambesetzten inneren Rückzug auf sich selbst statt zu einer offenen Auseinandersetzung mit der Kritik.

Mentalisierungsprofil

Automatisch vs. kontrolliert. Bei der Patientin dominierte automatisches Mentalisieren (vgl. Abb. 5-3), welches durch unsichere Bindungsrepräsentanzen und damit verbundene negative und stereotype Annahmen über das Selbst und andere geprägt war (»Ich bin nicht gut genug«, »Ich bin falsch«, »So wie ich bin, bin ich eine Enttäuschung«). Wenn sie auf eine Nachricht an eine Freundin keine prompte Rückmeldung erhalte, sei sie überzeugt, dass niemand mehr etwas mit ihr zu tun haben wolle (Äquivalenzmodus, teleologischer Modus). Der Wechsel in kontrolliertes (explizites) Mentalisieren stellte eine Herausforderung dar, weil eine Konfrontation mit dem negativen Selbstbild und die Gefahr, dass das Gegenüber sich abwendet, starke negative Emotionen wie Scham und Angst auslösten und damit die Mentalisierungsfähigkeit überforderten. Es bestand dann die Gefahr, dass die Patientin in ein Pseudomentalisieren (Als-ob-Modus) geriet.

Selbst vs. andere. In bindungsrelevanten und konflikthaften Situationen zeigte sich bei ihr eine Mentalisierungsstörung im Hinblick auf Annahmen über andere. Dies wurde in dem Moment deutlich, als sie mit ihrer stagnierenden Gewichtskurve konfrontiert und nach einer möglichen Erklärung gefragt wurde. Sie erlebte das Nachfragen als streng, was sie durch die Aktivierung ängstlicher Bindungsanteile verunsicherte und Insuffizienz- und Schamgefühle in ihr auslöste. Sie erlebte sich in diesem Moment als eingeschüchterte Schülerin, die die richtige Antwort nicht kannte. Es wurde deutlich, wie sie in sich zusammensank und ihre Mentalisierungsfähigkeit in diesem Moment zusammenbrach. Die Mentalisierung des Selbst war insofern beeinträchtigt, als die Insuffizienz- und Schamgefühle nicht reguliert werden konnten. Sie war im Gegenteil davon überflutet worden, eine Selbst-Regulation auf kognitiver Ebene stand nicht zur Verfügung.

Kognitiv vs. affektiv. Die Patientin neigte dazu, schwierige Gefühle zu vermeiden. Aufkommende Affekte wurden sehr körpernah und als überwältigend erlebt. Um sich davor zu schützen, neigte sie zum Intellektualisieren und Grübeln (kognitives Hypermentalisieren). Das zeigte sich daran, dass sie bei Rückfragen nach konkreten Situationen, in denen sie selbstabwertende Gedanken hatte, rasch auf eine intellektuelle Ebene wechselte und darüber sprach, dass sie schon immer Schwierigkeiten mit dem Selbstwert gehabt habe (Als-ob-Modus). Es bestanden Beeinträchtigungen auf beiden Polen.

Internal vs. external. Die Patientin war bezogen auf interpersonelle Situationen internal ausgerichtet. Obwohl sensitiv gegenüber Ablehnung, fiel auf, dass sie sich wenig mit konkret beobachtbarem äußerem Verhalten der anderen beschäftigt hatte. Es wirkte eher so, als ob selbstabwertende Gedanken eher von inneren Erlebnisaspekten oder Annahmen als von äußeren Beobachtungen ausgelöst wurden. Damit war sie internal fokussiert. Ihr inneres Erleben und die Vermutung, was andere denken und fühlen könnten, wurde durch die äußere Wahrnehmung nicht korrigiert. Bezüglich des Aussehens und Gewichts von anderen und sich selbst war sie external ausge-

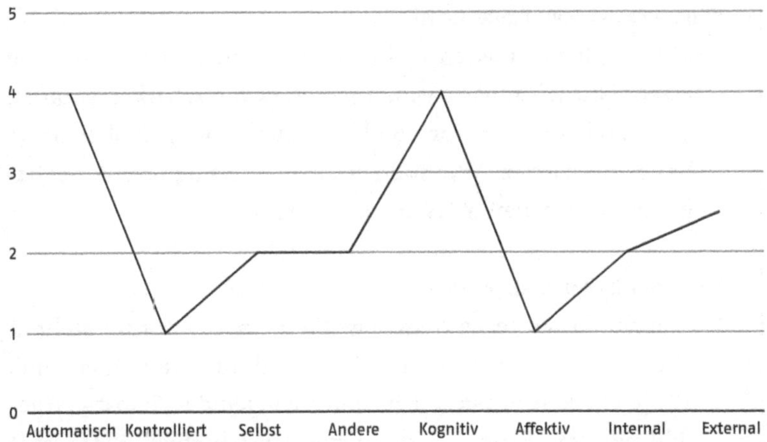

Abb. 5-3: Mentalisierungsprofil von Frau H.

richtet. Externale Aspekte bezogen sich auf die Körperwahrnehmung (»Sie ist dünn, sie ist also zufrieden und fühlt sich wohl«, »Ich bin dick, ich bin nichts wert«).

Nonmentalistische Modi. In ihrem Erleben sowie in den Sitzungen kamen alle nonmentalistischen Modi vor, am häufigsten fanden sich bei ihr der teleologische und der Als-ob-Modus wieder:

Beispiele nonmentalistischer Modi bei Frau H.

Klinisches Beispiel: Teleologischer Modus

P: »Ja, ich habe halt gemerkt, dass es mir Sicherheit gibt, dass ich hierherkommen kann, und ich muss mir keine Gedanken machen, wie viel ich esse, weil es einfach vorgesetzt wird … und das ist halt mega entlastend …

Also … ja … klar … Ich will diese Hilfe auch nicht fürs ganze Leben, aber es ist halt wirklich zurzeit … also nichts gegen alle Therapien, aber das Einzige, was mich hier noch hält, ist die Sicherheit, die ich beim Essen bekomme. Halt beim Mittagstisch oder so …

Aber ja, ich weiß nicht, wie das jemals soll funktionieren, wie außer … dass ich einfach das Essen vorgesetzt bekomme.«

Klinisches Beispiel: Äquivalenzmodus

P: »Alle anderen müssen nicht überlegen und planen, was sie essen. Nur ich muss das. Ich werde es nie schaffen, spontan essen zu können, was ich will, und mir keine Gedanken übers Essen zu machen. Wie soll ich die Essstörung jemals wegbekommen? Ich werde das nie schaffen ...«

Klinisches Beispiel: Als-ob-Modus

P: »Ich würde halt gerne wissen, wofür meine Essstörung steht ... also, das heißt, welche Emotionen dahinter verborgen sind. Vielleicht kompensiere ich mein mangelndes Selbstwertgefühl mit dem Essen ... oder meine Unsicherheit ... das ist ja häufig so bei Anorexie.«

5.11.4 Therapieverlauf

Erste Therapiephase: Psychoedukation und Fallformulierung (vier Wochen)

Im Rahmen der stationären Therapie fanden zwei Einzeltherapie-Gespräche pro Woche statt. Von mehreren Gruppenangeboten war eine Sitzung wöchentlich an MBT orientiert. Im Rahmen der ersten Therapiephase wurde zunächst die Psychoedukation durchgeführt. Auf Basis von MBT-I-Arbeitsblättern wurden adaptierte individuelle Arbeitsblätter entwickelt, mit denen die Patientin über den Begriff des Mentalisierens, zu den unterschiedlichen Dimensionen und zur Bedeutung des Mentalisierens in Bezug auf ihre Symptomatik informiert wurde. Sie zeigte sich interessiert und konnte rasch Beispiele aus ihrem eigenen Leben finden, z.B. für den teleologischen Modus, wonach sie ihren Selbstwert am Gewicht festmachte.

Darauf aufbauend wurde mit ihr die Fallformulierung erarbeitet, mit Festlegung des Therapiefokus und weiteren Aspekten der Behandlung. Entsprechend der Schwere der anorektischen Symptomatik musste bereits während der Phase der Psychoedukation und des Erstellens der Fallformulierung immer wieder die unzureichende Gewichtszunahme – wie in der Therapievereinbarung festgelegt – thematisiert werden. Mit der Patientin kam es zu einem intensiven

Diskurs über die Inhalte der Formulierung, sodass sie nach mehreren Anpassungen schließlich nach vier Wochen definitiv formuliert werden konnte. Beispielhaft sollen hier einige Aspekte beim Entstehen der Fallformulierung wiedergegeben werden, um den damit verbundenen Prozesscharakter und die kollaborative Haltung bei ihrer Erstellung zu illustrieren.

Der Patientin war es wichtig, Behandlungsziele zu formulieren, die sich nicht vorrangig auf die Verbesserung ihrer Essstörungssymptomatik bezogen, sondern auf ihr psychisches Befinden und ihre Flexibilität in Beziehungen. Zunächst formulierte sie als Ziel, sich gedanklich weniger mit den Themen Essen und Gewicht zu beschäftigen. Als sie merkte, dass sich dies schon verbessert hatte, statt dessen nun aber Leeregefühle auftauchten, wurden die Behandlungsziele entsprechend modifiziert. Bezüglich des Vergleichs mit anderen Personen formulierte die Therapeutin zunächst, dass sie dabei »häufig« schlecht abschneide. Die Patientin betonte jedoch, dass sie »immer« schlecht abschneide und deshalb eine Anpassung der Formulierung wünsche. Trotz des hinter dieser Formulierung vermuteten Äquivalenzmodus wurde der Abschnitt entsprechend geändert. Gemeinsam wurde festgelegt, dass im Behandlungsverlauf untersucht werden kann, ob diese Formulierung weiterhin so zutrifft.

Im Hinblick auf ein Mentalisieren des Körpers wurde ein Abschnitt aufgenommen, dass die Patientin in Situationen, in denen sie sich unsicher fühlt, auch auf ihre Körperhaltung achtet. Sie merkte dazu an, dass sie selbst schon bemerkt habe, dass sie die Schultern hochziehe, wenn sie angespannt sei.

Fallformulierung Frau H.

Behandlungsziele (nach Wichtigkeit):

1. Frau H. beschäftigt sich sehr viel mit den Themen Essen und Gewicht. Sie weiß, dass in der Behandlung erwartet wird, dass sie an Gewicht zunimmt (s. gesonderte Vereinbarung), und sieht teilweise auch ein, dass eine Gewichtszunahme für ihre Gesundheit wichtig ist. Gleichzeitig möchte sie, dass es nicht nur um das Gewicht geht, weil für sie auch andere Aspekte wichtig sind. Sie bemerkt, dass sie sich schon seit Beginn der

Behandlung weniger mit den Themen Essen und Gewicht beschäftigt. Aber in Situationen, in denen sie nichts zu tun hat, kommen nun Gefühle von Leere auf, die sich einengend und beunruhigend anfühlen. Ihr wichtigstes Ziel neben einer Gewichtszunahme ist es deshalb, *öfter Zustände einer angenehmen Entspanntheit zu erleben, auch wenn sie nicht über Essen und Gewicht nachdenkt.*

2. Frau H. fällt auf, dass in unvorhergesehenen zwischenmenschlichen Situationen Stress und Unsicherheit in ihr aufkommen und sie solchen Situationen deshalb ablehnend gegenübersteht. Eigentlich möchte sie aber spontaner sein, neue Dinge ausprobieren und neue Seiten an sich und im Kontakt mit anderen entdecken. Deshalb ist ihr zweitwichtigstes Behandlungsziel, dass sie *interpersonell mutiger* sein möchte. Sie merkt, dass sie dem Ziel nähergekommen ist, wenn sie sich z. B. an einer Diskussion beteiligt oder im Kontakt mit anderen Witze macht.

Bindungsverhalten und Probleme in Beziehungen:

Frau H. fällt auf, dass sie sich selbst nicht so mag. Sie vergleicht sich oft mit anderen bezüglich ihres Aussehens, ihres Beliebtheitsgrads, ihrer sozialen Kompetenz und ihrer Leistung. Sie konzentriert sich dabei eher auf das, was äußerlich von den anderen wahrzunehmen ist. Immer schneidet sie dann aus ihrer Sicht im Vergleich schlechter ab. Im Kontakt mit anderen ist sie deshalb häufig angespannt und fragt sich, was andere wohl über sie denken. Die Therapeutin und Frau H. nehmen an, dass zwischen dem Gefühl, sich selbst nicht so zu mögen, der damit verbundenen Anspannung in sozialen Kontakten, der Angst vor Gewichtszunahme und der Beschäftigung mit Essen und Gewicht ein Zusammenhang besteht. In der Therapie soll auch geschaut werden, wie sich die Erfahrungen mit anderen in der Beziehung mit der Therapeutin zeigen.

Vermehrter Fokus auf external und andere. Teleologischer Modus.

Äquivalenzmodus

Förderung des affektiven Mentalisierens des Selbst

Mentalisieren der Beziehung

Frau H. merkt auch, dass sie sich klein fühlt, wenn sie ihr Gegenüber als streng oder kritisch wahrnimmt, und in eine Art Schülerinnenrolle hineinkommt. Sie kann das in

Vermeidender Bindungsstil

diesen Momenten aber nicht ansprechen, sondern zieht sich automatisch in sich zurück und vermeidet den Blickkontakt. Die Therapeutin vermutet, dass dies auch zwischen der Patientin und ihr passieren könnte, und versucht, darauf zu achten. Wenn sie glaubt zu bemerken, dass sie selbst vielleicht kritisch gewirkt haben könnte, oder sie zu beobachten glaubt, dass die Patientin sich ihr gegenüber zurückzieht, nimmt sie sich vor, ihre Beobachtung in einer warmen und wohlwollenden Weise anzusprechen mit dem Ziel, dass Frau H. mit der Therapeutin gemeinsam explorieren kann, was in diesem Moment in ihr vorgeht.

Mentalisieren der Beziehung

Gestaltung der Psychotherapie:

In der Psychotherapie sollen vor allem soziale Situationen, in denen Frau H. sich unwohl oder unsicher fühlt, näher angeschaut werden. Dabei soll genau exploriert werden, welche Gedanken und Gefühle dabei in ihr aufkommen, und auch, was sie vermutet, was die anderen denken könnten. Die Therapeutin stellt hier auch eigene Gedanken zur Verfügung, um weitere Perspektiven einzubringen, was andere noch denken könnten. Die Gruppentherapie stellt hierfür ein besonderes Übungsfeld dar und die Verbindung zu den Erfahrungen in der Gruppentherapie wird in den Einzelgesprächen aktiv hergestellt. Hierbei ist auch wichtig, was Frau H. an oder in ihrem Körper wahrnimmt. Sie merkt zum Beispiel, dass sie eine verkrampfte Haltung einnimmt, wenn sie sich verunsichert fühlt. Sie merkt auch, dass ihr oft übel wird und sich ihr Magen zusammenzieht, wenn sie nervös ist. In den Sitzungen soll immer wieder explizit auf körperliche Sensationen eingegangen und untersucht werden, inwiefern diese in Zusammenhang mit Essen und Gewicht stehen.

Affektives Mentalisieren des Selbst

Fokus auf Selbst (kognitiv/affektiv) und andere (kognitiv)

Selbstoffenbarung

Mentalisieren des Körpers

In der Therapie soll auch geschaut werden, wie es Frau H. in der Sitzung geht, wenn sie der Therapeutin von Situationen, in denen sie sich unsicher fühlt, erzählt. Oft treten dann ähnliche Sensationen wie in der entsprechenden Situation auf. Sie zu beschreiben, während sie präsent sind, kann bei der Verbesserung des Gefühls für sich selbst helfen.

Affektfokus

Gleichzeitig ist der Therapeutin aufgefallen, dass Frau H. manchmal eher rational oder theoretisch über ihre Schwierigkeiten spricht. In solch einem Fall wird die Therapeutin ihre Beobachtung vorsichtig ansprechen und versuchen, auf das affektive Erleben der Patientin zu fokussieren oder wieder auf die konkrete Situation zurückzukommen.

Als-ob-Modus

Contrary Move

Verlauf:

Wichtig ist, in die Einzeltherapie einzubeziehen, was sich in den anderen Therapien auf der Station und im Kontakt mit den Mitpatientinnen entwickelt. Die Therapeutin und die Patientin vermuten, dass es vor allem in der Gruppentherapie zu Situationen kommen kann, in denen die Patientin sich unsicher fühlt und es schwierig für sie werden könnte. Es geht auch nicht darum, jede Gruppen- oder Einzelsitzung mit einem Wohlgefühl zu verlassen, aber es sollte deutlich werden, dass die Behandlung Frau H. hilft, an ihren Zielen zu arbeiten.

In der Mitte der Behandlung wird die Fallformulierung überprüft, um sie für die restliche Behandlung ggf. noch zu modifizieren. Am Ende der Behandlung wird der Verlauf im Hinblick auf die Fallformulierung reflektiert und daraus abgeleitet mögliche Ziele für die anschließende ambulante Behandlung definiert.

Die Behandlung wird auf Video aufgezeichnet. Diese Videos dienen der Qualitätskontrolle der Therapeutin. Sie werden in Supervisionen eingesetzt. Frau H. klärt sich bis auf Widerruf damit einverstanden.

Weiterer Therapieverlauf (2.–4. Monat)

In diesem Teil der Behandlung standen immer wieder die Schwierigkeiten der Patientin, an Gewicht zuzunehmen, im Vordergrund.

Ihre Gewichtskurve schwankte stark. Auf eine in einer Woche erzielte Gewichtszunahme folgte in der nächsten Woche wieder eine Gewichtsabnahme. Gemäß Therapievereinbarung wurde mit ihr besprochen, wie die Gewichtsschwankungen eingeordnet werden konnten. In gemeinsamen Standort-Gesprächen wurde versucht, die unzureichende Gewichtszunahme und die Schwankungen gemeinsam zu mentalisieren. In den Gesprächen zeigte sich allerdings, dass es kaum gelang, die körperlichen Prozesse zu explorieren. Frau H. verstand nicht, wie es zu den Schwankungen kam, da sie aus ihrer Sicht alles für die Gewichtszunahme Notwendige tat und sich in ihren Bemühungen wenig gesehen fühlte. Sie beantragte beispielsweise Trinknahrung, da sie ihrer Ansicht nach nur damit die erforderliche Gewichtszunahme schaffen konnte. Gleichzeitig versuchte das Behandlungsteam sie davon zu überzeugen, die Gewichtszunahme mit einer größeren Essensportion zu versuchen. Sowohl die Patientin als auch die Teammitglieder blieben hier in einem nonmentalistischen Modus gefangen (teleologischer und Äquivalenz-Modus), was u.a. durch gegenseitige »Ja, aber«-Diskussionen charakterisiert war.

Die Schwierigkeiten, die für eine Gewichtszunahme erforderlichen Mengen zu essen, zeigten sich bei der Patientin auch durch ein rasch auftretendes Völlegefühl, das sie kaum überwinden konnte. Im Rückblick sind diese körperlichen Phänomene und Schwierigkeiten trotz ihrer Integration in die Fallformulierung in der Therapie evt. nicht ausreichend fokussiert und supportiv begleitet worden.

Das folgende Beispiel illustriert anhand einiger Aussagen der Patientin, wie vorherrschend der teleologische Modus in der Behandlung der AN sein kann:

Teleologischer Modus, Frau H.

P: Ja, falle ich wieder zurück? Oder geht es mir dann einfach schlecht und ich bin im Normalgewicht? Dann sieht man mir auch nicht mehr an, dass ich krank bin … und dann habe ich keine Berechtigung mehr, um krank zu sein … weil ich bin ja im Normalgewicht, aber es geht mir immer noch gleich schlecht wie vorher …

Teleologischer Modus

Empathische Validierung

T: Und dann sieht mich erst recht niemand mehr in meiner Not …? Puh, ja, das ist ja schlimm …

P: Ja, weil Angst, rückfällig zu werden, habe ich nicht … ja, also viel weniger als Angst vor dem Normalgewicht zu sein … dass es mir halt megaschlecht geht … weil … das klingt jetzt blöd … aber die Essstörung kann ich immer wieder zurückpfeifen, wenn es sein muss … es macht keinen Sinn und ist wahrscheinlich auch nicht die beste Lösung … aber ich könnte wieder darauf zurückgreifen, wenn es sein müsste … aber ich habe einfach Angst, dass es mir psychisch schlecht geht …

T: Und die Not nicht ausdrücken zu können auf eine andere Art … Dann wären Sie in sich gefangen … und das macht Angst und Enge … dann kommen wieder die zwei Brocken auf Sie zu?

Verlust der nichtwissenden Haltung

Klarifikation

P: (nickt)

T: Was meinen Sie eigentlich genau mit psychisch schlecht gehen?

P: Ich meine … halt … dass ich halt dann wieder so das Gefühl habe … dass ich in der Schule gut bin und alles … aber dass es in mir anders aussieht …

Rückbesinnung auf nichtwissende Haltung

T: Wie genau?

P: Naja … also … dass ich Angst habe … also, dass mich die anderen nicht mögen …

T: Die anderen nicht mögen … Haben Sie da ein konkretes Beispiel?

P: Mhhh … Ja, wie gestern, als ich beim Essen war mit den anderen … und dann hab ich so einen Witz gemacht … und dann meinte jemand »findest du das echt witzig?« …

T: Oje …

Kognitive Dimension

P: Ja … und dann hab ich plötzlich so Zweifel gehabt … ob es witzig war …

T: Und was haben Sie körperlich gefühlt?

Bewegung zu Mentalisieren des Körpers

P: Mir ist … irgendwie so ein heißer Schauer … durch

den Körper … Ich weiß nicht, was das war … mega unangenehm …

T: Das glaub ich … Oje, da wagen Sie sich vor mit einem Witz und dann … stellt jemand Sie vor allen bloß, das ist echt unangenehm.

Empathische Validierung

P: Ja. Und ich habe dann versucht, mir nichts anmerken lassen … Weil, da möchte ich drüber stehen … Weil, ich fange sicher nicht an, vor den anderen zu weinen … Das ist doch peinlich … Und dann bin ich aufs WC und habe mich im Spiegel gesehen und gedacht, ich sehe so dick aus …

Als-ob-Modus

T: Was ist das für ein Gefühl gewesen vorher … mit dem Schauer …?

P: Mhh … vielleicht … Scham … oder so …? Ich glaube, ich hab mich vielleicht … geschämt … oder so … aber ich konnte das eben nicht zeigen …

T: Also, Sie haben sich geschämt? Das stelle ich mir unangenehm vor … oje …

P: Ja … und ich wollte mich am liebsten verkriechen … weil, ich kann das nicht zeigen vor anderen …

Empathisches Validieren

T: Sie konnten es nicht zeigen? Also, ich finde es toll, dass Sie das so ausdrücken, und das ist vielleicht nicht so einfach, das so zu sagen, oder?

P: Mh … ja … ja, auch es so zu sagen, wie ich es meine … dass es dann so richtig rüberkommt …

Mentalisieren der Beziehung

T: Haben Sie denn jetzt das Gefühl, dass ich einigermaßen verstanden habe, was Sie meinen?

P: Ja …

T: Woran können Sie das erkennen?

P: Ja … weil Sie so verständnisvoll nicken … und irgendwie … betroffen wirken …

T: Ok … Und wie ist das für Sie? Mir das zu erzählen … obwohl Sie sich doch bei sowas lieber verkriechen möchten?

P: Es war … ok … ganz angenehm …

T: Oh schön, das freut mich …

Abschlussphase (5. Monat)

In der Abschlussphase der Behandlung beruhigten sich die Diskussionen über die zu erzielende Gewichtszunahme etwas, obwohl das Gewicht der Patientin weiterhin schwankte. Das Ziel der Gewichtszunahme war deshalb weiterhin schwierig zu erreichen. Hinsichtlich des Ziels der Patientin, interpersonell mutiger zu werden, zeigten sich Erfolge. Es gab beispielsweise in den einzeltherapeutischen Sitzungen eine Situation, in der die Patientin die Therapeutin mit einem Scherz aufzog, was die Therapeutin in Bezug auf die Fallformulierung positiv konnotierte. Die Patientin richtete sich auch zunehmend nach außen aus. Beispielsweise meldete sie sich für ein Physik-Studium an, was einen weiteren Fortschritt darstellte, da sie zu Beginn der Behandlung noch nicht wusste, was sie studieren wollte. Sie begann auch, einen Gleichaltrigen zu daten. Auch damit erreichte sie ein Behandlungsziel in der Fallformulierung, wonach sich mehr Mut in interpersonellen Situationen darin äußern könnte, dass sie flirtete.

Von der Stimmung her war Frau H. deutlich aufgehellter. Am schwierigsten blieb bis zum Ende der stationären Behandlung das Mentalisieren des Körpers. Die Patientin gab weiterhin an, Schwierigkeiten mit der raschen Gewichtszunahme zu haben. Zudem blieb das nur schwer aushaltbare Völlegefühl bestehen, das kaum mit einem inneren Erleben in Verbindung gebracht werden konnte. Damit einhergehend wollte die Patientin entgegen unserer Empfehlung, die stationäre Behandlung bis zum Erreichen eines BMI von 18,5 kg/m^2 weiterzuführen, mit einem BMI von knapp unter 17,5 kg/m^2 entlassen werden, um für einen Sprachaufenthalt ins Ausland zu gehen. Sie erfüllte damit also noch die Kriterien für eine Anorexia nervosa. Auch wenn eine Entlassung mit einem höheren Gewicht wünschenswert gewesen wäre und als ursprüngliches Ziel vereinbart worden war, konnte im Behandlungsteam auch ein anderer Aspekt wahrgenommen werden: Die Patientin traute sich eine Auslandsreise zu, welche sie sich zu Beginn der Therapie sehr gewünscht hatte.

Ein wichtiger Behandlungsfortschritt war eine zunehmende innere und äußere Auseinandersetzung der Patientin mit der Situation in ihrer Familie. Es störte sie zunehmend, wenn ihre Mutter sich in ihre Angelegenheiten einmischte, und so forderte sie im Kontakt mit dieser zunehmend Grenzen ein. Für die Zeit nach der Entlassung wollte Frau H. schließlich noch eine Packung Trinknahrung als »Sicherheitsanker« mitnehmen, was gewissermaßen als teleologisch angesehen werden kann. Bei der Verabschiedung bedankte sich die Patientin bei der Therapeutin und freute sich, dass sie nun eine »eigene Meinung« habe. Auch hier zeigten sich Schritte hin zu mehr Mut in interpersonellen Situationen, in denen sie selbstsicherer auftreten konnte. Bei der abschließenden Evaluation der Fallformulierung konnte dann auch das Ziel, mehr interpersonellen Mut zu entwickeln, als ein Stück weit erfüllt angesehen werden. Die weitere Arbeit daran wollte sie in der ambulanten Therapie weiterführen. Hierzu wurde der Patientin insbesondere die Teilnahme an einer ambulanten Gruppentherapie empfohlen. Neben der gemeinsamen kritischen Reflexion der Entlassung vor Erreichen des Zielgewichts wurde das Ziel, entspanntere Momente in Bezug zu sich selbst zu erleben, als nur bedingt erreicht eingestuft. Diesbezüglich wurde die weitere Bearbeitung in der ambulanten Einzeltherapie als vordergründig definiert.

Es folgt ein Auszug aus einer Sitzung mit charakteristischen MBT-Interventionen:

Beispiel zur »Klarifikation« einer signifikanten Situation, zur Affektelaboration und zum Affektfokus

P: Ich weiß nicht … Ich fühle mich einfach im Moment ein bisschen sehr unwohl immer noch … ähm … ja … einfach so ein bisschen … in meinem Körper und über mich selbst … ist etwas anstrengend, mich selbst auszuhalten.

T: Mhh … ok … Und gibt es da eine konkrete Situation, in der Sie das bemerkt haben? Also, wo es angefangen hat oder besonders stark gewesen ist?

P: Mhh … eigentlich oft am Nachmittag, wenn ich nichts zu tun habe, wenn ich es so richtig merke. Oder halt … manchmal bin ich richtig müde und möchte mich einfach nur hinlegen … und wenn ich mich dann hinlege, merke ich, dass ich es eigentlich gar nicht aushalte mit mir. Wenn ich so merke, es geht nicht. Es geht einfach nicht … Ich komme nicht klar mit mir …

T: Ok … also das ist, wenn Sie es sich mal herausnehmen, sich hinlegen, und dann fangen die Gedanken an … Oder? Wie kann ich es mir vorstellen?

P: Ja …

T: Ok … Und wann war das denn das letzte Mal?

P: Am Wochenende. Da habe ich schon oft Pause gemacht … Also, es hat schon auch gut getan … Also, ich bin froh, dass ich so oft Pause gehabt habe, weil dadurch bin ich viel gesünder … Also, ich bin zwar immer noch erkältet …

T: Ah ja!

P: … aber es ist schon ein Stück besser.

T: Ah, ok.

P: Ja … und dann war es so … ich bin einerseits megafroh gewesen, dass ich mich einfach mal hinlegen konnte und nicht von einem Termin zum anderen hetzen … aber … als ich dann allein gewesen bin … dann war es eben … also eben so, megaschwierig, mich allein auszuhalten … es war so … also warum bin ich überhaupt alleine? Ja … Wieso … habe ich überhaupt nichts zu tun jetzt? Wieso habe ich nichts mit jemandem abgemacht? Liegt es an Dir, weil die anderen ja überhaupt nicht haben wollen mit dir abmachen? Mhh … ja … (schaut nach unten). Dann hat so das wieder angefangen.

T: Mhh (mitfühlend) … oah … sehr unangenehm …

P: Ja … und es ist auch so … Ich halte mich gerade einfach nicht so richtig aus … und ich fühle mich auch unwohl in meinem Körper … Ich bin zwar froh, dass das Gewicht hochgeht, aber es ist einfach … unangenehm.

T: Ja, das glaube ich! Jetzt … also wenn ich da jetzt auch etwas beharre darauf … Sie haben ja gesagt, das war am Wochenende so, dass Sie es schwer mit sich ausgehalten haben? Das war ja das Pfingstwochenende, oder? Da waren Sie ja zu Hause, oder? Also das heißt, ist das dann dort vorgekommen?

P: Nein, das ist eben vor allem gewesen, wenn ich zurück auf Station gekommen bin. An langen Wochenenden muss man zwischendurch ja zurückkommen.

T: Ah ja!

P: Und es war vor allem, als ich hier war, habe ich es ganz fest gemerkt … Und … am Samstagnachmittag noch ein bisschen … weil dort … habe ich noch keinen Plan gehabt, was ich mache. Und das ist auch hier gewesen, also bevor ich heimgegangen bin. Es ist eben, also am Samstagnachmittag war es so … »Ja, wieso hast du keine Pläne?«, »Deine Kollegen haben dich nicht gern … wollen nichts mit dir unternehmen« und so. Ja …

T: Oh nein! Also das heißt, am Samstagnachmittag, bevor Sie nachhause gegangen sind, kamen die Gedanken, dass ihre Freunde Sie …?

P: Ja, weil ich einfach nichts zu tun gehabt habe. Erst am Abend hab' ich noch etwas gemacht mit einer Kollegin …

T: Ah ja …?

P: Ja … Aber trotzdem sind halt am Nachmittag selbst die Gedanken megaschlimm gewesen.

T: Ok … Also das heißt, das war so eine Zwischenzeit … zwischen hier nicht richtig Programm, aber auch noch nicht daheim und auch noch nichts gemacht?

P: Ja ja, also ich habe zu dem Zeitpunkt auch noch nicht gewusst, dass ich am Abend noch etwas habe.

T: (überrascht) Ah, noch nicht?

P: Das ist dann spontan gewesen.

T: Ah, ok. Also haben Sie das … dann doch noch initiiert?

P: Ja.

T: Das ist ja super!

P: Ja. Es hat einfach sehr viel Überwindung gebraucht, weil … ich mit diesen Gedanken umso größere Angst gehabt habe, so … ja … also, auf Abneigung zu treffen. Und dann bin ich wie so gewesen, ja … es ist halt ein bisschen riskant, jetzt zu fragen … Wenn sie nicht gekonnt hätte, hätte ich gewusst, es wäre mir nachher noch schlimmer gegangen …

T: Natürlich, das glaub ich! Deshalb … also … umso toller, dass Sie sich gerade überwunden haben, obwohl Sie in sich so eine Angst gehabt haben, dass man Sie nicht sehen will … und sich dann zu trauen, das ist ja umso mehr wirklich Überwindung …

(P schaut nach unten und schweigt)

T: Und wann haben denn die unangenehmen Gefühle angefangen? Am Samstagmorgen?

P: Ja, am Samstagmorgen bin ich eben noch mit mehreren Leuten auf der Station gewesen, und wir haben noch einen Spaziergang gemacht und sonst noch etwas geredet, und dann ist dort eigentlich ok gewesen.

T: Ok … und die sind dann gegangen? Selbst?

P: Ja … mhh …

T: Und dann sind Sie alleine zurückgeblieben hier auf Abteilung?

P: Ja, also, es hat schon noch Leute dagehabt, aber halt niemand so enges …

(T nickt mitfühlend)

P (schaut hoch): Ja, und eigentlich habe ich mir ja auch mal Zeit nehmen wollen für mich … aber dann sind halt die Gedanken gekommen …

Im diesem ersten Teil ist die Therapeutin bemüht darum, eine konkrete Situation so herauszuarbeiten, dass ein gemeinsames klares Bild vor dem inneren Auge von Patientin und Therapeutin entsteht (Klarifikation), auf dessen Grundlage nun im Folgenden allmählich affektive Phänomene exploriert werden können (Affektelaboration). Die Klarifikation erfolgt aus einer nichtwissenden Haltung heraus und wird gleichzeitig durch supportive und empathisch validierende Kommentare begleitet.

T: Ok … Haben Sie denn vorher auch schon etwas Angst gehabt vor der Situation, wenn Sie alleine sind? Oder wie hat denn das genau angefangen?

P: Also, am Morgen habe ich schon noch so Gedanken gehabt … also, was mache ich dann da? Mhh … ja … und so hat es angefangen, dann bin ich in Stress gekommen … dann hat es in mir mega blockiert, jemanden zu fragen … ja, und dann war eben der Nachmittag, als ich so da gewesen bin … und dann war so … also, Du hast ja eh wollen entspannen, also entspann Dich mal … ja.

T: Mhh … Und das blockiert … Sie waren eigentlich nervös, aber wollten niemanden fragen. Wie kam das?

P: Ich glaube, dort war es so … Ich kann nicht fragen, weil ich einfach so arg Angst habe, dass jemand mich ablehnt …

T: Ach so … ja … das verstehe ich (nickt mitfühlend). Ok … blockiert … also Angst, dass wenn jemand Nein sagen könnte, dass Sie das dann nicht so gut aushalten würden in dem Moment. Ok … das und dann ist aber auch noch so eine Stimme dazu gekommen wie »du hast doch gesagt, du wolltest dich mal entspannen, also frage jetzt auch nicht die anderen« … oder ist das nicht?

P: Doch, doch, das schon auch …

T: Also, das stelle ich mir sehr unruhig … so nervenzehrend vor …

(P nickt und schaut nach unten)

T: Gab es noch andere Gefühle in dieser Situation am Samstag, an die Sie sich jetzt gerade erinnern …?

P: Ja, ein Teil war auch noch so … die abwertenden Gedanken … keine Ahnung … ich habe mich halt selbst nicht gern … oder ich habe eine sehr große Abneigung gegen viele Sachen von mir … und das war halt sehr schwer auszuhalten … und ich fühlte mich gar nicht wohl in meinem Körper.

T: Im Körper?

P: Ja … und jetzt ist auch noch die Bestätigung gekommen … Also, ich freu mich ja, aber …

T: Ja, das ist natürlich schon ein großer Unterschied bei der Gewichtszunahme vom Freitag … zwei kg …

P: Ja.

T: Haben Sie das denn kommen sehen, wie viel das wird?

P: Nein, ich hätte ehrlich gesagt nicht gedacht, dass es reicht.

T: Echt?

P: Ich hab' nicht verstanden, wie es so stark heruntergegangen ist. Erst runter … jetzt wieder hoch … ich weiß es nicht.

T: Ist das unangenehm, oder?

P: Ja, es ist unangenehm …

T: Wie oder wo haben Sie es an Ihrem Körper gemerkt? Weil ich meine, zwei kg in drei Tagen … Ich kann mir das gar nicht vorstellen, wie sich das anfühlt …

P: Ich weiß auch nicht. Ich habe das Gefühl, ich merke es an den Beinen und am Bauch …

T: Und wie fühlte sich das genau an? Wo genau an den Beinen und am Bauch?

P: Also … am Oberschenkel zum Beispiel … die fühlen sich … wie … ausgedehnter an … und das ist irgendwie … eklig?

T: Oh, eklig … Das ist kein so schönes Gefühl …?

P: Nein, gar nicht …

T: Konnten Sie es auch sehen?

P: Ja.

T: Wo?

P: An den Beinen und am Bauch.

T: Ah, da, wo Sie es gemerkt haben, konnten Sie es auch sehen. Gab es denn vorher an diesem Samstag auch schon Druck … klappt das bis am Dienstag?

P: Ja, sicher. Schon recht gestresst.

T: Ah, gestresst auch.

P: Mhh …

T: War das vielleicht auch ein Grund, es mit sich selbst nicht so gut zu haben, wenn man so gestresst ist und unter Druck …

P: Ja, und dann wütend mit mir selbst war ich auch, weil wieso geht's nicht? Wieso geht's nicht so einfach?

Die Therapeutin hat nun im Rahmen der Affektelaboration zusammen mit der Patientin Gefühle, Gedanken und Körpersensationen herausgearbeitet, die in Bezug auf die gemeinsam fokussierte Situation aus der jüngeren Vergangenheit erinnerbar sind. Auch hier begleitet sie die Exploration aus einer nichtwissenden Haltung heraus mit supportiven Kommentaren, sodass sich die Patientin beim Mentalisieren ihrer Affekte sicher fühlen kann. Nun fragt die Therapeutin nach der aktuellen Befindlichkeit beim Erzählen (Affektfokus) und tangiert dabei auch die Frage nach dem gemeinsamen Erleben der Gesprächssituation in der therapeutischen Beziehung (Überleitung zum Mentalisieren der Beziehung)

T: Sie haben mir sehr viel erzählt von Ihren unangenehmen Gefühlen, vielen Dank – so kann ich mir das ganz gut vorstellen … Angst … nervös … entwertende Gedanken … sogar Ekel … Wie geht es Ihnen jetzt grade, wo wir darüber sprechen?

P: Puh, es ist ok … aber ich habe ganz schön Druck … so auf der Brust … und im Kopf … es war ja echt viel … auch … und sonst erzähle ich das nicht so im Detail … wie es mir geht …

T: Ja, das ist viel und wie erleben Sie mich beim Zuhören …?

P: Interessiert … ein bisschen nervig auch, weil Sie so ins Detail fragen …

T: Hahaha … ja, das stimmt … kann ich mir vorstellen …

P: Aber sonst gut … Also … vielleicht auch … etwas erleichtert … jetzt … hat gutgetan, darüber zu reden …

T: Schön … Merken Sie etwas von dieser Erleichterung vielleicht auch körperlich? Wie fühlt sich ihr Körper gerade an …?

Beispiel zur Selbstoffenbarung (dieselbe Behandlung)

T: Ja … nein … ich glaube, das ist es nicht … Ich habe das Gefühl, wir sind gerade in einer Situation, in der es darum geht, den anderen zu überzeugen, wer nun Recht hat. Und ich habe so meine Haltung und bin überzeugt von dem hier … ich weiß gerade nicht so, wie weiter … weil … ich das Gefühl habe, egal, was ich sage … es würde Sie vielleicht nicht überzeugen, und irgendwie ist es auch nicht mein Ziel auf der einen Seite, weil ich es auch ok finde, dass Sie Ihre Position haben … deshalb bin ich gerade fieberhaft am Überlegen, was ich jetzt machen soll …

P: (lacht)

T: Eigentlich ist es das …

P: Dann geht es uns beiden gleich …

T: Ah nein, wirklich! (überrascht)

In diesem Beispiel aus einem Gespräch über die Gewichtszunahme, bei dem sich ein »Ja, aber«-Diskurs ergeben hat, der nicht weiterführt (beide zunehmend im Äquivalenzmodus), legt die Therapeutin authentisch ihren mentalen Prozess offen, um zusammen mit der Patientin wieder ins Mentalisieren zurückzufinden.

KAPITEL 6

Komplexe Therapieprogramme

6.1 Stationäre und tagesklinische Behandlung von Essstörungen

Die stationäre Psychotherapie hat in Deutschland eine bis in die 1920er Jahre zurückreichende Tradition, die durch psychoanalytische Konzepte und milieutherapeutische Ansätze stark beeinflusst wurde und an Bedeutung gewann, als sich die Psychosomatische Medizin und Psychotherapie als eigenes Fach in der Medizin etablierte (Janssen 1987; Schauenburg & Hildenbrand 2011). In der Psychiatrie kam es unter anderem durch den »Siegeszug« der Psychopharmakotherapie zu einer Betonung biologischer Ursachen psychischer Erkrankungen, aber auch zu einer intensiven Diskussion milieutherapeutischer Ansätze im Rahmen der Psychiatriereformbewegung. Heute wird tagesklinische und stationäre Psychotherapie im deutschsprachigen Raum sowohl in psychosomatischen als auch in psychiatrischen Kliniken angeboten – ganz im Gegensatz zum angloamerikanischen Raum, in dem diese Behandlungsform so gut wie nicht existiert.

In der Behandlung von Essstörungen können tagesklinische oder stationäre Behandlungsepisoden notwendig werden, dies gilt insbesondere für die AN. Einzelne Patientinnen brauchen über den manchmal lebenslangen Verlauf ihrer Erkrankung wiederholt eine multimodale, (teil-)stationäre Therapie. Auf die Indikation für eine Klinikbehandlung sind wir in Kap. 2 eingegangen: In Kliniken müssen vor allem schwer beeinträchtigte, körperlich oder psychisch gefährdete Patientinnen mit Essstörungen behandelt werden sowie solche, bei denen die ambulante Behandlung nicht zum Erfolg geführt hat. Einhergehend mit der Schwere der Erkrankung bzw. unzureichenden Besserung im ambulanten Setting ist diese Patientinnengruppe im Hinblick auf ihre Fähigkeit zu Mentalisieren besonders eingeschränkt. Körperliche Beeinträchtigung, Psychopathologie und beeinträchtigtes Mentalisieren bedingen sich hier wechselseitig.

Zunächst soll auf die Besonderheiten einer Klinikbehandlung im Vergleich zum ambulanten Setting eingegangen werden, bevor weiter unten diskutiert wird, inwiefern das Mentalisierungskonzept auch in komplexen Behandlungssettings eine hilfreiche Orientierung bieten kann. Folgende Aspekte unterscheiden eine (stationäre oder teilstationäre) Klinikbehandlung von einer ambulanten Therapie:

- sie bietet einen festen äußeren Rahmen mit Tages- und Mahlzeitenstruktur
- sie bietet ein therapeutisches Milieu mit vielfältigen sozialen Kontakten
- sie ermöglicht bei Essstörungen die direkte Supervision und Arbeit am (Ess-)Verhalten
- sie erlaubt eine Kombination von Therapieangeboten sowie eine Integration und Abstimmung der dort stattfindenden Prozesse durch ein multidisziplinäres Team
- sie ermöglicht besonders im stationären Rahmen eine vorübergehende Distanzierung zum Lebensumfeld, das sich aufgrund der Verstrickungen innerhalb des sozialen Systems negativ auf die Essstörung auswirkt

Im teilstationären Rahmen besteht dabei weiterhin eine engere Verschränkung mit der äußeren Lebensrealität, was eine kontinuierlichere Exposition außerhalb des schützenden institutionellen Rahmens ermöglicht (Zeeck et al. 2020, Schultz-Venrath 2011).

Ein Rahmen, welcher reguläre Mahlzeiten beinhaltet und in welchem ein therapeutisches Team kontinuierlich ansprechbar ist, kann Sicherheit geben – vor allem solchen Patientinnen, für die eine Veränderung ihres Essverhaltens und eine Gewichtszunahme mit großer Angst verbunden sind. Das therapeutische Milieu – zu welchem Mitpatientinnen und das Behandlungsteam gehören – kann des Weiteren vielfältige, neue Erfahrungen in Beziehungen ermöglichen. Es stellt einen »Pool« von Sichtweisen und Erfahrungen zur Verfügung, welche Patientinnen helfen können, einen flexibleren Blick auf die Welt zu entwickeln. Auch werden sie mit anderen Menschen zusammen behandelt, die eine ähnliche Problematik mitbringen, und können so die Erfahrung machen, mit den eigenen Problemen nicht alleine zu sein. In der Realität gelingt dies jedoch nicht immer optimal und die institutionelle Behandlung ist auch mit Risiken verbunden (s. u.).

Bei Essstörungen geht es, wie wir immer wieder betont haben, neben den mentalen Prozessen auch um körperliche Prozesse und konkrete Verhaltensänderungen. Die Entscheidung für eine Klinikbehandlung wird oft deshalb getroffen, weil es im ambulanten Rahmen nur eingeschränkt möglich ist, direkt am Essverhalten zu arbeiten. In den Therapiesitzungen kann zwar darüber gesprochen werden, die unmittelbare Verknüpfung mit den mentalen Aspekten, die mit Nahrungsaufnahme, gewichtsreduzierenden Maßnahmen, körperlichen Prozessen etc. verbunden sind, gelingt aber mitunter nicht optimal. Die große Angst, die mit der Veränderung des Essverhaltens verbunden ist, Schuldgefühle nach jeder Nahrungsaufnahme oder die Überzeugung, sofort exzessiv an Gewicht zuzunehmen, finden weit außerhalb der ambulanten therapeutischen Begegnung statt. Eine Veränderung von Verhaltensmustern ohne unmittelbare Unterstützung, welche in der Klinik einerseits in strukturierten Vorgaben (Mahlzeiten, Wiegen), andererseits in supportiver Begleitung des Essens und den damit verbundenen mentalen Prozessen (z. B. Relativierung aufkommender Befürchtungen und Containment von Ängsten und Schuldgefühlen) besteht, kann deshalb misslingen.

Essstörungen sind, wie in den vorangegangenen Kapiteln deutlich wurde, sehr komplexe Krankheitsbilder. Sie erfordern in der Regel Interventionen auf verschiedenen Ebenen: der körperlichen, der des Verhaltens, der mentalen sowie der sozialen. Das bedeutet in Hinblick auf Interventionen eine medizinische Betreuung, eine konkrete Arbeit am Essverhalten, Einzel- und Gruppenpsychotherapie einschließlich Körper- und Kreativtherapien (Gestaltungstherapie, Musiktherapie), Physiotherapie/Sport sowie eine sozialarbeiterische

Unterstützung und Familiengespräche. Auch wenn diese Behandlungselemente theoretisch in einem multimodalen ambulanten Setting angeboten werden könnten, bietet dies mangels geeigneter Versorgungsstrukturen im deutschsprachigen Raum mit wenigen Ausnahmen nur das stationäre und teilstationäre Setting.

Eine stationäre und tagesklinische Behandlung ist aber auch mit möglichen Risiken verbunden, und zwar durch

- eine Überforderung durch die Intensität des Programms,
- eine Überforderung durch den dichten Beziehungskontext,
- Gefühle der Ohnmacht und des Ausgeliefertseins an ein (aus Sicht der Patientin) alles bestimmendes Team,
- regressive Prozesse mit Abgabe von Verantwortung,
- eine Verstärkung der Identifikation mit der Krankenrolle,
- oder dadurch, dass die Klinik zu einem »besseren Zuhause« wird, was zu Ängsten vor der Entlassung führt (es kann dann zu einer Symptomzunahme/Gewichtsabnahme kommen, wenn es um die Entlassung geht),
- ein »Abgucken« bzw. Lernen pathologischer Verhaltensweisen von Mitpatientinnen.

Bei der Indikationsstellung für eine stationäre oder teilstationäre Behandlung ist es folglich wichtig, mögliche Risiken einer Klinikbehandlung zu antizipieren. Auch während der Behandlung müssen nicht nur die Wirksamkeit, sondern auch potenziell schädliche Einflüsse durch das Behandlungsteam kontinuierlich reflektiert werden.

Komplexe Therapieprogramme in Kliniken sind deshalb ein Ort, der sich gut für eine mentalisierungsbasierte Behandlung anbietet (Skårderud & Fonagy 2012; Zeeck et al. 2018; Stalujanis et al. 2023). Sie stellen ein temporäres Beziehungsgefüge zur Verfügung, in welchem es zu vielfältigen sozialen Interaktionen mit sehr unterschiedlichen Menschen kommt, sodass ein Nachdenken über das eigene Handeln und Erleben angeregt wird. In den therapeutischen Räumen kann das diesbezügliche Mentalisieren dann explizit gefördert und die Ursachen von Mentalisierungseinbrüchen in Interaktionen innerhalb des Settings identifiziert werden. Dabei bieten nicht nur einzelne therapeutische Beziehungen die dafür notwendige Sicherheit, sondern die Klinik als Ganzes. Wir sind des Weiteren der Überzeugung, dass das Mentalisierungskonzept ein sehr hilfreiches Modell für die Arbeit in therapeutischen Teams darstellt, da es die Bedeutung sozialer Prozesse und deren mentale Repräsentanz und -regulierung in den Mittelpunkt stellt, was im nächsten Abschnitt dargestellt werden soll.

6.2 Mentalisierungsbasierte stationäre und tagesklinische Behandlung von Essstörungen

Behandlung in einem dichten Beziehungskontext

Stationäre oder tagesklinische Psychotherapie bedeutet grundsätzlich die Behandlung innerhalb einer Gruppe (von Patientinnen und therapeutischen Mitarbeiter*innen), sie findet also in einem intensiven Beziehungskontext, einer »therapeutischen Gemeinschaft«, statt, in welcher sich u.a. durch die starke Aktivierung des Bindungssystems rasch typische Muster der Beziehungsgestaltung aller Beteiligten zeigen. Dies beinhaltet Chancen, es kann aber auch zu problematischen, u.U. destruktiven Beziehungsdynamiken kommen, z.B. wenn Patientinnen ausgegrenzt werden oder sich von der emotionalen Not ihrer Mitpatientinnen nicht distanzieren können. Die Arbeit in und mit einem derart komplexen Beziehungssystem erfordert eine kontinuierliche Arbeit am Mentalisieren, um das beziehungsintensive Setting therapeutisch wirksam zu gestalten.

Eine Mobilisierung des Bindungssystems durch die Therapieintensität und Beziehungsdichte kann zu einem hohen Arousal führen, bei welchem Mentalisieren und ein konstruktiver Therapieprozess nicht mehr möglich sind. Im Gegenteil: Eine Patientin wird bei einer Überaktivierung auf nonmentalistische Modi zurückgreifen, was als Schutzmechanismen verstanden werden kann. Sie wird möglicherweise vermehrt mit ihrem Körper beschäftigt sein, über Kalorienzahlen »verhandeln« oder erbrechen – es kann also zu einer Zunahme von Symptomen kommen, was einen Zusammenbruch des Mentalisierens widerspiegelt. Eine Zunahme an Symptomen kann auf das Behandlungsteam wiederum so wirken, als wenn diese Patientin nicht ausreichend motiviert ist. Statt den Druck hinsichtlich einer Verhaltensänderung zu erhöhen, müsste an dieser Stelle aus Sicht des Mentalisierungskonzeptes geklärt werden, wodurch die Patientin verunsichert ist und ob Veränderungen des Therapieprogramms notwendig sind (z. B. ein mehr stabilisierendes Vorgehen in bestimmten Gruppen oder eine Reduktion der Therapiedichte). Patientinnen sollten sich in Situationen, welche das Bindungssystem aktivieren, sicher fühlen können. Nur dann wird Mentalisieren und die damit verbundene Relativierung von starren Denk- und Erlebensweisen möglich sein.

Die intensive Zuwendung im Rahmen einer Klinikbehandlung kann auch dazu führen, dass Patientinnen es so erleben, als bekämen sie emotionale Zuwendung und Unterstützung sowie eine »Auszeit« von ängstigenden Entwicklungsaufgaben vor allem dann, wenn sie krank und untergewichtig sind (Äquivalenzmodus). Das kann die »Attraktivität« der Essstörung verstärken und eine Veränderung erschweren. Da eine Klinikbehandlung eine besonders intensive Unterstützung bedeutet, ist diese Verknüpfung naheliegend. Das Untergewicht ist dann ein konkretisierter Ausdruck von Bedürftigkeit und »berechtigt« im Erleben der Patientinnen dazu, »viel zu bekommen« (teleologischer Modus). Eine Patientin formulierte es so:

> »Ich bin der Überzeugung, ich müsste noch dünner sein, also richtig krank, um hier noch sein zu dürfen.«

Auch an dieser Stelle kann das Mentalisierungskonzept hilfreich sein. Es betont nicht nur, dass es wichtig ist, die Wünsche und Ängste der Patientinnen empathisch zu validieren, sondern auch diese Überzeugungen zu relativieren und gemeinsam eine andere Perspektive zu entwickeln.

Aus unserer Sicht ist das Mentalisierungskonzept im Umgang mit diesem dichten Beziehungsgeschehen hilfreich, weil:

- es vor einem entwicklungspsychologischen Hintergrund fordert, die bindungsbezogene Vulnerabilität im Blick zu behalten (das Bindungsmuster und interpersonelle Bewältigungsstrategien sind Teil der Diagnostik und Fallformulierung)
- das Modell des »Kipppunktes« verständlich macht, warum Patientinnen in manchen Phasen bei zu hohem (bindungsbezogenem) Arousal vermehrt symptomatisch reagieren und dies ein Indikator für eine beziehungsdynamische Überforderung sein kann
- eine Orientierung an den Dimensionen des Mentalisierens ermöglicht, durch Gegenbewegungen auf den jeweils anderen Pol zu fokussieren und damit Entlastung zu schaffen bzw. die Bereiche zu fokussieren, die im Hinblick auf die Essstörung besonders problematisch sind (z.B. mit einer Patientin ihre eigenen Wünsche zu reflektieren, wenn sie nur mit den Erwartungen anderer beschäftigt ist; kognitiv und mit Distanz eine Situation einzuordnen, wenn der Affekt sehr intensiv ist)
- die kollaborative und nichtwissende Haltung auf Augenhöhe ein entängstigendes Klima schafft, was Gefühlen von Ohnmacht und Ausgeliefertsein entgegenwirkt und gleichzeitig ein Prinzip von Verantwortungsübernahme der Patientinnen etabliert
- das Verständnis für nonmentalistische Modi Indikatoren dafür liefert, dass Patientinnen zum Schutz ihrer Integrität nicht mentalisieren können und spezifische Interventionen nötig sind, die sie dabei unterstützen
- das kontinuierliche Überprüfen der Mentalisierungsfähigkeit des Behandlungsteams in Bezug auf einzelne Patientinnen oder auch die Patientinnengruppe das Team dabei unterstützt, die eigene Wirksamkeit in der Arbeit mit den Patientinnen zu reflektieren
- die nichtwissende und kollaborative Grundhaltung Patientinnen unterstützt, die einen ambivalenten Behandlungsauftrag haben
- eine gemeinsame nichtwissende und kollaborative Grundhaltung Kohärenz im Behandlungsteam schafft und integrativ wirkt

Nach Euler und Walter (2020) ist die MBT aufgrund folgender zusätzlicher Aspekte ein geeignetes Konzept für die Behandlung im institutionellen Setting:

- Die Methode ist schulenübergreifend und integrativ
- Die kollaborative Haltung unterstützt Patienten, die mit einem ambivalenten Behandlungsauftrag kommen
- Die mit Risiken (z.B. Therapieabbruch) verbundene Überaktivierung des Bindungssystems wird in der MBT explizit berücksichtigt; dabei werden potenziell schädliche Entwicklungen frühzeitig thematisiert
- Die gemeinsame Haltung als zentrales Element der MBT schafft Kohärenz im Behandlungsteam
- Die Fallformulierung dient der gemeinsamen Zielorientierung
- Die Gruppentherapie hat als MBT-G entsprechend dem institutionellen Setting einen hohen Stellenwert

Dem Behandlungsteam kommt die Aufgabe zu, die Beziehungsintensität so zu regulieren, dass sie einerseits nicht überfordert, aber gleichzeitig Veränderungs- und Klärungsprozesse anstößt. Die Interaktionen der Patientinnen untereinander können vor allem in Gruppentherapien gut besprochen und exploriert werden, sie sind dort emotional sehr »nah«. Der hohe Stellenwert der MBT-Gruppentherapie im institutionellen Setting wird deshalb an mehreren Stellen betont (Euler & Walter 2020; Schultz-Venrath & Felsberger 2016; Schultz-Venrath 2020b).

Stationsklima

Die Gruppe der Patientinnen sowie das Behandlungsteam bestimmen mit der vorherrschenden interaktionellen Dynamik wesentlich das Klima in der Behandlungseinheit. Patientinnen können nur dann profitieren, wenn dieses konstruktiv, offen und wohlwollend ist. Eine solche Atmosphäre muss aktiv aufrechterhalten und immer wieder hergestellt werden. Da bei einem hohen Anteil von Patientinnen unsichere Bindungsmuster und epistemisches Misstrauen vorherrschen, ist diese Atmosphäre ständig bedroht. Bei Patientinnen mit Essstörungen geht es rasch um Konkurrenz und Rivalität, um die Angst vor Ablehnung und Entwertung, aber auch um starke Wünsche nach Versorgung und besonderer Beachtung (s. Abschn. 4.4.2). Anders als in der ambulanten Situation treffen sich die Patientinnen nicht nur in der Gruppentherapie, sondern vor allem auch in Situationen außerhalb der Therapie, im Stationsalltag im Aufenthaltsraum, im Bad und auf dem Flur. Diese »Alltagssituationen« sind Material, welches in der Einzel- und Gruppentherapie genutzt werden kann.

Da es aufgrund der psychischen Belastung von Patientinnen, die eine Klinikbehandlung benötigen, und der Dichte der Beziehungsprozesse zu Überforderungen kommen kann, sind für das Stationsklima auch Räume und Zeitfenster notwendig, die nicht im engeren Sinne therapeutisch sind – z.B. Nachmittage mit Sport und Ausflügen, Freiraum für Spaziergänge alleine und ein Besprechen der Aufgaben auf Station (Abwaschen, Pflanzen gießen etc.) in einer Stationsversammlung. Das Behandlungsteam sollte neben der Gruppendynamik im engeren Sinne also auch immer die Atmosphäre und das Klima in der Behandlungseinheit im Blick behalten. Gunderson (1978) beschrieb fünf Aspekte, welche für die Schaffung eines therapeutischen Milieus und einer gesundheitsförderlichen Atmosphäre bedeutsam sind:

- die Schaffung eines Schutzraumes *(containment)*,
- die Unterstützung durch ein Behandlungsteam *(support)*, eine klare Struktur *(structure)* mit festen Zeiten und Rahmenbedingungen,
- eine Beteiligung *(involvement)* durch aktive Einbeziehung sowie
- eine Validierung *(validation)* durch die Berücksichtigung der Individualität der einzelnen Patientinnen.

Die Bedeutung des Rahmens und von Regeln

Noch deutlicher als in der ambulanten Situation bilden sich mentale Prozesse (und damit vermutlich auch Repräsentanzen) in einer Klinik über den Umgang mit dem »Rahmen« und den Umgang mit Regeln ab. Das bedeutet, dass mentales oder interpersonelles Geschehen im teleologischen Modus reguliert wird. Patientinnen können zum Beispiel regelhaft zu spät kommen, die vereinbarte Ruhezeit nach dem Essen umgehen, sich in der Tagesklinik nach einer intensiven Gruppentherapiesitzung am Tag zuvor krankmelden, wiederholt medizinische Sondervisiten einfordern oder entgegen den Vorgaben mit einer Kaffeetasse in der Hand in die Gestaltungstherapie kommen. Hinter solchen »Regelbrüchen« können mentale Prozesse verborgen sein, die sich im Handeln ausdrücken. Sich der Ebene des Verhaltens im Kontext von Regelbrüchen explorativ zu nähern, kann zum Mentalisieren beitragen. Gelingen kann eine Förderung des Mentalisierens hierbei aber nur, wenn das Behandlungsteam nicht selbst im teleologischen Modus verharrt und ärgerlich-vorwurfsvoll auf einem Einhalten der Regeln besteht oder im Äquivalenzmodus der Patientin unterstellt, dass etwas so »ist«, wie vom Team vermutet (z.B.: »Das Zuspätkommen ist ein Widerstand gegen die Therapie«). Das Benennen des Regelbruchs und eine Bitte um Einhaltung der Regeln sollte mit einer neugierig-fragenden Haltung verbunden sein. Es geht darum, in der Bezugspflege, der Einzeltherapie oder der Gruppe einen Raum zu schaffen, in welchem exploriert werden kann, ob das Geschehen auf der Handlungsebene eine mentale Bedeutung hat. Es hat sich hierfür eine zeitliche oder persönliche Entkoppelung bewährt, da das Ansprechen einer Regelüberschreitung für eine Patientin mit intensiven Gefühlen des Ärgers, der Verletzung oder der Scham einhergehen kann. Da eine Reflexion in einer emotional aufgeladenen Situation nicht möglich ist, braucht es zunächst einen Abstand von der Situation, in der die Überschreitung thematisiert wurde. Ist eine Mentalisierung der Interaktion bezüglich der Regelüberschreibung und damit möglicherweise verbundener Intentionen und Wünsche auf beiden Seiten erfolgt, kann das häufig das Behandlungsbündnis stärken. Von zentraler Bedeutung sind bei solchen Prozessen eine enge Abstimmung und Zusammenarbeit der Teammitglieder, ein Fokus auf dem Beziehungsgeschehen und die Berücksichtigung der mentalen Fähigkeiten der jeweiligen Patientin.

Konzepte (teil-)stationärer Psychotherapie unterscheiden einen »Realraum«, mit dem das stationäre Zusammenleben in der Klinik, die Regeln und Strukturen sowie soziales Lernen gemeint sind, von einem »Therapieraum«, der der Reflexion und mentalen Arbeit an den stattfindenden Interaktionen dient (Janssen 1987; Janssen 2012). Diese Analogie kann auch auf die MBT angewendet werden: Es finden reale Interaktionen statt, die gleichzeitig mentalisierungsfördernd aus verschiedenen Perspektiven betrachtet werden, um soziales Lernen zu ermöglichen und Entwicklungsspielräume zu öffnen. Die Gruppentherapie ist besonders geeignet, beide »Räume« in einem fluiden Geschehen miteinander zu verzahnen.

Teamarbeit

Ein zentrales Element stationärer oder tagesklinischer Behandlung ist das Zusammenführen der Erfahrungen und Perspektiven der einzelnen Teammitglieder in Teambesprechungen und Supervisionen. Diese dienen nicht nur der Aufrechterhaltung der Mentalisierungsfähigkeit des Teams, sondern auch der Integration der verschiedenen Sichtweisen der Teammitglieder, welche das Mentalisieren von Patientinnen fördern. Das Zusammentragen der Eindrücke und Beziehungserfahrungen einzelner Teammitglieder ist in der Behandlung von schweren Essstörungen so bedeutsam, weil häufig unterschiedliche Facetten wahrgenommen werden – sehr abhängig vom »Mindset« des Beobachters und der damit verbundenen Interaktion mit der Patientin. Im institutionellen Setting besteht insbesondere die im ambulanten Setting nur seltene Chance, durch die nonverbalen Therapien zusätzliche Facetten der Patientinnen zu integrieren. Gerade bei Essstörungen mit schweren Mentalisierungsstörungen können kreative und expressive Ausdrucksformen über ein gestalterisches »Produkt« und die damit verbundene Distanz zwischen innerem Erleben und dem Anderen für Patienten eine angstlindernde Funktion haben. Die Repräsentation des Mentalen in der künstlerischen, musischen oder körperlichen Darstellung wird über bildliche und imaginative Aspekte erst allmählich ins Mentale überführt. Gleichzeitig ist es wichtig, die Kreativtherapien in den individuellen Behandlungsplan und die Teamarbeit einzubetten, da die unmittelbare Sichtbarkeit des inneren Selbstanteils für Patienten auch überfordernd sein und das Mentalisieren der Beteiligten beeinträchtigen kann (Schultz-Venrath 2011; Stalujanis & Euler 2023).

Ein klinisches Beispiel: Die Musiktherapeutin erlebt eine Patientin als emotional wenig zugänglich, arrogant und kontrollierend. Sie hat das Gefühl, die Patientin konkurriere mit der Therapeutin um die Leitung der Gruppe. Die Bezugsperson vom Pflegeteam hingegen berichtet, wie diese Patientin in Zustände gerät, in denen sie sich verloren, einsam und vollkommen wertlos fühlt. Aufkommende Suizidgedanken hält sie mit Essanfällen und nachfolgendem Erbrechen in Schach. Ein Zusammentragen dieser Erfahrungen kann beim Mentalisieren der Patientin helfen. Ihr können unterschiedliche Facetten gespiegelt werden, wenn die Situation dafür passend erscheint (»Wir haben heute im Team unterschiedliche Eindrücke zusammengetragen – wäre es in Ordnung, wenn ich versuche, Ihnen das Gesagte wiederzugeben? Passt das heute? Ich kann mir vorstellen, dass es uns hilft, ein besseres Gefühl dafür zu bekommen, wer oder wie Sie sind [...] Passt etwas von diesen Eindrücken besser oder schlechter zu Ihrer eigenen Wahrnehmung?«). Die Patientin wird dann eventuell sagen: »Irgendwie passt alles, aber ich bekomme diese Seiten von mir auch nicht zusammen. Manchmal kippt es völlig und ich bin wie ein anderer Mensch. Ich verstehe das selbst nicht.«

Es findet also in Besprechungen und Supervisionen ein gemeinsamer mentaler Vor-Verarbeitungsprozess statt, der den Teammitgliedern ein besseres Mentalisieren von Patientinnen und ihrer eigenen Reaktionen ermöglicht. Das Mentalisieren einer Patientin im Team schafft eine Grundlage dafür, dass die Teammitglieder anders mit ihr umgehen können, als wenn sie nur auf ihre eigene Perspektive zurückgreifen. Es ermöglicht, ein breites und umfassenderes Bild zu erhalten, und schützt vor Verstrickungen in dysfunktionale dyadische Interaktionen. Es sollte deshalb allen Teammitgliedern bewusst sein, dass ständige selbstreflexive Prozesse notwendig sind – ihre eigene Wahrnehmung stellt nur einen Mosaikstein aus einem Gesamtbild dar, das um die Perspektiven anderer Mitglieder ergänzt werden muss. Es kann also kein »Die Patientin ist so!« geben. Dies wäre ein Hinweis auf einen Einbruch des Mentalisierens. Wenn es heißt, »die Patientin spaltet«, ist dies meist ein Hinweis darauf, dass dem Team nicht die spielerische Integration unterschiedlicher Facetten gelingt, also auch hier die Mentalisierungsfähigkeit verloren gegangen ist. Ein Beispiel für das Misslingen von Mentalisieren wäre eine typische Dynamik in Teams bei der Behandlung von Patientinnen mit AN, wenn einzelne Teammitglieder vor allem den bedürftigen, einsamen und Nähe suchenden Anteil der Patientin wahrnehmen und sich in einer überinvolvierten Weise um sie kümmern. Diese Teammitglieder treten dann in Teambesprechungen sehr für »ihre« Patientin ein und sind im Sinne des Äquivalenzmodus der Überzeugung, dass der Rest des Teams ihr Unrecht tue. Andere hingegen haben den Impuls, die Patientinnen kontrollieren zu müssen. Sie trauen ihr nicht, fühlen sich hintergangen, es herrschen Ärger und ein aggressiv getöntes Kontrollbedürfnis vor.

Das Mentalisierungskonzept beinhaltet noch etwas Weiteres, das zu einer nichtwissenden Haltung dazugehört: Das kontinuierliche In-Frage-Stellen und Reflektieren der »theoretischen Brille«, durch die Patientinnen von einem Team gesehen werden. Komplexe Situationen führen dazu, dass wir nach Orientierung suchen. Diese Orientierung bieten Theoriemodelle. Sie können aber einen offenen, unvoreingenommenen Blick verhindern. Wie schon an anderer Stelle beschrieben, geht es aus Sicht des Mentalisierungskonzeptes nicht darum, Wissen und Gelerntes komplett über Bord zu werfen – auch das Mentalisierungskonzept ist ja eine Theorie mit bestimmten Annahmen –, sondern den »Wahrheitscharakter« und die (Allein-)gültigkeit von Theorien und bestimmten Grundannahmen immer wieder kritisch zu hinterfragen.

Das Aufrechterhalten einer nichtwissenden Grundhaltung stellt eine große Herausforderung für Teams und vor allem auch für deren Leitung dar. Im Wunsch nach Orientierung in Hinblick auf die Patientinnen und eine daraus abgeleitete Vorgehensweise wird allzu häufig die eigene Perspektive als richtig erlebt. Kritisches Hinterfragen aktiviert zudem das Bindungssystem des involvierten Teammitglieds, was die Fähigkeit zur spielerischen Neugier in Bezug auf andere Sichtweisen weiter beeinträchtigt. Die Leitung hat die Aufgabe, auch im Team ein Spiel mit Perspektiven anzuregen und gleichzeitig daraus eine kohärente und ausreichend klare, in gewisser

Weise auch »wissende« Sicht abzuleiten, damit das Team Orientierung in der Behandlung der Patientinnen hat. Entscheidend ist, dass die Teamleitung bzw. das gesamte Team ein Gefühl dafür hat, wann es zu Einbrüchen des Mentalisierens (z. B. in Teambesprechungen, im Umgang der Teammitglieder untereinander oder im Umgang mit Patientinnen) kommt. Diese Einbrüche drohen ständig bzw. finden ständig statt und können sich auf verschiedene Weisen zeigen.

Beispiel für Mentalisierungseinbrüche in Teams

- *Enttäuschungsdynamiken*: »Die Patientin hat uns belogen, obwohl wir uns so engagiert haben – sie sollte entlassen werden« → rasche Forderung nach Handlungen (teleologischer Modus)
- *Rigide Positionen*: »Wir müssen darauf bestehen, dass die Behandlungsvereinbarungen eingehalten werden. Vertrag ist Vertrag, ein Nichteinhalten muss zu Sanktionen führen, sonst werden wir unglaubwürdig!« → Teleologischer Modus (es geht um die Handlungsebene) und Äquivalenzmodus (keine andere Position wird zugelassen)
- Es kann zu einem *»Sog zum Handeln«* und dazu kommen, auf einer nicht mentalisierenden Ebene zu reagieren (Änderung der Kalorienzahl, Gewichtsvorgaben) oder sich in Debatten um Entscheidungen auf Handlungsebene zu verstricken (»wer hat Recht«, Äquivalenzmodus)
- *Scheinbare Wahrheiten, Isolation einzelner Teammitglieder*: »Die Kunsttherapeutin macht es nicht gut – die Patientinnen beklagen sich, dass zu viel geredet und zu wenig gestaltet wird, und wollen in die Musiktherapie wechseln. Sie hat einfach zu wenig Erfahrung« → Äquivalenzmodus
- *Festgefügte, polarisierte Meinungen*: »Diese Patientin ist bei uns falsch, auf Station XY könnte sie besser behandelt werden!« oder: »Diese Patientin kann nur bei uns behandelt werden, eine Entlassung kommt nicht in Frage …« → Äquivalenzmodus
- *Unrealistisch positive Verlaufseinschätzung*: Es läuft bestens mit der Patientin. Sie macht unglaubliche Fortschritte und ist »voll an ihren Themen dran« → Als-ob-Modus

In Hinblick auf das Unterlaufen von Vereinbarungen könnten sich Therapeuten an einer Aussage von Garner orientieren, einem der Pioniere in der Essstörungstherapie, welche gut mit dem Also-ob-Modus in Verbindung zu bringen ist (Garner 1997, S. 96). Er schrieb: »… der Therapeut sollte mit Schock und Überraschung reagieren, wenn eine Patientin die Behandlung nicht sabotiert«.[14] Er weist damit darauf hin, dass ein passives Unterwerfen einer Patientin unter einen Behandlungsvertrag (»es läuft bestens«) vom Prozess her ungünstiger sein kann, als wenn es zu einer Auseinandersetzung über die Ambivalenz hinsichtlich der Gewichtsveränderung kommt. Eine Patientin, bei welcher die Gewichtszunahme von mentalen Prozessen abgekoppelt ist, befindet sich ebenfalls im »Als-ob-Modus«, es findet keine wirkliche Veränderung statt, mit dem hohen Risiko einer erneuten Gewichtsabnahme nach Entlassung.

Folgende Dinge sind hilfreich, um die Mentalisierungsfähigkeit eines Teams, welche bei den intensiven Beziehungsprozessen kontinuierlich bedroht ist, aufrechtzuerhalten:

- Ausreichend Zeit zur Reflexion der Arbeit mit einzelnen Patientinnen, aber auch der Gruppen- und Teamdynamik
- Eine Klarheit, was die Rollen und Aufgaben der einzelnen Teammitglieder angeht und wie diese ineinandergreifen
- Einigkeit über die Struktur des Behandlungskonzeptes und seine theoretischen Grundlagen
- Gemeinsames Arbeiten an einer klaren Zielvereinbarung mit Foki (gemäß Fallformulierung)
- Eine gemeinsame kollaborative Grundhaltung gegenüber den Patientinnen, aber auch untereinander in einem grundsätzlich wohlwollenden Klima, das gleichzeitig kritische (Selbst-)reflexionen zulässt
- Ein Konzept, wie bei Krisen mit selbstgefährdenden Verhaltensweisen (Suizidalität, Selbstverletzungen, starke Gewichtsabnahme, Elektrolyentgleisungen, Drogenkonsum) vorzugehen ist

14 »… the therapist should react with shock and surprise if the patient fails to sabotage treatment«

Wöchentliche Teambesprechungen, in denen in Bezug auf jede Patientin das Wichtigste abgestimmt wird, sind ein zentrales Element (teil-)stationärer Psychotherapie – bei Anwesenheit möglichst aller Teammitglieder, die in die Behandlung involviert sind. Unserer Erfahrung nach hat sich bewährt, die Gewichtskurven von Patientinnen mit AN in den Besprechungen gemeinsam anzuschauen, weil sie sich mitunter mit ihren inneren Prozessen und mentalen Schwierigkeiten in Beziehung bringen lassen. In den Teambesprechungen zeigt sich jeweils auch, bei welchen Patientinnen mehr Besprechungsbedarf besteht. Diese können dann in Fallsupervisionen mit internen oder externen Supervisoren besprochen werden, ebenso wie Team- und Gruppendynamiken. Mitglieder des therapeutischen Teams in einer Aus- und Weiterbildungssituation haben häufig noch zusätzliche Einzelsupervisionen, was auch für das Pflegepersonal selbstverständlich sein sollte. Kurze morgendliche Übergaben können für eine Abstimmung und einen Austausch genutzt werden. All diese Begegnungen dienen dazu, die eigene Mentalisierungskapazität in Bezug auf die Patientinnen aufrechtzuerhalten.

Die Teamarbeit ist ein herausfordernder Prozess, der von der Klarheit der Rollen und des Konzeptes abhängig ist. Ist allen klar, wer welche Aufgabe hat und wo Grenzen überschritten werden? Wie arbeitet eine Pflegekraft am Thema Affektwahrnehmung und -regulation, wie der Einzeltherapeut, und was sollte in der Gruppe passieren? Wer klärt und exploriert mit einer Patientin, wenn sie vor dem Wiegen Wasser getrunken hat oder extrem ungepflegt oder nur spärlich bekleidet morgens in die Tagesklinik kommt? Robinson, Skårderud und Sommerfeld betonen in ihrem Buch zur MBT-ED, wie wichtig eine gemeinsame Theorie und eine gemeinsame Sprache sind, um die Arbeitsfähigkeit von Teams, die essgestörte Patientinnen behandeln, sicherzustellen (Robinson et al. 2019). Sie schlagen eine »mentalisierungsbasierte Milieutherapie« für die Behandlung von Essstörungen vor, bei welcher sich ein Team über folgende Ziele einig ist:

- Patientinnen einzuladen, in Beziehung zu gehen und ein Interesse an ihrer Lebensgeschichte und aktuellen Lebenssituation zu zeigen

- Patientinnen zu helfen, ihre Affekte im Beziehungsgeschehen zu regulieren und »Brüche« in Beziehungen zu lösen und zu »reparieren«
- Einen individuellen und passenden Behandlungsplan zu erstellen und aufrechtzuerhalten
- Vitalität, Spontanität sowie Hoffnung bei Patientinnen zu fördern
- Vitalität und professionelles Engagement im Team aufrechtzuerhalten

Die Herausforderung in der Therapie von Essstörungen besteht vor allem darin, sowohl immer die körperliche und konkrete Handlungsebene (Gewicht, Essverhalten, Selbstverletzungen, körperliche Gefährdung) als auch die mentale Ebene im Blick zu behalten und miteinander zu verbinden (vgl. Kasten Grundprinzipien der Teamarbeit). Das Behandlungsteam hat nach einem Reflexionsprozess zu klären: Wo muss gehandelt werden (Erhöhung der Kalorienzahl, Einschränkung des Ausgangs, Laborkontrolle) und wo geht es darum, gerade nicht zu handeln, sondern ausführlich zu explorieren und Mentalisieren zu fördern?

Grundprinzipien der Teamarbeit mit essgestörten Patientinnen

- Kontinuierlicher Reflexionsprozess im Team, der ausreichend Zeit braucht
- Einbrüche bei der Mentalisierungsfähigkeit des Teams sollten zeitnah erkannt und reflektiert bzw. behoben werden
- Mentalisieren stellt einen »Puffer« zwischen Affekt und Handeln dar

Grundhaltung: Klarheit + Flexibilität

Im folgenden Kasten findet sich ein Fallbeispiel zu einer herausfordernden Situation mit einer Patientin mit AN.

Beispiel einer herausfordernden Situation mit einer AN-Patientin

Frau W. – initiales Mentalisierungsversagen des Teams

Frau W. wurde mit einem BMI von 11,8 kg/m^2 aufgenommen. Von Beginn an gab es starke Widerstände und Ängste von Seiten des Pflegepersonals, welches fürchtete, dass die Patientin abends oder am Wochenende plötzlich sterben könnte – also in Situationen, in denen kein Arzt des eigenen Teams, sondern »nur« ein ärztlicher Bereitschaftsdienst verfügbar war. Es gab Vorwürfe an die Teamleitung, dass ihre Sorgen und Bedürfnisse nicht ernst genommen würden. Die Patientin wiederum spürte, dass das Pflegeteam gegen die Behandlung war, fürchtete, unter Druck gesetzt und auf ihre Anorexia nervosa »reduziert« zu werden. Sie sah in diesem Therapieversuch eine »letzte Chance«. Es kam zu starken Spannungen im Team, das Pflegeteam beschwerte sich auf höherer Leitungsebene.

Kommentar:

Die Angst vor dem Tod der Patientin war vor allem für das Pflegeteam emotional sehr präsent, welches diese täglich beim Essen und Wiegen (d. h. in Unterwäsche) erlebte. Die intensiven Ängste führten zu einem Mentalisierungsverlust und der festen Überzeugung, dass die Bedrohlichkeit der Situation nur von Seiten der Pflege wahrgenommen werde, und zu Forderungen nach raschem Handeln. Der Umgang mit einem möglichen Tod von Patientinnen, welcher auf anderen Klinikstationen Alltag ist, war für eine Psychotherapiestation etwas sehr Ungewohntes und stark Verunsicherndes. Die Patientin selbst spürte die Angst vor dem Sterben nicht. Die anderen Teammitglieder waren ebenfalls besorgt, sahen aber keine Alternative für eine Versorgung dieser Patientin und setzten sich für eine Behandlung ein. Teilweise kam es von ärztlicher Seite zu Ärger über das »bockige« Pflegeteam, also auch hier zu einem Mentalisierungsverlust.

Das Team fand schließlich einen Weg, mit dieser Situation und den zunächst verhärtet erscheinenden Positionen umzugehen. Entscheidend dafür war, dass die Ängste des Pflegeteams von den ärztlichen Teammitgliedern ernst genommen wurden. Neben

Erklärungen zur realen Gefährdung und der Einführung eines festen Regimes mit Labor- und Gewichtskontrollen sowie abendlichen Anrufen der diensthabenden Ärzte kam es zu einer festen Absprache mit einer Klinik für Innere Medizin, in welcher Gefährdungssituation die Patientin übernommen werden würde. Dies reduzierte das Gefühl der Unsicherheit im Pflegeteam, welches nun auch gegenüber den Anliegen der Patientin offener wurde (d. h. seine Mentalisierungsfähigkeit wiederherstellte) und diese nicht mehr nur über die körperlich bedrohliche Situation wahrnahm. Die Sorgen des Teams und die Gründe für die körperlichen Kontrollen sowie die Kriterien für eine Verlegung wurden mit der Patientin ausführlich besprochen, womit auf die von ihr selbst nicht bewusst wahrgenommene Seite der körperlichen Gefährdung reagiert wurde.

Aus Sicht des Mentalisierungskonzeptes führte ein empathisches Ernstnehmen der Position anderer Teammitglieder dazu, dass wieder zu einem Austausch über verschiedene Perspektiven zurückgefunden werden konnte. Die Mentalisierungsfähigkeit im Team konnte also erst hergestellt werden, als sich das Pflegeteam wahrgenommen und sicherer fühlte. Das Team konnte ein Vorgehen absprechen, das alle Teammitglieder mittragen konnten. Es gelang damit, der Patientin auf zwei Ebenen gerecht zu werden: eine klare Antwort auf ihre körperliche Situation zu finden und sie nicht auszublenden, wie die Patientin dies selbst tat – und einen Raum zu öffnen, in dem es wieder möglich wurde, den Menschen hinter der Essstörung zu sehen. Der Patientin gelang es in der Folge, in kleinen Schritten eine Gewichtszunahme zuzulassen.

Therapiefokus

Bei stationären und tagesklinischen Behandlungen werden, wie auch in der ambulanten Situation, ein oder mehrere Foki für die Behandlung festgelegt und mit den Patientinnen gemeinsam besprochen. Gerade wegen der begrenzten Zeit der Behandlung und des Einbezugs mehrerer Behandler ist diese Fokusformulierung besonders wichtig. Beispiele für Fallformulierungen im stationären Kontext finden sich in Kap. 5. Der primär zuständige Therapeut entwickelt die Fallformulierung mit der Patientin und bespricht sie mit dem Team. Bei einer Klinikbehandlung ist aufgrund des begrenzten Zeitrahmens besonders darauf zu achten, dass die Ziele nicht zu umfangreich und erreichbar sind.

Homogene vs. heterogene Gruppen

Es gibt Kliniken, welche spezialisierte Stationen oder Tageskliniken für Essstörungen anbieten, andere behandeln in heterogenen Gruppen, bei denen Patientinnen mit Essstörungen mit unterschiedlichen Störungsbildern gemeinsam auf einer Station oder in einer Tagesklinik sind. Unserer Erfahrung nach profitieren Patientinnen mit Essstörung davon, sich mit anderen austauschen zu können, die eine vergleichbare Problematik haben. Dies fördert das Gefühl, nicht alleine zu sein und die eigenen Schwierigkeiten teilen zu können. Auch dienen Patientinnen, die im Therapieprozess schon weiter fortgeschritten sind, »jüngeren« Patientinnen, die noch ganz am Anfang stehen, als »Vorbilder« oder »Paten«. In homogenen Gruppen essgestörter Patientinnen kann sich aber auch so etwas wie eine eigene »Essstörungswelt« etablieren, die in der Regel sehr weiblich ist und in der sich die Mitglieder rasch über bestimmte Annahmen einig sind (»wenn man nicht auf sein Äußeres achtet, wird man abgelehnt«, »von Männern wird man ausgenutzt«, u.a.). Dies ist für einen Entwicklungsprozess nicht förderlich und widerspricht dem, was mit MBT erreicht werden soll: eine Offenheit für verschiedene mögliche Sichtweisen, ein Wunsch, Neues zu entdecken, und eine Offenheit für andere. Für Patientinnen mit Essstörungen kann es sehr hilfreich sein, mit Menschen konfrontiert zu werden, die ihre Essstörung nicht nachvollziehen können, sich über das merkwürdige Essverhalten wundern, ohne es gleich zu verurteilen, die älter oder männlich sind. Dies trägt dazu bei, einseitiges Denken im Sinne des Äquivalenzmodus zu hinterfragen, vielfältige Erfahrungen zu machen und sich realistischer in der Welt zu verorten. Günstig ist daher, wenn in spezialisierten Einheiten, in denen nur Patientinnen mit Essstörungen behandelt werden, es diesen Patientinnen ermöglicht wird, solche Erfahrungen außerhalb zu machen – und andersherum Behandlungseinheiten mit heterogenen Gruppen darauf achten, immer eine kleine Gruppe von essgestörten Patientinnen gemeinsam in Behandlung zu haben. Für diese Patientinnen muss es aber in jedem Fall ein störungsspezifisches Behandlungskonzept geben.

6.3 Schnittstellen, Transfer in den Alltag

Nach einer Klinikbehandlung ist die Gefahr von Rückfällen hoch. Daher bedarf die Schnittstelle zwischen Entlassung aus der Klinik und der ambulanten Weiterbehandlung besonderer Aufmerksamkeit. Es geht auch hier wieder um verschiedene Ebenen – die mentale und die des (Ess-)Verhaltens:

- In der Klinik gibt es viele Vorgaben, was die Essensstruktur und die Mahlzeiten angeht. Nach Entlassung müssen Patienten diese wieder selbständig einnehmen, sich beim Einkaufen für Nahrungsmittel entscheiden, diese zubereiten und ohne Aufsicht oder Rückmeldung essen.
- Die Entlassung aus der Klinik bedeutet einen Abschied und eine Trennungssituation bei Patientinnen mit oft unsicheren Bindungsmustern. Viele erleben die Entlassung als besonders ängstigend und schmerzhaft. Je nach Fragilität kann es durch den mit der Trennungssituation verbundenen Bindungsstress zu Mentalisierungsverlust und einer erneuten Zunahme von Symptomen kommen (s. u.).

Für eine Veränderung des Essverhaltens ist nach Aufnahme in die Klinik in der Regel zunächst eine Vorgabe von Mahlzeiten mit einer klaren Struktur erforderlich, damit Patientinnen sich gesünder ernähren und an Gewicht zunehmen können. Leiden sie schon viele Jahre unter einer Essstörung, kann es sein, dass sie damit überfordert sind, Nahrungsmittel einzukaufen und sich selbst Essen in einer angemessenen Menge zuzubereiten. Manche haben jahrelang keine warme Mahlzeit mehr zu sich genommen. Hinzu kommt, dass Patientinnen, welche schon als Kind wenig Fürsorge und angemessene Spiegelung erlebt haben, oft gar nicht spüren, was sie brauchen. Wenn es keine Vorgabe in Richtung Gewichtszunahme von außen gibt, verhungern sie regelrecht, da sie ihre körperlichen Bedürfnisse nicht adäquat wahrnehmen und keine inneren Repräsentanzen haben, die ihnen dabei helfen, für sich selbst zu sorgen. So äußerte eine Patientin:

> »Im Moment geht das nur durch die Vorgabe von außen. Aber was ist, wenn das wegfällt? Ich habe Angst, dass ich das nicht von mir selbst heraus hinbekomme. Ich habe dazu sozusagen gar keinen Bezug.«

Eine schrittweise und gezielte Vorbereitung des Transfers eines normaleren Essverhaltens in den Alltag kann so aussehen, dass Patientinnen mit Teammitgliedern ein Essen planen, Einkauf und Zubereitung üben und Schwierigkeiten identifizieren. Mensa- oder Restaurantbesuche mit anderen können schon von der Klinik aus ausprobiert und nachbesprochen werden.

Die Thematisierung des Abschieds gegenüber den wichtig gewordenen Mitpatientinnen und Mitarbeitern des Teams sollte schon sehr frühzeitig erfolgen. Neben einem Ernstnehmen von Ängsten und Traurigkeit, die mit einem Abschied verbunden sind, sollte ein Gefühl der Zuversicht vermittelt werden, das sich auf die Ressourcen der Patientin bezieht. Vor allem sollte eine innere Verknüpfung von Symptombesserung mit Abschied und Trennung im Äquivalenzmodus (»Wenn es mir gut geht, unterstützt mich niemand mehr, dann bin ich alleine!«) besprochen und mentalisiert werden: So »bremsen« einige Patientinnen mit AN ihre Gewichtszunahme kurz vor dem Zielgewicht, um nicht zu rasch ein Gewicht zu erreichen, das mit der Entlassung verbunden ist (teleologischer Modus). Andere wiederum drängen auf rasche Entlassung, um Gefühle des Verlustes und der Traurigkeit gar nicht erst aufkommen zu lassen. Wichtig ist, dass sich Behandlungsteams bewusstmachen, dass es in der Entlassphase um eines der Kernprobleme vieler Patientinnen geht – den

Wunsch, sich nicht ablösen zu müssen, da sie sich auf den Schutz und Halt in wichtigen Beziehungen noch angewiesen fühlen, bei gleichzeitigem Bestreben nach Autonomie und Eigenständigkeit. Aus Sicht des Mentalisierungskonzeptes geht es hier um eine massive Aktivierung des Bindungssystems mit Gefahr eines Mentalisierungseinbruchs und Wiederauftretens nonmentalistischer Modi.

Resümee und Ausblick

Im Rahmen der gemeinsamen Arbeit an diesem Buch haben wir den Anspruch entwickelt, im Detail zu zeigen, wie das Mentalisierungskonzept zu einem Verständnis von Essstörungen beitragen kann und was eine Orientierung an der MBT in einer ganz konkreten Situation mit einer Patientin oder einem Patienten bedeutet. Wir hoffen, dass uns dies im Großen und Ganzen gelungen ist.

Bisher konnte wissenschaftlich nicht gezeigt werden, dass ein an der MBT orientiertes Vorgehen bei Essstörungen anderen Vorgehensweisen überlegen ist. Wie wir an verschiedenen Stellen beschrieben haben, enthält die MBT viele Elemente, die den meisten Therapeutinnen und Therapeuten vertraut sind – so beispielsweise eine kollaborative Grundhaltung, das Beachten des Beziehungsgeschehens zwischen Patientin und Therapeut oder ein aktives Strukturieren der Sitzungen. Unterschiede liegen aus unserer Sicht aber in ihrer Gewichtung, ihrer wissenschaftlich-theoretischen Begründung und den daraus abgeleiteten Empfehlungen für das konkrete Vorgehen in einzelnen therapeutischen Situationen. Auch wenn viele der Einzelbestandteile nicht per se als etwas grundsätzlich Neues betrachtet werden können, stellt die MBT in ihrer Gesamtheit eine neuartige, aus unserer Sicht für die Verbesserung der Wirksamkeit der Psychotherapie bei Essstörungen vielversprechende Methode dar. Insbesondere die nicht-wissende Grundhaltung darf dabei in gewisser Weise wohl auch als Paradigmenwechsel angesehen werden. Diese Haltung ist aus unserer Sicht unter anderem essenziell, um der Gefahr von therapeutischen Prozessen im Als-ob-Modus zu begegnen.

Ein an der MBT orientiertes Vorgehen betont die Bedeutung von Affekten und Beziehungen und des Lernens und Sich-Entwickelns in einem sozialen Kontext. Der Mensch ist primär ein soziales Wesen, auch wenn es um seine Identität, das Körpererleben und die Selbstdefinition geht. Für Therapeutinnen und Therapeuten beinhaltet das, dass der therapeutischen Beziehung ein zentrales Gewicht zukommt. Sie so zu gestalten, dass positive Erfahrungen und Öffnung möglich werden, ist zentral, wie auch die Psychotherapieforschung überzeugend zeigt. Dafür sind Feinfühligkeit und Responsivität sowie beziehungsregulative Fähigkeiten erforderlich, die wiederum die Fähigkeit zum Mentalisieren und zur Reflexion eigenen Erlebens bei Therapeutinnen und Therapeuten bedingen.

Wir möchten abschließend nochmals darauf hinweisen, dass auch wir selbstverständlich davon ausgehen, dass bei der Entstehung und Chronifizierung von Essstörungen nicht nur psychologische und soziale, sondern auch biologische und physiologische Prozesse eine bedeutsame Rolle spielen. Diese sind bislang noch unzureichend verstanden. Das sich erweiternde Wissen im Blick zu behalten und es in der Therapie und den Behandlungskonzepten zu berücksichtigen, wird eine kontinuierliche Herausforderung bleiben. Für das Vorgehen in der MBT bei Essstörungen bedeutet es zurzeit, dass die schwierigen und mit Ängsten verbundenen Verhaltensänderungen eines sehr konkreten Rahmens (Vorgaben zum Essen, Gewichtsmonitoring etc.) bedürfen, den es in dieser Form bei der Behandlung anderer psychischer Erkrankungen nicht gibt. Des Weiteren bedeutet es, dass mentale Prozesse durch eine Mangelernährung eingeschränkt und verändert sein können, was eine Anpassung des therapeutischen Vorgehens erfordert. In welcher Form und wann, das sollte eine der Fragen sein, mit der sich zukünftige Forschung beschäftigt. Da wir hier noch nicht allzu viel wissen: Eine kritische Selbstreflexion und ein kontinuierliches Infragestellen der eigenen Überzeugungen und Vorgehensweisen, wie sie auch jedem wissenschaftlichen Vorgehen entsprechen würde, ist ganz im Sinne des Mentalisierungskonzeptes.

Wir hoffen, dass dieses Buch für alle, die sich mit der Behandlung von Essstörungen beschäftigen – sei es in Behandlungen, Supervisionen oder der Ausbildung von Psychotherapeutinnen und -therapeuten – Hilfreiches beinhaltet.

Abschließend möchten wir unseren Patientinnen und Patienten sowie Kolleginnen und Kollegen danken, die es uns ermöglicht haben, unsere eigene Mentalisierungsfähigkeit und therapeutische Kompetenz weiterzuentwickeln, und damit die Basis für dieses Buch geschaffen haben. Ganz besonders danken wir Ulrich Schultz-Venrath für die Initiierung dieser Buchreihe und seine sorgfältige Begleitung bei der Erstellung dieses Bandes. Nicht zuletzt sind wir Peter Fonagy und Anthony Bateman sowie allen Klinikerinnen und Klinikern sowie Forscherinnen und Forschern im Bereich des Mentalisierungskonzeptes und der MBT zu großem Dank verpflichtet. Sie haben einen Ansatz entwickelt, der uns überzeugt.

Almut Zeeck und Sebastian Euler

Anhang

Anhang 1

Diagnostische Kriterien nach ICD-10, ICD-11 und DSM-5

1.1 ICD-10 (WHO 1993)

Anorexia nervosa

F50.0

- Tatsächliches Körpergewicht mind. 15 % unter dem erwarteten Gewicht oder Body-Mass-Index ≤ 17,5 kg/m². Bei Patientinnen in der Vorpubertät kann die erwartete Gewichtszunahme während der Wachstumsperiode ausbleiben.
- Der Gewichtsverlust ist selbst herbeigeführt durch:
  - Vermeidung hochkalorischer Speisen und/oder
  - selbstinduziertes Erbrechen
  - selbstinduziertes Abführen
  - übertriebene körperliche Aktivität
  - Gebrauch von Appetitzüglern, Diuretika u. a.
- Körperschemastörung: Überwertige, tief verwurzelte Idee, zu dick zu sein/zu werden; es wird eine sehr niedrige Gewichtsschwelle für sich selbst festgelegt
- Endokrine Störung (Hypothalamus-Hypophysen-Gonaden-Achse), findet Ausdruck z. B. in Amenorrhoe; bei Beginn vor der Pubertät ist die Abfolge der pubertären Entwicklungsschritte verzögert, z. B. Wachstumsstopp, primäre Amenorrhoe

F50.00 (AN ohne aktive Maßnahmen zur Gewichtsabnahme):

- kein Erbrechen, kein Abführmittel- oder Diuretikamissbrauch

F50.01 (AN mit aktiven Maßnahmen zur Gewichtsabnahme):

- selbstinduziertes Erbrechen, Abführmittelmissbrauch o. ä., evtl. treten auch Essanfälle auf

Bulimia nervosa
F50.2 ■ Andauernde Beschäftigung mit dem Essen, eine unwiderstehliche Gier nach Nahrungsmitteln; Essattacken, bei denen große Mengen Nahrung in sehr kurzer Zeit verzehrt werden ■ Verhaltensweisen, die dem dickmachenden Effekt der Nahrung entgegensteuern sollen: selbstinduziertes Erbrechen, Missbrauch von Abführmitteln, Hungerperioden, Gebrauch von Appetitzüglern, Schilddrüsenhormonpräparaten oder Diuretika. Wenn die Bulimie bei Diabetikern auftritt, kann es zu einer bewussten Dosisreduktion von Insulin kommen ■ Krankhafte Furcht davor, dick zu werden

Weitere Kategorien
F50.1: Atypische Anorexia nervosa F50.3: Atypische Bulimia nervosa F50.4: Essattacken bei sonstigen psychischen Störungen F50.8: Sonstige Essstörungen (u. a. Binge-Eating-Störung) F50.9: Nicht näher bezeichnete Essstörungen F98.2: Fütterstörung im frühen Kindesalter (Störung mit Rumination) F98.3: Pica im Kindesalter

1.2 ICD-11 und DSM-5

ICD-11*	DSM-5 (APA 2013)
Anorexia nervosa	
6B80 ■ Für die Körpergröße, das Alter und den Entwicklungsstand der Person signifikant niedriges Körpergewicht, das nicht auf eine andere gesundheitliche Störung oder auf die Nichtverfügbarkeit von Nahrung zurückzuführen ist: Body-Mass-Index (BMI) von weniger als 18,5 kg/m² bei Erwachsenen oder unter der 5. Perzentile für den BMI nach Alter bei Kindern und Jugendlichen. ■ Ein rascher Gewichtsverlust (z. B. mehr als 20 % des gesamten Körpergewichts innerhalb von 6 Monaten) kann den Richtwert für ein niedriges Körpergewicht ersetzen, sofern andere diagnostische Anforderungen erfüllt sind.	**307.1** (A) Eingeschränkte Energieaufnahme, welche zu einem signifikant niedrigen Körpergewicht führt (Gewicht, das unterhalb des Minimums des normalen Gewichts oder, bei Kindern und Jugendlichen, unterhalb des minimal zu erwartenden Gewichts liegt). (B) Ausgeprägte Ängste vor einer Gewichtszunahme und davor, dick zu werden, oder dauerhaftes Verhalten, welches einer Gewichtszunahme entgegenwirkt, trotz signifikant niedrigen Gewichts. (C) Störung in der Wahrnehmung der eigenen Figur oder des Körpergewichts, übertriebener Einfluss

ICD-11*	DSM-5 (APA 2013)
■ Bei Kindern und Jugendlichen kann es vorkommen, dass sie nicht so zunehmen, wie es aufgrund des individuellen Entwicklungsverlaufs zu erwarten wäre, statt an Gewicht zu verlieren. ■ Ein niedriges Körpergewicht geht mit einem anhaltenden Verhaltensmuster einher, das die Wiederherstellung des Normalgewichts verhindern soll. Dazu gehören Verhaltensweisen, die auf eine Verringerung der Energiezufuhr abzielen (eingeschränkte Nahrungsaufnahme), Reinigungsverhalten (z. B. selbst herbeigeführtes Erbrechen, Missbrauch von Abführmitteln) und Verhaltensweisen, die auf eine Erhöhung des Energieverbrauchs abzielen (z. B. exzessive körperliche Betätigung), typischerweise verbunden mit der Angst vor einer Gewichtszunahme. ■ Ein niedriges Körpergewicht oder eine niedrige Körperform steht im Mittelpunkt der Selbsteinschätzung der Person oder wird fälschlicherweise als normal oder sogar übertrieben empfunden. **Schweregrad** **6B80.0**: signifikant niedriges Körpergewicht (BMI 18,5 kg/m² – 14,0 kg/m²) **6B80.1:** kritisch niedriges Körpergewicht (< BMI 14.0 kg/m²) **Subtyp** **6B80.X0:** restriktives Verhaltensmuster **6B80.X1:** Binge-Purging-Verhaltensmuster	des Körpergewichts oder der Figur auf die Selbstbewertung oder anhaltende fehlende Einsicht in Bezug auf den Schweregrad des gegenwärtig geringen Körpergewichts. **Restriktiver Typ:** Während der letzten 3 Monate keine wiederkehrenden Essanfälle oder kein »Purging«-Verhalten **Binge-Eating/Purging-Typ:** Während der letzten 3 Monate wiederkehrende Essanfälle oder »Purging«-Verhalten **Teilremittiert:** Nachdem zuvor alle Kriterien erfüllt waren, wird Kriterium A seit einem längeren Zeitraum nicht erfüllt, während Kriterium B oder C weiterhin erfüllt sind. **Vollremittiert:** Nachdem zuvor alle Kriterien erfüllt waren, wird keines der Kriterien seit einem längeren Zeitraum erfüllt **Schweregrad:** Für Kinder und Jugendliche sollen die korrespondierenden BMI-Perzentile verwendet werden. Der Schweregrad kann höher angesetzt werden, um das Ausmaß klinischer Symptome, den Grad der funktionellen Beeinträchtigung und die Notwendigkeit von Kontrollen zu verdeutlichen. ■ Leicht: BMI ≥ 17 kg/m² ■ Mittel: BMI 16–16,99 kg/m² ■ Schwer: BMI 15–15,99 kg/m² ■ Extrem: BMI < 15 kg/m²

ICD-11*	DSM-5 (APA 2013)
Bulimia nervosa	
6B81 ■ Häufige, wiederkehrende Essanfälle (z. B. einmal pro Woche oder öfter über einen Zeitraum von mindestens einem Monat). ■ Ein Essanfall ist ein bestimmter Zeitraum, in dem die betroffene Person subjektiv die Kontrolle über das Essen verliert, deutlich mehr oder anders isst als gewöhnlich und sich nicht in der Lage fühlt, mit dem Essen aufzuhören oder die Art oder Menge der verzehrten Lebensmittel zu begrenzen. ■ Essanfälle werden von wiederholten unangemessenen kompensatorischen Verhaltensweisen begleitet, die eine Gewichtszunahme verhindern sollen (z. B. selbst herbeigeführtes Erbrechen, Missbrauch von Abführmitteln oder Einläufen, anstrengender Sport). ■ Betroffene machen sich Gedanken über ihre Körperform oder ihr Gewicht, was die Selbsteinschätzung stark beeinflusst. ■ Es besteht ein ausgeprägter Leidensdruck in Bezug auf das Essverhalten und unangemessenes kompensatorisches Verhalten oder eine erhebliche Beeinträchtigung in persönlichen, familiären, sozialen, schulischen, beruflichen oder anderen wichtigen Funktionsbereichen. ■ Die Person erfüllt nicht die diagnostischen Anforderungen der Anorexia nervosa.	**307.51** (A) Regelmäßig wiederkehrende Essanfälle. Typisch für einen Essanfall ist der Verzehr einer allgemein als groß anzusehenden Nahrungsmenge in einem bestimmten Zeitraum (z. B. zwei Stunden) (Kriterium A1); ein Essanfall wird begleitet von einem subjektiven Gefühl des Kontrollverlusts (Kriterium A2). (B) Um einer drohenden Gewichtszunahme entgegenzusteuern, werden unangemessene kompensatorische Maßnahmen wiederholt eingesetzt. Solche Maßnahmen beinhalten selbstinduziertes Erbrechen, den Missbrauch von Laxantien, Diuretika oder anderen Medikamenten (Schilddrüsenpräparate, Weglassen von Insulin), Fasten oder übermäßige körperliche Bewegung. (C) Für die Diagnose einer BN müssen die Essanfälle im Durchschnitt mindestens einmal pro Woche über einen Zeitraum von drei Monaten vorkommen. (D) Figur und Körpergewicht haben einen übermäßigen Einfluss auf die Selbstbewertung. (E) Die Störung tritt nicht ausschließlich im Rahmen einer Anorexia nervosa auf.

<table>
<tr><th>ICD-11*</th><th>DSM-5 (APA 2013)</th></tr>
<tr><th colspan="2">Binge-Eating-Störung</th></tr>
<tr><td>6B82
▪ Häufige, wiederkehrende Episoden von Essanfällen (z. B. einmal pro Woche oder öfter über einen Zeitraum von mehreren Monaten)
▪ Eine Binge-Eating-Episode ist ein bestimmter Zeitraum, in dem die betroffene Person subjektiv die Kontrolle über das Essen verliert, deutlich mehr oder anders isst als gewöhnlich und sich nicht in der Lage fühlt, mit dem Essen aufzuhören oder die Art oder Menge der verzehrten Lebensmittel zu begrenzen.
▪ Binge-Eating wird als sehr belastend empfunden und oft von negativen Gefühlen wie Schuld oder Ekel begleitet.
▪ Anders als bei Bulimia nervosa folgen auf die Essanfälle nicht regelmäßig unangemessene kompensatorische Verhaltensweisen, die eine Gewichtszunahme verhindern sollen (z. B. selbst herbeigeführtes Erbrechen, Missbrauch von Abführmitteln oder Einläufen, anstrengender Sport).
▪ Es besteht ein ausgeprägter Leidensdruck oder eine erhebliche Beeinträchtigung in persönlichen, familiären, sozialen, schulischen, beruflichen oder anderen wichtigen Bereichen.</td><td>307.51
▪ Wiederkehrende Essanfälle, begleitet von einem Gefühl des Kontrollverlustes.
▪ Assoziation der Essanfälle mit mindestens drei von fünf Verhaltensmerkmalen (schneller als sonst essen, unangenehmes Völlegefühl, viel essen ohne hungrig zu sein, aus Scham alleine essen, Ekel, Schuldgefühle oder Niedergeschlagenheit nach einem Essanfall).
▪ Leidensdruck wegen der Essanfälle
▪ Häufigkeit der Essanfälle: mindestens einmal wöchentlich in drei Monaten
▪ Auf die Essanfälle folgen nicht regelmäßig unangemessene Gegenmaßnahmen und die Essanfälle treten nicht ausschließlich im Kontext einer Bulimia nervosa oder Anorexia nervosa auf.</td></tr>
<tr><th colspan="2">Weitere Kategorien</th></tr>
<tr><td>6B83 Vermeidend-restriktive Ernährungsstörung [ARFID]

6B84 Pica

6B85T Ruminations- oder Regurgitationsstörung

6B8Y Sonstige näher bezeichnete Fütter- oder Essstörungen</td><td>307.52: Pica

307.53: Ruminationsstörung

307.59: Störung mit Vermeidung oder Einschränkung der Nahrungsaufnahme (engl. ARFID)

307.59: Andere näher bezeichnete Fütter- und Essstörungen
▪ Atypische Anorexia nervosa</td></tr>
</table>

ICD-11*	DSM-5 (APA 2013)
6B8Z Fütter- oder Essstörungen, nicht näher bezeichnet	■ Bulimia nervosa von geringer Häufigkeit und/oder begrenzter Dauer ■ Binge-Eating-Störung von geringer Häufigkeit und/oder begrenzter Dauer ■ Purging-Störung ■ Night-Eating-Syndrom **307.50:** Nicht näher bezeichnete Fütter- und Essstörungen

* https://www.bfarm.de/DE/Kodiersysteme/Klassifikationen/ICD/ICD-11/uebersetzung/_node.html (Abgerufen am 1. 10. 2022)

Anhang 2

Psychoedukation, Einführung zu MBT bei Essstörungen

Es wird hier ein Vorschlag gemacht, wie eine Einführung entsprechend der MBT-I (im Gruppenformat oder über Materialien, welche mit Patienten einzeln erarbeitet werden) aussehen könnte. Die klassischen zwölf MBT-I-Sitzungen werden in diesem Vorschlag auf zehn Sitzungen mit folgenden weitere Änderungen verkürzt: Die Sitzung 2 (»Was bedeutet es, Probleme mit dem Mentalisieren zu haben?«) der MBT-I wird in Sitzung 1 mit integriert. In die Sitzung zum Thema Emotionen und Beziehungen wird das Thema Pubertät und Adoleszenz mit aufgenommen, also die Lebensphase, in welcher es bezogen auf diese beiden Aspekte besondere Herausforderungen gibt und in welcher Essstörungen in der Regel beginnen. Diese Herausforderungen sollten mit den Teilnehmerinnen ausführlich besprochen und diskutiert werden. In den Sitzungen 6–8 geht es nicht um Persönlichkeitsstörungen, sondern stattdessen um das Thema Essstörungen, die Auswirkungen essgestörten Verhaltens auf Denken und Fühlen einschließlich des Mentalisierens, typische Probleme beim Mentalisieren im Rahmen einer Essstörung und das Thema Mentalisieren des Körpers. In die Übersicht über das Vorgehen in der MBT werden störungsspezifische Anteile (z. B. Arbeit mit Gewichtsvereinbarungen) mit aufgenommen. Die von der MBT-I abweichenden Inhalte sind durch eine kursive Schrift erkennbar.

Sitzung oder Thema	Inhalte
1. Was ist Mentalisieren	■ Was bedeutet der Begriff ■ Wie lernen wir zu mentalisieren ■ Dimensionen des Mentalisierens ■ Was ist gutes, was eingeschränktes Mentalisieren
2. Was sind Emotionen	■ Welche Emotionen gibt es ■ Erkennung, Differenzierung und Umgang mit Emotionen ■ Bedeutung von Emotionen für das Selbst und Beziehungen ■ *Herausforderungen in bestimmten Lebensphasen: Pubertät und Adoleszenz*

Sitzung oder Thema	Inhalte
3. Mentalisieren und emotionale Prozesse	■ Bedeutung des Mentalisierens für den Umgang mit Emotionen ■ Was passiert, wenn Mentalisieren nicht gelingt
4. Die Bedeutung von Beziehungen	■ Bedeutung von Bindung und Beziehung ■ Bindungsmuster ■ Bedeutung für die psychische Gesundheit ■ *Herausforderungen in bestimmten Lebensphasen: Pubertät und Adoleszenz*
5. Mentalisieren und Beziehungen	■ Gelungene und problematische Regulation von Situationen in Beziehungen ■ Bedeutung des Mentalisierens zwischenmenschlicher Situationen
6. Was ist eine Essstörung	■ Übersicht über Symptomatik ■ *Auslöser* ■ *Aufrechterhaltende Faktoren (Gewohnheiten etc.) und Folgen einer Essstörung* ■ *Auswirkungen der körperlichen Situation auf Denken und Fühlen*
7. Essstörung und Mentalisieren	■ *Was ist gelungenes und was eingeschränktes Mentalisieren im Rahmen der Essstörung: bezogen auf das Selbst, bezogen auf Beziehungen*
8. Mentalisieren und Körper	■ *Körper und Selbsterleben* ■ *Bedeutung von Körpersignalen* ■ *Mentalisieren des Körpers* ■ *Veränderungen des Körpererlebens und Einschränkungen beim Mentalisieren des Körpers bei Essstörungen*
9. + 10. MBT bei Essstörungen	Einführung in die Mentalisierungsbasierte Therapie: ■ Ziele ■ Grundannahmen ■ Vorgehen ■ *Besonderheiten bei Essstörungen (einschließlich der Arbeit mit Vereinbarungen zu Gewicht und Ernährung)*

Literatur

Adenzato, M., Todisco, P. & Ardito, R. B. (2012). Social cognition in anorexia nervosa: Evidence of preserved theory of mind and impaired emotional functioning. *PloS One, 7*(8), e44414. https://doi.org/10.1371/journal.pone.0044414

Ahrberg, M., Trojca, D., Nasrawi, N. & Vocks, S. (2011). Body image disturbance in binge eating disorder: A review. *European Eating Disorders Review, 19*(5), 375–381. https://doi.org/10.1002/erv.1100

Ainsworth, M., Blehar, M., Waters, E. & Wall, S. (1978). *Patterns of attachment: A psychological study of the strange situation.* New Jersey: Erlbaum.

Albano, G., Rowlands, K., Baciadonna, L., Coco, G. L. & Cardi, V. (2019). Interpersonal difficulties in obesity: A systematic review and meta-analysis to inform a rejection sensitivity-based model. *Neuroscience and Biobehavioral Reviews, 107*, 846–861. https://doi.org/10.1016/j.neubiorev.2019.09.039

Allen, J. & Fonagy, P. (2006). Preface. In: dies. (Hrsg.), *Handbook of Mentalization-Based Treatment.* (S. ix–xxi). Chichester, UK: Wiley.

Aloi, M., Rania, M., Caroleo, M., De Fazio, P. & Segura-García, C. (2017). Social cognition and emotional functioning in patients with Binge Eating Disorder. *European Eating Disorders Review, 25*(3), 172–178. https://doi.org/10.1002/erv.2504

American Psychiatric Association [APA] (2013). *Diagnostic and Statistical Manual of Mental Disorders* (5. Aufl., DSM 5). Arlington, VA, US: American Psychiatric Publishing, Inc.

Anastasiadou, D., Medina-Pradas, C., Sepulveda, A. R. & Treasure, J. (2014). A systematic review of family caregiving in eating disorders. *Eating Behaviors, 15*(3), 464–477. https://doi.org/10.1016/j.eatbeh.2014.06.001

Andreas, S., Plümer, P., Reichholf, K., Dehoust, M., Schulz, H., Müllauer, P., Rudden, M., Senft, B., Gaugeler, R., Hayden, M. (2021). Psychometric evaluation of the German version of the Brief Reflective Functioning Interview. *Psychology and Psychotherapy, 95(1), 18–33*. https://doi.org/10.1111/papt.12360

Arbeitskreis OPD (2009). *Operationalisierte Psychodynamische Diagnostik OPD-2. Das Manual für Diagnostik und Therapieplanung* (2., überarb. Aufl.). Bern: Huber.

Arcelus, J. (2011). Mortality rates in patients with Anorexia Nervosa and other eating disorders: A meta-analysis of 36 studies. *Archives of General*

Psychiatry, 68(7), 724. https://doi.org/10.1001/archgenpsychiatry.2011.74

Arcelus, J., Haslam, M., Farrow, C. & Meyer, C. (2013). The role of interpersonal functioning in the maintenance of eating psychopathology: A systematic review and testable model. *Clinical Psychology Review, 33*(1), 156–167. https://doi.org/10.1016/j.cpr.2012.10.009

Babl, A., Berger, T., Decurtins, H., Gross, I., Frey, T., Caspar, F. & Taubner, S. (2021). A longitudinal analysis of reflective functioning and its association with psychotherapy outcome in patients with depressive and anxiety disorders. *Journal of Counseling Psychology, 69*(3), 337–347. https://doi.org/10.1037/cou0000587

Balestrieri, M., Zuanon, S., Pellizzari, J., Zappoli-Thyrion, E., Ciano, R. & ResT-MBT (2015). Mentalization in eating disorders: A preliminary trial comparing mentalization-based treatment (MBT) with a psychodynamic-oriented treatment. *Eating and Weight Disorders, 20*(4), 525–528. https://doi.org/10.1007/s40519-015-0204-1

Bardone-Cone, A. M., Wonderlich, S. A., Frost, R. O., Bulik, C. M., Mitchell, J. E., Uppala, S. & Simonich, H. (2007). Perfectionism and eating disorders: Current status and future directions. *Clinical Psychology Review, 27*(3), 384–405. https://doi.org/10.1016/j.cpr.2006.12.005

Bateman, A. & Fonagy, P. (1999). Effectiveness of partial hospitalisation in the treatment of borderline personality disorder: A randomized controlled trial. *American Journal of Psychiatry, 156*(10), 1563–1569.

Bateman, A. & Fonagy, P. (2016). *Mentalization-Based Treatment for Personality Disorders: A Practical Guide.* Oxford: Oxford University Press.

Bateman, A. & Fonagy, P. (2019). *Handbook of Mentalizing in Mental Health Practice* (2nd edition). Washington: American Psychiatric Association Publishing.

Batury, V.-L., Walton, E., Tam, F., Wronski, M.-L., Buchholz, V., Frieling, H. & Ehrlich, S. (2020). DNA methylation of ghrelin and leptin receptors in underweight and recovered patients with anorexia nervosa. *Journal of Psychiatric Research, 131*, 271–278. https://doi.org/10.1016/j.jpsychires.2020.08.026

Bekker, M. H. J., Croon, M. A., van Balkom, E. G. A. & Vermee, J. B. G. (2008). Predicting individual differences in autonomy-connectedness: The role of body awareness, alexithymia, and assertiveness. *Journal of Clinical Psychology, 64*(6), 747–765. https://doi.org/10.1002/jclp.20486

Bennighoven, D., Jürgens, E., Mohr, A., Heberlein, I., Kunzendorf, S. & Jantschek, G. (2006). Different changes of body-images in patients with anorexia or bulimia nervosa during inpatient psychosomatic treatment. *European Eating Disorders Review, 14*(2), 88–96.

Benninghoven, D., Tetsch, N., Kunzendorf, S. & Jantschek, G. (2007). Perceptual body image of patients with anorexia or bulimia nervosa and their fathers. *Eating and Weight Disorders, 12*(1), 12–19.

Bion, W. R. (1952). Group dynamics: A review. *International Journal of Psychoanalysis, 33*, 235–247.

Blomquist, K. K., Ansell, E. B., White, M. A., Masheb, R. M. & Grilo, C. M. (2012). Interpersonal problems and developmental trajectories of binge eating disorder. *Comprehensive Psychiatry*, 53(8), 1088–1095. https://doi.org/10.1016/j.comppsych.2012.05.003

Bo, S., Sharp, C., Beck, E., Pedersen, J., Gondan, M. & Simonsen, E. (2017). First empirical evaluation of outcomes for mentalization-based group therapy for adolescents with BPD. *Personality Disorders*, 8(4), 396–401. https://doi.org/10.1037/per0000210

Bolm, T. (2021). *Mentalisierungsbasierte Therapie* (2. Aufl.). München: Ernst Reinhardt Verlag.

Bora, E. & Köse, S. (2016). Meta-analysis of theory of mind in anorexia nervosa and bulimia nervosa: A specific impairment of cognitive perspective taking in anorexia nervosa? *The International Journal of Eating Disorders*, 49(8), 739–740. https://doi.org/10.1002/eat.22572

Boris, H. N. (1984). The problem of anorexia nervosa. *International Journal of Psychoanalysis*, 65, 315–322.

Bowlby, J. (1988). *A Secure Base: Parent-Child Attachment and Healthy Human Development*. New York: Basic Books.

Brauhardt, A., de Zwaan, M. & Hilbert, A. (2014). The therapeutic process in psychological treatments for eating disorders: A systematic review. *International Journal of Eating Disorders*, 47(6), 565–584. (WOS:000340669900001). https://doi.org/10.1002/eat.22287

Brockmann, J., Kirsch, H. & Taubner, S. (2022). *Mentalisieren in der psychodynamischen und psychoanalytischen Psychotherapie*. Stuttgart: Klett-Cotta.

Brockmeyer, T., Grosse Holtforth, M., Bents, H., Kämmerer, A., Herzog, W. & Friederich, H.-C. (2012). Starvation and emotion regulation in anorexia nervosa. *Comprehensive Psychiatry*, 53(5), 496–501. https://doi.org/10.1016/j.comppsych.2011.09.003

Brockmeyer, T., Grosse Holtforth, M., Bents, H., Herzog, W. & Friederich, H.-C. (2013a). Lower body weight is associated with less negative emotions in sad autobiographical memories of patients with anorexia nervosa. *Psychiatry Research*, 210(2), 548–552. https://doi.org/10.1016/j.psychres.2013.06.024

Brockmeyer, T., Grosse Holtforth, M., Bents, H., Kämmerer, A., Herzog, W. & Friederich, H.-C. (2013b). The thinner the better: Self-esteem and low body weight in anorexia nervosa. *Clinical Psychology & Psychotherapy*, 20(5), 394–400. https://doi.org/10.1002/cpp.1771

Brockmeyer, T., Grosse Holtforth, M., Bents, H., Kämmerer, A., Herzog, W. & Friederich, H.-C. (2013c). Interpersonal motives in anorexia nervosa: The fear of losing one's autonomy. *Journal of Clinical Psychology*, 69(3), 278–289. https://doi.org/10.1002/jclp.21937

Brockmeyer, T., Pellegrino, J., Münch, H., Herzog, W., Dziobek, I. & Friederich, H.-C. (2016). Social cognition in anorexia nervosa: Specific difficulties in decoding emotional but not nonemotional mental states. *The International Journal of Eating Disorders*, 49(9), 883–890. https://doi.org/10.1002/eat.22574

Brown, D. (1985). The psychosoma and the group. *Group Analysis, 18*, 93–101.

Bruch, H. (1973). *Eating Disorders: Obesity, Anorexia Nervosa, and the Person Within.* New York: Basic Books.

Bruch, H. (1989). *Der goldene Käfig: Das Rätsel der Magersucht* (19. Aufl., 2010). Frankfurt am Main: Fischer Verlag.

Bryant, E., Aouad, P., Hambleton, A., Touyz, S. & Maguire, S. (2022). ›In an otherwise limitless world, I was sure of my limit.‹ Experiencing Anorexia Nervosa: A phenomenological metasynthesis. *Frontiers in Psychiatry, 13*, 894178. https://doi.org/10.3389/fpsyt.2022.894178

Bulik, C. M., Sullivan, P. F., Fear, J. & Pickering, A. (1997). Predictors of the development of bulimia nervosa in women with anorexia nervosa. *Journal of Nervous & Mental Disease, 185* (11), 704–707.

Bulik, C., Sullivan, P., Tozzi, F., Furberg, H., Lichtenstein, P. & Pedersen, N. (2006). Prevalence, heritability, and prospective risk factors for anorexia nervosa. *Archives of General Psychiatry, 63*(3), 305–312.

Burlingame, G. M., Seebeck, J. D., Janis, R. A., Whitcomb, K. E., Barkowski, S., Rosendahl, J. & Strauss, B. (2016). Outcome differences between individual and group formats when identical and nonidentical treatments, patients, and doses are compared: A 25-year meta-analytic perspective. *Psychotherapy (Chicago, Ill.)*, 53(4), 446–461. https://doi.org/10.1037/pst0000090

Burlingame, G. & Strauss, B. (2021). Efficacy of small group treatments: Foundation for evidence-based practice. In: Barkham, M., Lutz, W. & Castonguay, L. G. (Hrsg.), *Bergin and Garfield's Handbook of Psychotherapy and Behavior Change: 50th Anniversary Edition* (S. 583–624). 7. Aufl., Hoboken, USA: John Wiley & Sons.

Butler, R. M. & Heimberg, R. G. (2020). Exposure therapy for eating disorders: A systematic review. *Clinical Psychology Review, 78*, 101851. https://doi.org/10.1016/j.cpr.2020.101851

Caglar-Nazali, H. P., Corfield, F., Cardi, V., Ambwani, S., Leppanen, J., Olabintan, O., Deriziotis, S., Hadjimichalis, A., Scognamiglio, P., Eshkevari, E., Micali, N. & Treasure, J. (2014). A systematic review and meta-analysis of ›Systems for Social Processes‹ in eating disorders. *Neuroscience & Biobehavioral Reviews, 42*, 55–92. https://doi.org/10.1016/j.neubiorev.2013.12.002

Cardi, V., Di Matteo, R., Corfield, F. & Treasure, J. (2013). Social reward and rejection sensitivity in eating disorders: An investigation of attentional bias and early experiences. *The World Journal of Biological Psychiatry, 14*(8), 622–633. https://doi.org/10.3109/15622975.2012.665479

Cardi, V., Di Matteo, R., Gilbert, P. & Treasure, J. (2014). Rank perception and self-evaluation in eating disorders. *The International Journal of Eating Disorders, 47*(5), 543–552. https://doi.org/10.1002/eat.22261

Cardi, V., Tchanturia, K. & Treasure, J. (2018). Premorbid and illness-related social difficulties in eating disorders: An overview of the literature and treatment developments. *Current Neuropharmacology, 16*(8), 1122–1130. https://doi.org/10.2174/1570159X16666180118100028

Cascino, G., Castellini, G., Stanghellini, G., Ricca, V., Cassioli, E., Ruzzi, V., Monteleone, P. & Monteleone, A.M. (2019). The role of the embodiment disturbance in the Anorexia nervosa psychopathology: A network analysis study. *Brain Sciences*, 9(10), 276. https://doi.org/10.3390/brainsci9100276

Caslini, M., Bartoli, F., Crocamo, C., Dakanalis, A., Clerici, M. & Carrà, G. (2016). Disentangling the association between child abuse and eating disorders: A systematic review and meta-analysis. *Psychosomatic Medicine*, *78*(1), 79–90. https://doi.org/10.1097/PSY.0000000000000233

Cassin, S. & Ranson, K. (2005). Personality and eating disorders: A decade in review. *Clinical Psychology Review*, 25, 895–916.

Charpentier Mora, S., Bastianoni, C., Koren-Karie, N., Cavanna, D., Tironi, M. & Bizzi, F. (2022). Parental mentalizing during middle childhood: How is the adoption of a reflective stance associated with child's psychological outcomes? *International Journal of Environmental Research and Public Health*, *19*(10), 6205. https://doi.org/10.3390/ijerph19106205

Clausen, L., Lübeck, M. & Jones, A. (2013). Motivation to change in the eating disorders: A systematic review. *The International Journal of Eating Disorders*, *46*(8), 755–763. https://doi.org/10.1002/eat.22156

Cologon, J., Schweitzer, R. D., King, R. & Nolte, T. (2017). Therapist reflective functioning, therapist attachment style and therapist effectiveness. *Administration and Policy in Mental Health*, 44(5), 614–625. https://doi.org/10.1007/s10488-017-0790-5

Corsi, E., Cardi, V., Sowden, S., Coll, M.-P., Cascino, G., Ricca, V., Treasure, J., Bird, G. & Monteleone, A. M. (2021). Socio-cognitive processing in people with eating disorders: Computerized tests of mentalizing, empathy and imitation skills. *The International Journal of Eating Disorders*, 54(8), 1509–1518. https://doi.org/10.1002/eat.23556

Crisp, A. H. (1997). Anorexia nervosa and flight from growth: Assessment and treatment. In: Garner, D. M. & Garfinkel, G. (Hrsg.), *Handbook of Treatment for Eating Disorders* (S. 248–277). 2. *Aufl.*, New York, London: The Guilford Press.

Dahlenburg, S. C., Gleaves, D. H. & Hutchinson, A. D. (2019). Anorexia nervosa and perfectionism: A meta-analysis. *The International Journal of Eating Disorders*, 52(3), 219–229. https://doi.org/10.1002/eat.23009

De Meulemeester, C., Vansteelandt, K., Luyten, P. & Lowyck, B. (2018). Mentalizing as a mechanism of change in the treatment of patients with borderline personality disorder: A parallel process growth modeling approach. *Personality Disorders*, 9(1), 22–29. https://doi.org/10.1037/per0000256

de Vos, J. A., LaMarre, A., Radstaak, M., Bijkerk, C. A., Bohlmeijer, E. T. & Westerhof, G. J. (2017). Identifying fundamental criteria for eating disorder recovery: A systematic review and qualitative meta-analysis. *Journal of Eating Disorders*, 5, 34. https://doi.org/10.1186/s40337-017-0164-0

de Zwaan, M. & Friederich, H.-C. (2006). Binge Eating Störung. *Therapeutische Umschau*, 63(8), 529–533. https://doi.org/10.1024/0040-5930.63.8.529

Dejong, H., Van den Eynde, F., Broadbent, H., Kenyon, M. D., Lavender, A., Startup, H. & Schmidt, U. (2013). Social cognition in bulimia nervosa: A systematic review. *European Psychiatry*, *28*(1), 1–6. https://doi.org/10.1016/j.eurpsy.2011.07.002

Dias, P., Soares, I., Klein, J., Cunha, J. P. S. & Roisman, G. I. (2011). Autonomic correlates of attachment insecurity in a sample of women with eating disorders. *Attachment & Human Development*, *13*(2), 155–167. https://doi.org/10.1080/14616734.2011.554005

Diez Grieser, M. T. & Müller, R. (2018). *Mentalisieren mit Kindern und Jugendlichen.* 3. Aufl., Stuttgart 2021: Klett-Cotta.

Dornes, M. (2004). *Über Mentalisierung, Affektregulierung und die Entwicklung des Selbst. Forum der Psychoanalyse*, 20, 175–199. https://doi.org/DOI 10.1007/s00451-004-0195-4

Duffy, M. E., Lieberman, A., Siegfried, N., Henretty, J. R., Bass, G., Cox, S. A. & Joiner, T. E. (2020). Body Trust, agitation, and suicidal ideation in a clinical eating disorder sample. *The International Journal of Eating Disorders*, 53(10), 1746–1750. https://doi.org/10.1002/eat.23352

Dufresne, L., Bussières, E.-L., Bédard, A., Gingras, N., Blanchette-Sarrasin, A. & Bégin, C. (2020). Personality traits in adolescents with eating disorder: A meta-analytic review. *The International Journal of Eating Disorders*, 53(2), 157–173. https://doi.org/10.1002/eat.23183

Eddy, K., Dorer, D., Franko, D., Tahilani, K., Thompson-Brenner, H. & Herzog, D. (2008). Diagnostic crossover in anorexia nervosa and bulimia nervosa: Implications for DSM IV. *American Journal of Psychiatry*, *165*, 245–250.

Ekeblad, A., Falkenström, F. & Holmqvist, R. (2016). Reflective functioning as predictor of working alliance and outcome in the treatment of depression. *Journal of Consulting and Clinical Psychology*, *84*(1), 67–78. https://doi.org/10.1037/ccp0000055

Engel, S. G., Wonderlich, S. A., Crosby, R. D., Mitchell, J. E., Crow, S., Peterson, C. B., Le Grange, D., Simonich, H. K., Cao, L., Lavender, J. M. & Gordon, K. H. (2013). The role of affect in the maintenance of anorexia nervosa: Evidence from a naturalistic assessment of momentary behaviors and emotion. *Journal of Abnormal Psychology*, *122*(3), 709–719. https://doi.org/10.1037/a0034010

Eubanks-Carter, C., Muran, J. & Safran, J. D. (2010). Alliance ruptures and resolution. In: Muran, J. C., Barber, J. P. (Hrsg.), *The Therapeutic Alliance: An Evidence-Based Guide to Practice* (S. 74–94). New York: The Guilford Press.

Euler, S. (2021). *Mentalisieren bei Persönlichkeitsstörungen.* Stuttgart: Klett-Cotta.

Euler, S. (2022). Persönlichkeitsstörungen in der ICD-11. *PTT: Persönlichkeitsstörungen: Theorie und Therapie*, *26*(4), 396–416.

Euler, S., Dammann, G., Endtner, K., Leihener, F., Perroud, N., Reisch, T., Schmeck, K., Sollberger, D., Walter, M. & Kramer, U. (2018). Borderline-Störung: Behandlungsempfehlungen der SGPP. *Swiss Archives of Neurology, Psychiatry and Psychotherapy*, *169*(5), 135–143.

Euler, S. & Walter, M. (2020). *Mentalisierungsbasierte Psychotherapie (MBT).* Stuttgart: Kohlhammer.

Fairburn, C. G. (2003). Eating disorders. *Lancet, 361*, 407–416.

Fairburn, C., Marcus, M. & Wilson, G. (1993). Cognitive-behavioral therapy for binge eating and bulimia nervosa: A comprehensive treatment manual. In: Fairburn, C. & Wilson, G. (Hrsg.), *Binge Eating: Nature, Assessment and Treatment* (S. 361–404). New York: The Guilford Press.

Fairburn, C. G., Cooper, Z. & Shafran, R. (2003). Cognitive behaviour therapy for eating disorders: A »transdiagnostic« theory and treatment. *Behavior Research and Therapy, 41*(5), 509–528.

Farstad, S., McGeown, L. & von Ranson, K. (2016). Eating disorders and personality, 2004–2016: A systematic review and meta-analysis. *Clinical Psychology Review, 46*, 91–105. https://doi.org/10.1016/j.cpr.2016.04.005.

Fichter, M. (2015). Epidemiologie der Essstörungen. In: Herpertz, S., deZwaan, M. & Zipfel, S. (Hrsg.), *Handbuch Essstörungen und Adipositas* (S. 45–56). 2. Aufl., Stuttgart: Springer.

Fichter, M. & Quadflieg, N. (2004). Twelve-year course and outcome of bulimia nervosa. *Psychological Medicine, 34*, 1395–1406.

Fischer-Kern, M., Doering, S., Taubner, S., Hörz, S., Zimmermann, J., Rentrop, M., Schuster, P., Buchheim, P. & Buchheim, A. (2015). Transference-focused psychotherapy for borderline personality disorder: Change in reflective function. *The British Journal of Psychiatry, 207*(2), 173–174. https://doi.org/10.1192/bjp.bp.113.143842

Flückiger, C., Del Re, A. C., Wampold, B. E. & Horvath, A. O. (2018). The alliance in adult psychotherapy: A meta-analytic synthesis. *Psychotherapy (Chicago, Ill.)*, 55(4), 316–340. https://doi.org/10.1037/pst0000172

Fonagy, P. (2022). Mentalisation Based Treatment and psychoanalysis. *Gruppenpsychotherapie und Gruppendynamik, 58*, S. 205–215.

Fonagy, P., Leigh, T., Steele, M., Steele, H., Kennedy, R., Mattoon, G. & Gerber, A. (1996). The relation of attachment status, psychiatric classification, and response to psychotherapy. *Journal of Consulting and Clinical Psychology, 64*(1), 22–31.

Fonagy, P. & Target, M. (1996). Playing with reality: I. Theory of Mind and the normal development of psychic reality. *The International Journal of Psycho-Analysis, 77*(Pt 2), 217–233.

Fonagy, P., Gergely, G., Jurist, E. & Target, M. (2002). *Affect Regulation, Mentalization, and the Development of the Self.* New York: Other Press.

Fonagy, P. & Allison, E. (2014). The role of mentalizing and epistemic trust in the therapeutic relationship. *Psychotherapy (Chicago, Ill.)*, 51(3), 372–380. https://doi.org/10.1037/a0036505

Fonagy, P., Luyten, P. & Allison, E. (2015). Epistemic petrification and the restoration of epistemic trust: A new conceptualization of borderline personality disorder and its psychosocial treatment. *Journal of Personality Disorders, 29*(5), 575–609. https://doi.org/10.1521/pedi.2015.29.5.575

Fonagy, P., Luyten, P., Moulton-Perkins, A., Lee, Y.-W., Warren, F., Howard, S., Ghinai, R., Fearon, P. & Lowyck, B. (2016). Development and validation of a self-report measure of mentalizing: The Reflective Functioning Questionnaire. *PLoS ONE*, *11*(7), e0158678. https://doi.org/10.1371/journal.pone.0158678

Fonagy, P., Luyten, P., Allison, E. & Campbell, C. (2017a). What we have changed our minds about: Part 1. Borderline personality disorder as a limitation of resilience. *Borderline Personality Disorder and Emotion Dysregulation*, *4*, 11. https://doi.org/10.1186/s40479-017-0061-9

Fonagy, P., Luyten, P., Allison, E. & Campbell, C. (2017b). What we have changed our minds about: Part 2. Borderline personality disorder, epistemic trust and the developmental significance of social communication. *Borderline Personality Disorder and Emotion Dysregulation*, *4*, 9. https://doi.org/10.1186/s40479-017-0062-8

Fotopoulou, A. & Tsakiris, M. (2017). Mentalizing homeostasis: the social origins of interoceptive inference. *Neuropsychoanalysis*, *19*(1), 3–28.

Fuglset, T. S. (2021). Is set-shifting and central coherence in anorexia nervosa influenced by body mass index, anxiety or depression? A systematic review. *BMC Psychiatry*, *21*(1), 137. https://doi.org/10.1186/s12888-021-03120-6

Gagliardini, G., Gullo, S., Tinozzi, V., Baiano, M., Balestrieri, M., Todisco, P., Schirone, T. & Colli, A. (2020). Mentalizing subtypes in eating disorders: A latent profile analysis. *Frontiers in Psychology*, *11*, 564291. https://doi.org/10.3389/fpsyg.2020.564291

Gander, M., Sevecke, K. & Buchheim, A. (2015). Eating disorders in adolescence: Attachment issues from a developmental perspective. *Frontiers in Psychology*, *6*, 1136. https://doi.org/10.3389/fpsyg.2015.01136

Garner, D. (1997). Psychoeducational principles in treatment. In: Garner, D. M. & Garfinkel, G. (Hrsg.), *Handbook of Treatment for Eating Disorders* (S. 145–177). New York, London: The Guilford Press.

Geller, J., Cockell, S., Hewitt, P., Goldner, E. & Flett, G. (2000). Inhibited expression of negative emotions and interpersonal orientation in anorexia nervosa. *International Journal of Eating Disorders*, *28*, 8–19.

Godart, N., Flament, M., Perdereau, F. & Jeammet, P. (2002). Comorbidity between eating disorders and anxiety disorders: A review. *International Journal of Eating Disorders*, *32*, 253–270.

Goldschmidt, A. B., Wonderlich, S. A., Crosby, R. D., Engel, S. G., Lavender, J. M., Peterson, C. B., Crow, S. J., Cao, L. & Mitchell, J. E. (2014). Ecological momentary assessment of stressful events and negative affect in bulimia nervosa. *Journal of Consulting and Clinical Psychology*, *82*(1), 30–39. https://doi.org/10.1037/a0034974

Goodsitt, A. (1983). Self-regulatory disturbances in eating disorders. *International Journal of Eating Disorders*, *2*(3), 51–60.

Goodsitt, A. (1997). Eating disorders: A self-psychological perspective. In: Garner, D. M. & Garfinkel. P. E. (Hrsg.), *Handbook of Treatment for Eating Disorders* (S. 205–228). New York, London: The Guilford Press.

Gradl-Dietsch, G., Herpertz-Dahlmann, B., Degenhardt, F. & Hebebrand, J. (2020). ICD-11 Sonderserie: Fütter- und Essstörungen in der ICD-11. *Zeitschrift für Kinder- und Jugendpsychiatrie und Psychotherapie*, 1–10. https://doi.org/10.1024/1422-4917/a000772

Graves, T. A., Tabri, N., Thompson-Brenner, H., Franko, D. L., Eddy, K. T., Bourion-Bedes, S., Brown, A., Constantino, M. J., Flückiger, C., Forsberg, S., Isserlin, L., Couturier, J., Paulson Karlsson, G., Mander, J., Teufel, M., Mitchell, J., Crosby, R., Prestano, C., Satir, D., Simpson, S., Sly, R., Lacey, H., Stiles-Shields, C., Tasca, G., Waller, G., Zaitsoff, S. L., Rienecke, R., Le Grange, D. & Thomas, J. J. (2017). A meta-analysis of the relation between therapeutic alliance and treatment outcome in eating disorders. *The International Journal of Eating Disorders*, 50(4), 323–340. https://doi.org/10.1002/eat.22672

Grilo, C. M., White, M. A., Gueorguieva, R., Wilson, G. T. & Masheb, R. M. (2013). Predictive significance of the overvaluation of shape/weight in obese patients with binge eating disorder: Findings from a randomized controlled trial with 12-month follow-up. *Psychological Medicine*, *43*(6), 1335–1344. https://doi.org/10.1017/S0033291712002097

Gullestad, F. S., Johansen, M. S., Høglend, P., Karterud, S. & Wilberg, T. (2013). Mentalization as a moderator of treatment effects: Findings from a randomized clinical trial for personality disorders. *Psychotherapy Research: Journal of the Society for Psychotherapy Research*, *23*(6), 674–689. https://doi.org/10.1080/10503307.2012.684103

Gunderson, J. G. (1978). Defining the therapeutic processes in psychiatric milieus. *Psychiatry*, *41*(4), 327–335. https://doi.org/10.1080/00332747.1978.11023992

Habermas, T. (2015). Klassifikation und Diagnose: Eine historische Betrachtung. In: Herpertz, S., de Zwaan, M. & Zipfel, S. (Hrsg.), *Handbuch Essstörungen und Adipositas* (S. 3–14). 2. Aufl., Berlin, Heidelberg: Springer.

Haedt-Matt, A. A. & Keel, P. K. (2011). Revisiting the affect regulation model of binge eating: A meta-analysis of studies using ecological momentary assessment. *Psychological Bulletin*, *137*(4), 660–681. https://doi.org/10.1037/a0023660

Harrison, A., Sullivan, S., Tchanturia, K. & Treasure, J. (2010). Emotional functioning in eating disorders: Attentional bias, emotion recognition and emotion regulation. *Psychological Medicine*, 40(11), 1887–1897. https://doi.org/10.1017/S0033291710000036

Harrison, A., Genders, R., Davies, H., Treasure, J. & Tchanturia, K. (2011). Experimental measurement of the regulation of anger and aggression in women with anorexia nervosa. *Clinical Psychology & Psychotherapy*, *18*(6), 445–452. https://doi.org/10.1002/cpp.726

Hartmann, A., Zeeck, A. & Barrett, M. S. (2010). Interpersonal problems in eating disorders. *The International Journal of Eating Disorders*, *43*(7), 619–627. https://doi.org/10.1002/eat.20747

Hausberg, M. C., Schulz, H., Piegler, T., Happach, C. G., Klöpper, M., Brütt, A. L., Sammet, I. & Andreas, S. (2012). Is a self-rated instrument appropriate to assess mentalization in patients with mental disorders? Development and first validation of the mentalization questionnaire (MZQ). *Psychotherapy Research*, 22(6), 699–709. https://doi.org/10.1080/10503307.2012.709325

Henningsen, P. (2021). *Allgemeine Psychosomatische Medizin – Krankheiten des verkörperten Selbst im 21. Jahrhundert*. Berlin: Springer Verlag.

Herpertz, S., de Zwaan, M. & Zipfel, S. (2015). *Handbuch Essstörungen und Adipositas*. 2. Aufl., Berlin, Heidelberg: Springer Verlag.

Herpertz, S., Fichter, M., Herpertz-Dahlmann, B., Hilbert, A., Tuschen-Caffier, B., Vocks, S. & Zeeck, A. (2019). *S3-Leitinie Diagnostik und Behandlung der Essstörungen*. 2. Aufl., Berlin: Springer Verlag.

Herpertz-Dahlmann, B. (2015). Adolescent eating disorders. *Child and Adolescent Psychiatric Clinics of North America*, 24(1), 177–196. https://doi.org/10.1016/j.chc.2014.08.003

Herpertz-Dahlmann, B., van Elburg, A., Castro-Fornieles, J. & Schmidt, U. (2015). ESCAP Expert Paper: New developments in the diagnosis and treatment of adolescent anorexia nervosa – a European perspective. *European Child & Adolescent Psychiatry*, 24(10), 1153–1167. (WOS:000362331400002). https://doi.org/10.1007/s00787-015-0748-7

Hertzmann, L., Target, M., Hewison, D., Casey, P., Fearon, P. & Lassri, D. (2016). Mentalization-based therapy for parents in entrenched conflict: A random allocation feasibility study. *Psychotherapy (Chicago, Ill.)*, 53(4), 388–401. https://doi.org/10.1037/pst0000092

Hilbert, A., Bishop, M. E., Stein, R. I., Tanofsky-Kraff, M., Swenson, A. K., Welch, R. R. & Wilfley, D. E. (2012). Long-term efficacy of psychological treatments for binge eating disorder. *The British Journal of Psychiatry*, 200(3), 232–237. https://doi.org/10.1192/bjp.bp.110.089664

Hilbert, A., Petroff, D., Herpertz, S., Pietrowsky, R., Tuschen-Caffier, B., Vocks, S. & Schmidt, R. (2019). Meta-analysis of the efficacy of psychological and medical treatments for binge-eating disorder. *Journal of Consulting and Clinical Psychology*, 87(1), 91–105. https://doi.org/10.1037/ccp0000358

Homan, K., McHugh, E., Wells, D., Watson, C. & King, C. (2012). The effect of viewing ultra-fit images on college women's body dissatisfaction. *Body Image*, 9(1), 50–56. https://doi.org/10.1016/j.bodyim.2011.07.006

Howard, M., Gregertsen, E. C., Hindocha, C. & Serpell, L. (2020). Impulsivity and compulsivity in anorexia and bulimia nervosa: A systematic review. *Psychiatry Research*, 293, 113354. https://doi.org/10.1016/j.psychres.2020.113354

Ivanova, I. V., Tasca, G. A., Proulx, G. & Bissada, H. (2015). Does the interpersonal model apply across eating disorder diagnostic groups? A structural equation modeling approach. *Comprehensive Psychiatry*, 63, 80–87. https://doi.org/10.1016/j.comppsych.2015.08.009

Jacobi, C., Hayward, C., de Zwaan, M., Kraemer, H. & Agras, W. (2004). Coming to terms with risk factors for eating disorders: Application of risk terminology and suggestions for a general taxonomy. *Psychological Bulletin*, *130*(1), 19–65.

Jankauskiene, R. & Baceviciene, M. (2021). An exploration of the tripartite influence model of body image in Lithuanian sample of young adults: Does body weight make a difference? *Eating and Weight Disorders*, *26*(6), 1781–1791. https://doi.org/10.1007/s40519-020-00996-3

Janssen, P. (1987). *Psychoanalytische Therapie in der Klinik*. Stuttgart: Klett-Cotta.

Janssen, P. L. (2012). Zur Theorie und Praxis psychoanalytisch begründeter stationärer Psychotherapie. *Forum der Psychoanalyse*, *28*, S. 337–358.

Jewell, T., Collyer, H., Gardner, T., Tchanturia, K., Simic, M., Fonagy, P. & Eisler, I. (2016). Attachment and mentalization and their association with child and adolescent eating pathology: A systematic review. *International Journal of Eating Disorders*, *49*(4), 354–373. https://doi.org/10.1002/eat.22473

Johnson, J. G., Cohen, P., Kasen, S. & Brook, J. S. (2002). Childhood adversities associated with risk for eating disorders or weight problems during adolescence or early adulthood. *The American Journal of Psychiatry*, *159*(3), 394–400. https://doi.org/10.1176/appi.ajp.159.3.394

Jones, A., Lindekilde, N., Lübeck, M. & Clausen, L. (2015). The association between interpersonal problems and treatment outcome in the eating disorders: A systematic review. *Nordic Journal of Psychiatry*, *69*(8), 563–573. https://doi.org/10.3109/08039488.2015.1019924

Karlsson, R. & Kermott, A. (2006). Reflective-functioning during the process in brief psychotherapies. *Psychotherapy (Chicago, Ill.)*, *43*(1), 65–84. https://doi.org/10.1037/0033-3204.43.1.65

Karterud, S. (2015). *Mentalization-Based Group Therapy (MBT-G): A Theoretical, Clinical, and Research Manual*. Oxford: OUP Oxford.

Karterud, S. & Bateman, A. (2012). Group therapy techniques. In: Bateman, A. & Fonagy, P. (Hrsg.), *Handbook auf Mentalizing in Mental Health Practice* (S. 81–105). Washington DC, London: American Psychiatric Publishing.

Kästner, D., Löwe, B. & Gumz, A. (2019). The role of self-esteem in the treatment of patients with anorexia nervosa – A systematic review and meta-analysis. *The International Journal of Eating Disorders*, 52(2), 101–116. https://doi.org/10.1002/eat.22975

Katznelson, H. (2014). Reflective functioning: A review. *Clinical Psychology Review*, 34(2), 107–117. https://doi.org/10.1016/j.cpr.2013.12.003

Katznelson, H., Falkenström, F., Daniel, S. I. F., Lunn, S., Folke, S., Pedersen, S. H. & Poulsen, S. (2020). Reflective functioning, psychotherapeutic alliance, and outcome in two psychotherapies for bulimia nervosa. *Psychotherapy (Chicago, Ill.)*, 57(2), 129–140. https://doi.org/10.1037/pst0000245

Kenyon, M., Samarawickrema, N., Dejong, H., Van den Eynde, F., Startup, H., Lavender, A., Goodman-Smith, E. & Schmidt, U. (2012). Theory of mind in bulimia nervosa. *The International Journal of Eating Disorders, 45*(3), 377–384. https://doi.org/10.1002/eat.20967

Kerber, A., Schultze, M., Müller, S., Rühling, R. M., Wright, A. G. C., Spitzer, C., Krueger, R.F., Knaevelsrud, C. & Zimmermann, J. (2022). Development of a short and ICD-11 compatible measure for DSM-5 maladaptive personality traits using ant colony optimization algorithms. *Assessment, 29*(3), 467–487. https://doi.org/10.1177/1073191120971848

Kerr-Gaffney, J., Harrison, A. & Tchanturia, K. (2019). Cognitive and affective empathy in eating disorders: A systematic review and meta-analysis. *Frontiers in Psychiatry, 10*, 102. https://doi.org/10.3389/fpsyt.2019.00102

Kerr-Gaffney, J., Halls, D., Leppanen, J. & Tchanturia, K. (2021). Exploring neuropsychological and socio-emotional task performance in anorexia nervosa: A cluster analytic approach. *European Eating Disorders Review, 29*(5), 802–810. https://doi.org/10.1002/erv.2851

Keski-Rahkonen, A. (2021). Epidemiology of binge eating disorder: Prevalence, course, comorbidity, and risk factors. *Current Opinion in Psychiatry, 34*(6), 525–531. https://doi.org/10.1097/YCO.0000000000000750

Kessler, R. M., Hutson, P. H., Herman, B. K. & Potenza, M. N. (2016). The neurobiological basis of binge-eating disorder. *Neuroscience and Biobehavioral Reviews, 63*, 223–238. https://doi.org/10.1016/j.neubiorev.2016.01.013

Keys, A., Brozek, J., Henschel, A., Mickelsen, O. & Taylor, H. (1950). *The biology of human starvation*. Minneapolis: University of Minnesota Press.

Khosravi, M. (2020). Eating disorders among patients with borderline personality disorder: Understanding the prevalence and psychopathology. *Journal of Eating Disorders, 8*, 38. https://doi.org/10.1186/s40337-020-00314-3

Kivity, Y., Levy, K. N., Wasserman, R. H., Beeney, J. E., Meehan, K. B. & Clarkin, J. F. (2019). Conformity to prototypical therapeutic principles and its relation with change in reflective functioning in three treatments for borderline personality disorder. *Journal of Consulting and Clinical Psychology, 87*(11), 975–988. https://doi.org/10.1037/ccp0000445

Kleinert, J., Zeeck, A. & Ziemainz, H. (2020). *Sportsucht und pathologisches Bewegungsverhalten*. Stuttgart: Kohlhammer Verlag.

Klump, K. L., Bulik, C. M., Pollice, C., Halmi, K. A., Fichter, M. M., Berrettini, W. H., Devlin, B., Strober, M., Kaplan, A., Woodside, D.B., Treasure, J., Shabbout, M., Lilenfeld, L. R., Plotnicov, K. H. & Kaye, W.H. (2000). Temperament and character in women with anorexia nervosa. *The Journal of Nervous and Mental Disease, 188*(9), 559–567. https://doi.org/10.1097/00005053-200009000-00001

Kothari, R., Barona, M., Treasure, J. & Micali, N. (2015). Social cognition in children at familial high-risk of developing an eating disorder. *Frontiers in Behavioral Neuroscience, 9*, 208. https://doi.org/10.3389/fnbeh.2015.00208

Kotler, L. A., Cohen, P., Davies, M., Pine, D. S. & Walsh, B. T. (2001). Longitudinal relationships between childhood, adolescent, and adult eating disorders. *Journal of the American Academy of Child & Adolescent Psychiatry*, 40(12), 1434–1440. https://doi.org/10.1097/00004583-200112000-00014

Kraus, N., Lindenberg, J., Zeeck, A., Kosfelder, J. & Vocks, S. (2015). Immediate effects of body checking behaviour on negative and positive emotions in women with eating disorders: An ecological momentary assessment approach. *European Eating Disorders Review*, 23(5), 399–407. https://doi.org/10.1002/erv.2380

Küchenhoff, J., Agarwalla, P. (2013). *Körperbild und Persönlichkeit*. 2. Aufl., Heidelberg: Springer Verlag.

Kuipers, G. S., van Loenhout, Z., van der Ark, L. A. & Bekker, M. H. J. (2016). Attachment insecurity, mentalization and their relation to symptoms in eating disorder patients. *Attachment & Human Development*, 18(3), 250–272. https://doi.org/10.1080/14616734.2015.1136660

Kuipers, G. S., Hollander, S. den, van der Ark, L. A. & Bekker, M. H. J. (2017). Recovery from eating disorder 1 year after start of treatment is related to better mentalization and strong reduction of sensitivity to others. *Eating and Weight Disorders*, 22(3), 535–547. https://doi.org/10.1007/s40519-017-0405-x

Lang, K., Lopez, C., Stahl, D., Tchanturia, K. & Treasure, J. (2014). Central coherence in eating disorders: An updated systematic review and meta-analysis. *The World Journal of Biological Psychiatry*, 15(8), 586–598. https://doi.org/10.3109/15622975.2014.909606

Lavender, J. M., Wonderlich, S. A., Engel, S. G., Gordon, K. H., Kaye, W. H. & Mitchell, J. E. (2015). Dimensions of emotion dysregulation in anorexia nervosa and bulimia nervosa: A conceptual review of the empirical literature. *Clinical Psychology Review*, 40, 111–122. (WOS:000360254100009). https://doi.org/10.1016/j.cpr.2015.05.010

Levine, M. P. (2012). Loneliness and eating disorders. *The Journal of Psychology*, 146(1–2), 243–257. https://doi.org/10.1080/00223980.2011.606435

Levy, K. N., Meehan, K. B., Kelly, K. M., Reynoso, J. S., Weber, M., Clarkin, J. F. & Kernberg, O. F. (2006). Change in attachment patterns and reflective function in a randomized control trial of transference-focused psychotherapy for borderline personality disorder. *Journal of Consulting and Clinical Psychology*, 74(6), 1027–1040. https://doi.org/10.1037/0022-006X.74.6.1027

Lewer, M., Bauer, A., Hartmann, A. S. & Vocks, S. (2017). Different facets of body image disturbance in binge eating disorder: A review. *Nutrients*, 9(12), E1294. https://doi.org/10.3390/nu9121294

Lilenfeld, L., Wonderlich, S., Riso, L., Crosby, R. & Mitchell, J. (2006). Eating disorders and personality: A methodological and empirical review. *Clinical Psychology Review*, 26(3), 299–320.

Linardon, J., de la Piedad Garcia, X. & Brennan, L. (2017). Predictors, moderators, and mediators of treatment outcome following manualised cognitive-behavioural therapy for eating disorders: A systematic review.

European Eating Disorders Review, 25(1), 3–12. https://doi.org/10.1002/erv.2492

Lo, C. K. M. & Wong, S. Y. (2020). The effectiveness of parenting programs in regard to improving parental reflective functioning: A meta-analysis. *Attachment & Human Development*, 1–17. https://doi.org/10.1080/14616734.2020.1844247

Lüdemann, J., Rabung, S. & Andreas, S. (2021). Systematic review on mentalization as key factor in psychotherapy. *International Journal of Environmental Research and Public Health*, *18*(17), 9161. https://doi.org/10.3390/ijerph18179161

Luyten, P., Fonagy, P., Lowyck, B. & Vermote, R. (2012). Assessment of mentalization. In: Bateman, A. & Fonagy, P., *Handbook of Mentalizing in Mental Health Practice* (S. 43–66). Washington DC: American Psychiatric Publishing.

Luyten, P., Campbell, C., Allison, E. & Fonagy, P. (2020). The mentalizing approach to psychopathology: State of the art and future directions. *Annual Review of Clinical Psychology*, *16*, 297–325. https://doi.org/10.1146/annurev-clinpsy-071919-015355

Madowitz, J., Matheson, B. E. & Liang, J. (2015). The relationship between eating disorders and sexual trauma. *Eating and Weight Disorders*, *20*(3), 281–293. https://doi.org/10.1007/s40519-015-0195-y

Main, M. & Goldwyn, R. (1996). *Adult Attachment Classification System*. Berkeley: University of California, Department of Psychology.

Malda-Castillo, J., Browne, C. & Perez-Algorta, G. (2019). Mentalization-based treatment and its evidence-base status: A systematic literature review. *Psychology and Psychotherapy*, 92(4), 465–498. https://doi.org/10.1111/papt.12195

Martinussen, M., Friborg, O., Schmierer, P., Kaiser, S., Øvergård, K. T., Neunhoeffer, A.-L., Martinsen, E. W., Rosenvinge, J. H. (2016). The comorbidity of personality disorders in eating disorders: A meta-analysis. *Eating and Weight Disorders – Studies on Anorexia, Bulimia and Obesity*. https://doi.org/10.1007/s40519-016-0345-x

Mason, T. B., Lesser, E. L., Dolgon-Krutolow, A. R., Wonderlich, S. A. & Smith, K. E. (2021). An updated transdiagnostic review of social cognition and eating disorder psychopathology. *Journal of Psychiatric Research*, *143*, 602–627. https://doi.org/10.1016/j.jpsychires.2020.11.019

Maxwell, H., Tasca, G. A., Grenon, R., Faye, M., Ritchie, K., Bissada, H. & Balfour, L. (2017). The role of coherence of mind and reflective functioning in understanding binge-eating disorder and co-morbid overweight. *Attachment & Human Development*, *19*(4), 407–424. https://doi.org/10.1080/14616734.2017.1318934

Maxwell, H., Tasca, G. A., Grenon, R., Ritchie, K., Bissada, H. & Balfour, L. (2017). Change in attachment states of mind of women with binge-eating disorder. *Clinical Psychology & Psychotherapy*, 24(6), 1292–1303. https://doi.org/10.1002/cpp.2095

Maxwell, H., Tasca, G. A., Grenon, R., Faye, M., Ritchie, K., Bissada, H. & Balfour, L. (2018). Change in attachment dimensions in women with binge-eating disorder following group psychodynamic interpersonal psychotherapy. *Psychotherapy Research, 28*(6), 887–901. https://doi.org/10.1080/10503307.2017.1278804

Mayes, L. C. (2006). Arousal regulation, emotional flexibility, medial amygdala function, and the impact of early experience: Comments on the paper of Lewis et al. *Annals of the New York Academy of Sciences, 1094*, 178–192. https://doi.org/10.1196/annals.1376.018

McAdams, C. J., Jeon-Slaughter, H., Evans, S., Lohrenz, T., Montague, P. R. & Krawczyk, D. C. (2016). Neural differences in self-perception during illness and after weight-recovery in anorexia nervosa. *Social Cognitive and Affective Neuroscience, 11*(11), 1823–1831. https://doi.org/10.1093/scan/nsw092

McCreary, D. R., Hildebrandt, T. B., Heinberg, L. J., Boroughs, M. & Thompson, J. K. (2007). A review of body image influences on men's fitness goals and supplement use. *American Journal of Men's Health, 1*(4), 307–316. https://doi.org/10.1177/1557988306309408

Meier, A. F., Zeeck, A., Taubner, S., Gablonski, T., Lau, I., Preiter, R., Gläser, H., Zipfel, S., Herzog, W., Wild, B., Friederich, H.-C., Resmark, G., Giel, K., Teufel, M., Burgmer, M., Dinkel, A., Herpertz, S., Löwe, B., Tagay, S., von Wietersheim, J., de Zwaan, M. & Hartmann, A. (2022). Mentalization-enhancing therapeutic interventions in the psychotherapy of anorexia nervosa: An analysis of use and influence on patients' mentalizing capacity. *Psychotherapy Research: Journal of the Society for Psychotherapy Research*, 1–13. https://doi.org/10.1080/10503307.2022.2146542

Meins, E., Fernyhough, C., Wainwright, R., Das Gupta, M., Fradley, E. & Tuckey, M. (2002). Maternal mind-mindedness and attachment security as predictors of theory of mind understanding. *Child Development, 73*(6), 1715–1726. https://doi.org/10.1111/1467-8624.00501

Milan, S. & Acker, J. C. (2014). Early attachment quality moderates eating disorder risk among adolescent girls. *Psychology & Health, 29*(8), 896–914. https://doi.org/10.1080/08870446.2014.896463

Miller, A. E., Racine, S. E. & Klonsky, E. D. (2019). Symptoms of anorexia nervosa and bulimia nervosa have differential relationships to borderline personality disorder symptoms. *Eating Disorders*, 1–14. https://doi.org/10.1080/10640266.2019.1642034

Miller-Bottome, M., Talia, A., Eubanks, C., Safran, J. & Muran, J. (2019). Secure in-session attachment predicts rupture solution: Negotiating a secure base. *Psychoanalytic Psychology, 36*(2), 132–138. https://doi.org/https.//doi.org/10.1037/pap0000232

Mitchell, K. S., Scioli, E. R., Galovski, T., Belfer, P. L. & Cooper, Z. (2021). Posttraumatic stress disorder and eating disorders: Maintaining mechanisms and treatment targets. *Eating Disorders, 29*(3), 292–306. https://doi.org/10.1080/10640266.2020.1869369

Molendijk, M. L., Hoek, H. W., Brewerton, T. D. & Elzinga, B. M. (2017). Childhood maltreatment and eating disorder pathology: A systematic review and dose-response meta-analysis. *Psychological Medicine, 47*(8), 1402–1416.

Morris, R., Bramham, J., Smith, E. & Tchanturia, K. (2014). Empathy and social functioning in anorexia nervosa before and after recovery. *Cognitive Neuropsychiatry, 19*(1), 47–57. https://doi.org/10.1080/13546805.2013.794723

Müller, C., Kaufhold, J., Overbeck, G. & Grabhorn, R. (2006). The importance of reflective functioning to the diagnosis of psychic structure. *Psychology and Psychotherapy, 79*(Pt 4), 485–494. https://doi.org/10.1348/147608305x68048

Nickel, K., Maier, S., Endres, D., Joos, A., Maier, V., Tebartz van Elst, L. & Zeeck, A. (2019). Systematic review: Overlap between eating, autism spectrum, and Attention-Deficit/Hyperactivity Disorder. *Frontiers in Psychiatry, 10*, 708. https://doi.org/10.3389/fpsyt.2019.00708

Nikodijevic, A., Buck, K., Fuller-Tyszkiewicz, M., de Paoli, T. & Krug, I. (2018). Body checking and body avoidance in eating disorders: Systematic review and meta-analysis. *European Eating Disorders Review, 26*(3), 159–185. https://doi.org/10.1002/erv.2585

Oldershaw, A., Hambrook, D., Tchanturia, K., Treasure, J. & Schmidt, U. (2010). Emotional theory of mind and emotional awareness in recovered anorexia nervosa patients. *Psychosomatic Medicine, 72*(1), 73–79. https://doi.org/10.1097/PSY.0b013e3181c6c7ca

Oldershaw, A., Lavender, T., Sallis, H., Stahl, D. & Schmidt, U. (2015). Emotion generation and regulation in anorexia nervosa: A systematic review and meta-analysis of self-report data. *Clinical Psychology Review, 39*, 83–95. https://doi.org/10.1016/j.cpr.2015.04.005

Pedersen, S. H., Lunn, S., Katznelson, H. & Poulsen, S. (2012). Reflective functioning in 70 patients suffering from Bulimia Nervosa: Reflective Functioning in Bulimia Nervosa. *European Eating Disorders Review, 20*(4), 303–310. https://doi.org/10.1002/erv.2158

Peñas-Lledó, E., Bulik, C. M., Lichtenstein, P., Larsson, H. & Baker, J. H. (2015). Risk for self-reported anorexia or bulimia nervosa based on drive for thinness and negative affect clusters/dimensions during adolescence: A three-year prospective study of the TChAD cohort: Drive for Thinness and Negative Affect. *International Journal of Eating Disorders, 48*(6), 692–699. https://doi.org/10.1002/eat.22431

Philips, B., Wennberg, P., Konradsson, P. & Franck, J. (2018). Mentalization-based treatment for concurrent Borderline Personality Disorder and Substance Use Disorder: A randomized controlled feasibility study. *European Addiction Research, 24*(1), 1–8. https://doi.org/10.1159/000485564

Pignatelli, A. M., Wampers, M., Loriedo, C., Biondi, M. & Vanderlinden, J. (2017). Childhood neglect in eating disorders: A systematic review and meta-analysis. *Journal of Trauma & Dissociation, 18*(1), 100–115. https://doi.org/10.1080/15299732.2016.1198951

Prefit, A.-B., Cândea, D. M. & Szentagotai-Tătar, A. (2019). Emotion regulation across eating pathology: A meta-analysis. *Appetite, 143*, 104438. https://doi.org/10.1016/j.appet.2019.104438

Prost-Lehmann, C., Shankland, R., França, L. R., Laurent, A. & Flaudias, V. (2018). Symptomatology long-term evolution after hospitalization for anorexia nervosa: Drive for thinness to explain effects of body dissatisfaction on type of outcome. *Psychiatry Research*, *266*, 212–217. https://doi.org/10.1016/j.psychres.2018.05.024

Rabito-Alcón, M. F., Baile, J. I. & Vanderlinden, J. (2021). Mediating factors between childhood traumatic experiences and eating disorders development: A systematic review. *Children (Basel, Switzerland)*, *8*(2), 114. https://doi.org/10.3390/children8020114

Racine, S. E. & Wildes, J. E. (2015). Dynamic longitudinal relations between emotion regulation difficulties and Anorexia Nervosa symptoms over the year following intensive treatment. *Journal of Consulting and Clinical Psychology*, *83*(4), 785–795. (WOS:000358683000012). https://doi.org/10.1037/ccp0000011

Reading, R., Safran, J., Origlieri, A. & Muran, J. (2019). Investigating therapist reflective functioning, therapeutic process, and outcome. *Psychoanalytic Psychology*, *36*(2), 115–121.

Reas, D. L., Pedersen, G. & Rø, Ø. (2016). Impulsivity-related traits distinguish women with co-occurring bulimia nervosa in a psychiatric sample. *The International Journal of Eating Disorders*, *49*(12), 1093–1096. https://doi.org/10.1002/eat.22606

Reich, G. (2001). Psychodynamische Aspekte der Bulimie und Anorexie. In: Reich, G. & Cierpka, M., *Psychotherapie der Essstörungen* (S. 51–67). 2. Aufl., Stuttgart, New York: Georg Thieme Verlag.

Reichert, M., Schlegel, S., Jagau, F., Timm, I., Wieland, L., Ebner-Priemer, U. W., Hartmann, A., Zeeck, A. (2019). Mood and dysfunctional cognitions constitute within-subject antecedents and consequences of exercise in eating disorders. *Psychotherapy and Psychosomatics*, 89(2), 119–121. https://doi.org/10.1159/000504061

Robinson, P. (2010). *MBT for Eating Disorders – A Manual.* Unpublizierter Text.

Robinson, P. H., Kukucska, R., Guidetti, G. & Leavey, G. (2015). Severe and enduring anorexia nervosa (SEED-AN): A qualitative study of patients with 20+ years of anorexia nervosa. *European Eating Disorders Review*, *23*(4), 318–326. https://doi.org/10.1002/erv.2367

Robinson, P. & Skårderud, F. (2019). Eating Disorders. In: Bateman, A. & Fonagy, P. (Hrsg.), *Mentalizing in Mental Health Practice* (S. 369–386). 2. Aufl., Washington DC: American Psychiatric Association Publishing.

Robinson, P., Hellier, J., Barrett, B., Barzdaitiene, D., Bateman, A., Bogaardt, A., Clare, A., Somers, N., O´Callaghan, A., Goldsmith, K., Kern, N., Schmidt, U., Morando, S., Ouellet-Courtois, C., Roberts, A., Skårderud, F. & Fonagy, P. (2016). The NOURISHED randomised controlled trial comparing mentalisation-based treatment for eating disorders (MBT-ED) with specialist supportive clinical management (SSCM-ED) for patients with eating disorders and symptoms of borderline personality disorder. *Trials*, *17*(1). https://doi.org/10.1186/s13063-016-1606-8

Robinson, P., Skårderud, F. & Sommerfeld, B. (2019). *Hunger*. Cham (Schweiz): Springer International Publishing.

Rosso, A. M. & Airaldi, C. (2016). Intergenerational transmission of reflective functioning. *Frontiers in Psychology, 7*, 1134. https://doi.org/10.3389/fpsyg.2016.01903

Rossouw, T. I. & Fonagy, P. (2012). Mentalization-based treatment for self-harm in adolescents: A randomized controlled trial. *Journal of the American Academy of Child and Adolescent Psychiatry*, 51(12), 1304-1313.e3. https://doi.org/10.1016/j.jaac.2012.09.018

Rothschild-Yakar, L., Levy-Shiff, R., Fridman-Balaban, R., Gur, E. & Stein, D. (2010). Mentalization and relationships with parents as predictors of eating disordered behavior. *The Journal of Nervous and Mental Disease, 198*(7), 501–507. https://doi.org/10.1097/NMD.0b013e3181e526c8

Rothschild-Yakar, L., Waniel, A. & Stein, D. (2013). Mentalizing in self vs. parent representations and working models of parents as risk and protective factors from distress and eating disorders. *The Journal of Nervous and Mental Disease, 201*(6), 510–518. https://doi.org/10.1097/NMD.0b013e3182948316

Rothschild-Yakar, L., Stein, D., Goshen, D., Shoval, G., Yacobi, A., Eger, G., Kartin, B. & Gur, E. (2019). Mentalizing self and other and affect regulation patterns in anorexia and depression. *Frontiers in Psychology, 10*. https://doi.org/10.3389/fpsyg.2019.02223

Rudden, M., Milrod, B., Target, M., Ackerman, S. & Graf, E. (2006). Reflective functioning in panic disorder patients: A pilot study. *Journal of the American Psychoanalytic Association*, 54(4), 1339–1343. https://doi.org/10.1177/00030651060540040109

Russell, T. A., Schmidt, U., Doherty, L., Young, V. & Tchanturia, K. (2009). Aspects of social cognition in anorexia nervosa: Affective and cognitive theory of mind. *Psychiatry Research, 168*(3), 181–185. https://doi.org/10.1016/j.psychres.2008.10.028

Sacchetti, S., Robinson, P., Bogaardt, A., Clare, A., Ouellet-Courtois, C., Luyten, P., Bateman, A. & Fonagy, P. (2019). Reduced mentalizing in patients with bulimia nervosa and features of borderline personality disorder: A case-control study. *BMC Psychiatry, 19*(1), 134. https://doi.org/10.1186/s12888-019-2112-9

Schaefer, L. M., Smith, K. E., Anderson, L. M., Cao, L., Crosby, R. D., Engel, S. G., Crow, S. J., Peterson, C. B. & Wonderlich, S. A. (2020). The role of affect in the maintenance of binge-eating disorder: Evidence from an ecological momentary assessment study. *Journal of Abnormal Psychology, 129*(4), 387–396. https://doi.org/10.1037/abn0000517

Schauenburg, H. & Hildenbrand, G. (2011). Stationäre Psychotherapie und Psychosomatik. In: Adler, R. H., Herzog, W., Jorschaschky, P., Köhle, K., Langewitz, W., Söllner, W. & Wesiak, W. (Hrsg.), *Psychosomatische Medizin – Theoretische Modelle und klinische Praxis*. (S. 561–571). 7. Aufl., München: Urban & Fischer.

Schmidt, U. & Treasure, J. (2006). Anorexia nervosa: Valued and visible. A cognitive-interpersonal maintenance model and its implications for research and practice. *British Journal of Clinical Psychology*, 45, 343–366.

Schnicker, K., Hiller, W. & Legenbauer, T. (2013). Drop-out and treatment outcome of outpatient cognitive-behavioral therapy for anorexia nervosa and bulimia nervosa. *Comprehensive Psychiatry*, 54(7), 812–823. https://doi.org/10.1016/j.comppsych.2013.02.007

Schultz-Venrath, U. (Hrsg.) (2011). *Psychotherapien in Tageskliniken. Methoden, Konzepte, Strukturen*. Berlin: Medizinisch Wissenschaftliche Verlagsgesellschaft.

Schultz-Venrath, U. (2020). Mentalisierungsbasierte Gruppenpsychotherapie (MBT-G). *PiD – Psychotherapie im Dialog, 21*(02), S. 44–49.

Schultz-Venrath, U. (2021). *Mentalisieren des Körpers*. Stuttgart: Klett-Cotta.

Schultz-Venrath, U. (2022a). Mind the Gap: Mentalisieren des Körpers. In: Leikert, S. (Hrsg.), *Konzepte zur Psychoanalyse der Körperlichkeit – Veränderungen der Behandlungstechnik in der psychodynamischen Psychotherapie* (S. 173-198). Frankfurt a. M.: Brandes & Apsel.

Schultz-Venrath, U. (2022b). Mentalizing shame, shamelessness and Fremdscham (shame by proxy) in groups. In: Badouk Epstein, O. (Hrsg.), *Shame Matters: Attachment and Relational Perspectives for Psychotherapists* (S. 90–113). London: Routledge.

Schultz-Venrath, U. (2023). *Lehrbuch Mentalisieren: Psychotherapien wirksam gestalten*. 4. Aufl., Stuttgart: Klett-Cotta.

Schultz-Venrath, U. & Felsberger, H. (2016). *Mentalisieren in Gruppen*. Stuttgart: Klett-Cotta.

Seidel, M., Petermann, J., Diestel, S., Ritschel, F., Boehm, I., King, J. A., Geisler, D., Bernardoni, F., Roessner, V., Goschke, T. & Ehrlich, S. (2016). A naturalistic examination of negative affect and disorder-related rumination in anorexia nervosa. *European Child & Adolescent Psychiatry*, 25(11), 1207–1216. https://doi.org/10.1007/s00787-016-0844-3

Seiffge-Krenke, I. (2009). *Psychotherapie und Entwicklungspsychologie*. 2. Aufl. Heidelberg: Springer Medizin.

Serpell, L., Treasure, J., Teasdale, J. & Sullivan, V. (1999). Anorexia Nervosa: Friend or foe? *International Journal of Eating Disorders*, 25, 177–186.

Simonsen, C. B., Jakobsen, A. G., Grøntved, S. & & Kjaersdam Telléus, G. (2020). The mentalization profile in patients with eating disorders: A systematic review and meta-analysis. *Nordic Journal of Psychiatry*, 74(5), 311–322. https://doi.org/10.1080/08039488.2019.1707869

Simonsen, S., Bateman, A., Bohus, M., Dalewijk, H. J., Doering, S., Kaera, A., Moran, P., Renneberg, B., Ribaudi, J. S., Taubner, S., Wilberg, T. & Mehlum, L. (2019). European guidelines for personality disorders: Past, present and future. *Borderline Personality Disorder and Emotion Dysregulation*, 6, 9. https://doi.org/10.1186/s40479-019-0106-3

Sivyer, K., Allen, E., Cooper, Z., Bailey-Straebler, S., O'Connor, M. E., Fairburn, C. G. & Murphy, R. (2020). Mediators of change in cognitive behavior therapy and interpersonal psychotherapy for eating disorders:

A secondary analysis of a transdiagnostic randomized controlled trial. *The International Journal of Eating Disorders*, 53(12), 1928–1940. https://doi.org/10.1002/eat.23390

Skårderud, F. (2007a). Eating one's words, Part I: ›Concretised metaphors‹ and reflective function in anorexia nervosa – an interview study. *European Eating Disorders Review*, 15(3), 163–174. https://doi.org/10.1002/erv.777

Skårderud, F. (2007b). Eating one's words: Part III. Mentalisation-based psychotherapy for anorexia nervosa – an outline for a treatment and training manual. *European Eating Disorders Review*, 15(5), 323–339. https://doi.org/10.1002/erv.817

Skårderud, F. & Fonagy, P. (2012). Eating disorders. In: Bateman, A. & Fonagy, P. (Hrsg.), *Handbook of mentalizing in mental health practice.* (S. 347–383). Washington DC: American Psychiatric Publishing, Inc.

Slade, P. D. (1994). What is body image? *Behaviour Research and Therapy*, 32(5), 497–502. https://doi.org/10.1016/0005-7967(94)90136-8

Sly, R., Morgan, J. F., Mountford, V. A. & Lacey, J. H. (2013). Predicting premature termination of hospitalised treatment for anorexia nervosa: The roles of therapeutic alliance, motivation, and behaviour change. *Eating Behaviors*, 14(2), 119–123. https://doi.org/10.1016/j.eatbeh.2013.01.007

Solomonov, N., van-Doorn, K. A., Lipner, L. M., Gorman, B. S., Milrod, B., Rudden, M. G., Chambless, D.L. & Barber, J. P. (2019). Panic-focused reflective functioning and comorbid borderline traits as predictors of change in quality of object relations in panic disorder treatments. *Journal of Contemporary Psychotherapy*, 49(4), 255–264. https://doi.org/10.1007/s10879-019-09434-7

Sonntag, M. & Russell, J. (2022). The mind-in-mind study: A pilot randomised controlled trial that compared modified mentalisation based treatment with supportive clinical management for patients with eating disorders without borderline personality disorder. *European Eating Disorders Review*, 30(3), 206–220. https://doi.org/10.1002/erv.2888

Spear, L. P. (2000). The adolescent brain and age-related behavioral manifestations. *Neuroscience and Biobehavioral Reviews*, 24(4), 417–463. https://doi.org/10.1016/s0149-7634(00)00014-2

Spitzer, C., Müller, S., Kerber, A., Hutsebaut, J., Brähler, E. & Zimmermann, J. (2021). Die deutsche Version der Level of Personality Functioning Scale – Brief Form 2.0 (LPFS-BF): Faktorenstruktur, konvergente Validität und Normwerte in der Allgemeinbevölkerung. *Psychotherapie, Psychosomatik, Medizinische Psychologie*, 71(7), 284–293. https://doi.org/10.1055/a-1343-2396

Stalujanis, E., Zeeck, A. & Euler, S. (2023). Mentalisieren und Mentalisierungsbasierte Therapie bei Essstörungen. *Psychodynamische Psychotherapie*, 22(1), 27–38. https://doi.org/ 10.21706/pdp-22-1-27

Stalujanis, E. & Euler, S. (2022). Mentalisieren und Mentalisierungsbasierte Therapie (MBT) – Einführung und Anwendungsmöglichkeiten. In: von Spreti, F., Bertram, W. & Fuchs, T. (Hrsg.), *Kunsttherapie kompakt. Schöpferisch denken – therapeutisch handeln* (S. 137–143). Stuttgart: Schattauer.

Staun, L. (2017). *Mentalisieren bei Depressionen.* Stuttgart: Klett-Cotta.
Staun, L. & Schultz-Venrath, U. (2023). Epistemisches Vertrauen, Misstrauen und Leichtgläubigkeit in psychodynamischen Gruppentherapien. In: Fonagy, P. & Nolte, T. (Hrsg.), *Epistemisches Vertrauen: Vom Konzept zur Anwendung in Psychotherapie und psychosozialer Beratung* (S. 339–363). Stuttgart: Klett-Cotta.
Stiles, W. B. (2009). Responsiveness as an obstacle for psychotherapy outcome research: It's worse than you think. *Clinical Psychology: Science and Practice, 16*(1), 86–91. https://doi.org/10.1111/j.1468-2850.2009.01148.x
Streeck, U. (2013). Implizites Beziehungswissen. *Psychotherapeut, 58*, 143–151.
Striegel-Moore, R. H. & Bulik, C. M. (2007). Risk factors for eating disorders. *American Psychologist, 62*(3), 181–198. https://doi.org/10.1037/0003-066X.62.3.181
Suchman, N. E., DeCoste, C. L., McMahon, T. J., Dalton, R., Mayes, L. C. & Borelli, J. (2017). Mothering from the inside out: Results of a second randomized clinical trial testing a mentalization-based intervention for mothers in addiction treatment. *Development and Psychopathology, 29*(2), 617–636. https://doi.org/10.1017/S0954579417000220
Svaldi, J., Griepenstroh, J., Tuschen-Caffier, B. & Ehring, T. (2012). Emotion regulation deficits in eating disorders: A marker of eating pathology or general psychopathology? *Psychiatry Research, 197*(1–2), 103–111. https://doi.org/10.1016/j.psychres.2011.11.009
Svaldi, J., Schmitz, F., Baur, J., Hartmann, A. S., Legenbauer, T., Thaler, C., von Wietersheim, J., de Zwaan, M., Tuschen-Caffier, B. (2019). Efficacy of psychotherapies and pharmacotherapies for Bulimia nervosa. *Psychological Medicine*, 49(6), 898–910. https://doi.org/10.1017/S0033291718003525
Swinbourne, J., Hunt, C., Abbott, M., Russell, J., St Clare, T. & Touyz, S. (2012). The comorbidity between eating disorders and anxiety disorders: Prevalence in an eating disorder sample and anxiety disorder sample. *Australian & New Zealand Journal of Psychiatry*, 46(2), 118–131. https://doi.org/10.1177/0004867411432071
Talia, A., Miller-Bottome, M., Katznelson, H., Pedersen, S. H., Steele, H., Schröder, P., Origlieri, A., Scharff, F. B., Giovanardi, G., Andersson, M., Lingiardi, V., Safran, J. D., Lunn, S., Poulsen, S. & Taubner, S. (2019). Mentalizing in the presence of another: Measuring reflective functioning and attachment in the therapy process. *Psychotherapy Research, 29*(5), 652–665. https://doi.org/10.1080/10503307.2017.1417651
Tanck, J. A., Hartmann, A. S., Svaldi, J. & Vocks, S. (2021). Effects of full-body mirror exposure on eating pathology, body image and emotional states: Comparison between positive and negative verbalization. *PloS One, 16*(9), e0257303. https://doi.org/10.1371/journal.pone.0257303
Tasca, G. A. (2019). Attachment and eating disorders: A research update. *Current Opinion in Psychology*, 25, 59–64. https://doi.org/10.1016/j.copsyc.2018.03.003

Tasca, G. A. & Balfour, L. (2014). Attachment and Eating Disorders: A Review of Current Research. *International Journal of Eating Disorders, 47*(7), 710–717. (WOS:000344352600006). https://doi.org/10.1002/eat.22302

Taubner, S., Kessler, H., Buchheim, A., Kächele, H. & Staun, L. (2011). The role of mentalization in the psychoanalytic treatment of chronic depression. *Psychiatry, 74*(1), 49–57. https://doi.org/10.1521/psyc.2011.74.1.49

Taubner, S. & Volkert, J. (2017). *Mentalisierungsbasierte Therapie für Adoleszente (MBT-A)*. Göttingen: Vandenhoeck & Ruprecht.

Taubner, S., Fonagy, P. & Bateman, A. (2019). *Mentalisierungsbasierte Therapie*. Göttingen: Hogrefe.

Tchanturia, K., Happe, F., Godley, J., Treasure, J., Bara-Carril, N. & Schmidt, U. (2004). Theory of Mind in anorexia nervosa. *European Eating Disorders Review, 12*(6), 361–366.

Tchanturia, K., Davies, H., Harrison, A., Fox, J. R., Treasure, J. & Schmidt, U. (2012). Altered social hedonic processing in eating disorders. *The International Journal of Eating Disorders*, 45(8), 962–969. (22693046). https://doi.org/10.1002/eat.22032

Thompson, J. K., van den Berg, P., Roehrig, M., Guarda, A. S. & Heinberg, L. J. (2004). The Sociocultural Attitudes Towards Appearance Scale-3 (SATAQ-3): Development and validation. *The International Journal of Eating Disorders*, 35(3), 293–304. https://doi.org/10.1002/eat.10257

Thompson-Brenner, H. & Westen, D. (2005). Personality subtypes in eating disorders: Validation of a classification in a naturalistic sample. *The British Journal of Psychiatry, 186*, 516–524. https://doi.org/10.1192/bjp.186.6.516

Thompson-Brenner, H., Satir, D. A., Franko, D. L. & Herzog, D. B. (2012). Clinician reactions to patients with eating disorders: A review of the literature. *Psychiatric Services*, 63(1), 73–78. https://doi.org/10.1176/appi.ps.201100050

Tishby, O. & Wiseman, H. (2022). Countertransference types and their relation to rupture and repair in the alliance. *Psychotherapy Research*, 32(1), 29–44. https://doi.org/10.1080/10503307.2020.1862934

Tomasello, M. (2018). Great apes and human development: A personal history. *Child Development Perspectives*, 12(3), 189–193. https://doi.org/10.1111/cdep.12281

Touyz, S., Le Grange, D., Lacey, H., Hay, P., Smith, R., Maguire, S., Bamford, B., Pike, K. M., Crosby, R. D. (2013). Treating severe and enduring anorexia nervosa: A randomized controlled trial. *Psychological Medicine*, 43(12), 2501–2511 (23642330). https://doi.org/10.1017/s0033291713000949

Treasure, J., Corfield, F. & Cardi, V. (2012). A three-phase model of the social emotional functioning in eating disorders. *European Eating Disorders Review: The Journal of the Eating Disorders Association*, 20(6), 431–438. https://doi.org/10.1002/erv.2181

Treasure, J. & Schmidt, U. (2013). The cognitive-interpersonal maintenance model of anorexia nervosa revisited: A summary of the evidence for cognitive, socio-emotional and interpersonal predisposing and perpetuating factors. *Journal of Eating Disorders, 1*(1), 13. https://doi.org/10.1186/2050-2974-1-13

Treasure, J., Willmott, D., Ambwani, S., Cardi, V., Clark Bryan, D., Rowlands, K. & Schmidt, U. (2020). Cognitive interpersonal model for Anorexia Nervosa revisited: The perpetuating factors that contribute to the development of the severe and enduring illness. *Journal of Clinical Medicine, 9*(3). https://doi.org/10.3390/jcm9030630

Ung, E. M., Erichsen, C. B., Poulsen, S., Lau, M. E., Simonsen, S. & Davidsen, A. H. (2017). The association between interpersonal problems and treatment outcome in patients with eating disorders. *Journal of Eating Disorders*, 5, 53. https://doi.org/10.1186/s40337-017-0179-6

van Eeden, A. E., van Hoeken, D. & Hoek, H. W. (2021). Incidence, prevalence and mortality of anorexia nervosa and bulimia nervosa. *Current Opinion in Psychiatry, 34*(6), 515–524. https://doi.org/10.1097/YCO.0000000000000739

Vermote, R., Lowyck, B., Luyten, P., Vertommen, H., Corveleyn, J., Verhaest, Y., Stroobants, R., Vandeneede, B., Vansteelandt, K. & Peuskens, J. (2010). Process and outcome in psychodynamic hospitalization-based treatment for patients with a personality disorder. *The Journal of Nervous and Mental Disease, 198*(2), 110–115. https://doi.org/10.1097/NMD.0b013e3181ccod59

Vocks, S., Legenbauer, T., Rüddel, H. & Troje, N. F. (2007). Static and dynamic body image in bulimia nervosa: Mental representation of body dimensions and biological motion patterns. *The International Journal of Eating Disorders, 40*(1), 59–66. https://doi.org/10.1002/eat.20336

Vogt, K. S. & Norman, P. (2019). Is mentalization-based therapy effective in treating the symptoms of borderline personality disorder? A systematic review. *Psychology and Psychotherapy, 92*(4), 441–464. https://doi.org/10.1111/papt.12194

von Schwanenflug, N., Müller, D. K., King, J. A., Ritschel, F., Bernardoni, F., Mohammadi, S., Geisler, D., Roessner, V., Biemann, R., Marxen, M. & Ehrlich, S. (2019). Dynamic changes in white matter microstructure in anorexia nervosa: Findings from a longitudinal study. *Psychological Medicine, 49*(9), 1555–1564. https://doi.org/10.1017/S003329171800212X

Ward, A., Ramsay, R., Turnbull, S., Steele, M., Steele, H. & Treasure, J. (2001). Attachment in anorexia nervosa: A transgenerational perspective. *The British Journal of Medical Psychology, 74*(Pt 4), 497–505. https://doi.org/10.1348/000711201161145

Watson, H. J., Yilmaz, Z., Thornton, L. M., Hübel, C., Coleman, J. R. I., Gaspar, H. A., … Bulik, C. M. (2019). Genome-wide association study identifies eight risk loci and implicates metabo-psychiatric origins for anorexia nervosa. *Nature Genetics, 51*(8), 1207–1214. https://doi.org/10.1038/s41588-019-0439-2

Werz, J., Voderholzer, U. & Tuschen-Caffier, B. (2022). Alliance matters: But how much? A systematic review on therapeutic alliance and outcome in patients with anorexia nervosa and bulimia nervosa. *Eating and Weight Disorders, 27*(4), 1279–1295. https://doi.org/10.1007/s40519-021-01281-7

Westen, D. & Harnden-Fischer, J. (2001). Personality profiles in eating disorders: Rethinking the distinction between axis I and axis II. *American Journal of Psychiatry, 158*, 547–562.

Winnicott, D. (1965). *The Maturational Process and the Facilitating Environment.* New York: International Universities Press. Deutsch: *Reifungsprozesse und fördernde Umwelt. Studien zur Theorie der emotionalen Entwicklung.* Gießen: Psychosozial-Verlag, 2002.

Wollburg, E., Meyer, B., Osen, B. & Lowe, B. (2013). Psychological change mechanisms in anorexia nervosa treatments: How much do we know? *Journal of Clinical Psychology, 69*(7), 762–773. (WOS:000320130600009). https://doi.org/10.1002/jclp.21945

World Health Organization (2022). *Beta Draft of the ICD-11 Classification of Mental and Behavioural Disorders. International Classification of Diseases.* Available online at: http://www.apps.who.int/classifications/icd11.

Wu, M., Hartmann, M., Skunde, M., Herzog, W. & Friederich, H.-C. (2013). Inhibitory control in bulimic-type eating disorders: A systematic review and meta-analysis. *PLoS ONE, 8*(12), e83412. https://doi.org/10.1371/journal.pone.0083412

Zakzanis, K. K., Campbell, Z. & Polsinelli, A. (2010). Quantitative evidence for distinct cognitive impairment in anorexia nervosa and bulimia nervosa. *Journal of Neuropsychology, 4*(Pt 1), 89–106. https://doi.org/10.1348/174866409X459674

Zeeck, A. (2016). SSRI in der psychodynamischen Psychotherapie der Bulimia nervosa. In: Küchenhoff, J. (Hrsg.), *Psychoanalyse und Psychopharmakologie* (S. 187–198). Stuttgart: Kohlhammer.

Zeeck, A. (2018). Gruppentherapie bei Essstörungen. In: Stauß, B. & Mattke, D. (Hrsg.), *Gruppenpsychotherapie – Lehrbuch für die Praxis* (S. 303–318). 2. Aufl., Berlin: Springer.

Zeeck, A. (2023). Psychodynamisch orientierte (teil-)stationäre Behandlung von Essstörungen. *Psychodynamische Psychotherapie, 22*(1), 15–26. https://doi.org/10.21706/pdp-22-1-15

Zeeck, A., Stelzer, N., Linster, H. W., Joos, A. & Hartmann, A. (2011). Emotion and eating in binge eating disorder and obesity. *European Eating Disorders Review, 19*(5), 426–437. https://doi.org/10.1002/erv.1066

Zeeck, A. & Schlegel, S. (2013). Sportprogramme und sporttherapeutische Interventionen bei Essstörungen – eine Übersicht. *Psychotherapie im Dialog, 4*, 62–65.

Zeeck, A., Herpertz-Dahlmann, B., Friederich, H.-C., Brockmeyer, T., Resmark, G., Hagenah, U., Ehrlich, S., Cuntz, U., Zipfel, S. & Hartmann, A. (2018). Psychotherapeutic treatment for Anorexia Nervosa: A systematic review and network meta-analysis. *Frontiers in Psychiatry, 9*, 158. https://doi.org/10.3389/fpsyt.2018.00158

Zeeck, A., Floesser, K. & Euler, S. (2018). *Mentalisierungsbasierte Therapie für Essstörungen. Psychotherapeut, 63*, 129–134.

Zeeck, A., Lau, I. & Flößer, K. (2020). Behandlung in psychosomatisch-psychotherapeutischen Tageskliniken. *Psychotherapeut, 65*(3), 211–222. https://doi.org/10.1007/s00278-020-00415-

Zeeck, A. & Ehrlich, S. (2021). Anorexia nervosa. In: Bauer, M., Meyer-Lindenberg, A., Kiefer, F., Philipsen, A. (Hrsg.), *Referenz: Psychische Störungen* (Kapitel 46, S. 414–424. Stuttgart: Thieme Verlag.

Zeeck, A., Endorf, K., Euler, S., Schaefer, L., Lau, I., Floesser, K., Geiger, V., Meier, A. F., Walcher, P., Lahmann, C. & Hartmann, A. (2021). Implementation of mentalization based treatment in a day hospital program for eating disorders – a pilot study. *European Eating Disorders Review, 29*(5), 783–801.

Zeeck, A., Taubner, S., Gablonski, T. C., Lau, I., Zipfel, S., Herzog, W., Wild, B., Friederich, H.-C., Resmark, G., Giel, K., Teufel, M., Burgmer, M., Dinkel, A., Herpertz, S., Löwe, B., Tagay, S., von Wietersheim, J., de Zwaan, M., Zettl, M., Meier, A. F. & Hartmann, A. (2022). In-session-reflective-functioning in Anorexia Nervosa: An analysis of psychotherapeutic sessions of the ANTOP study. *Frontiers in Psychiatry, 13*, 814441. https://doi.org/10.3389/fpsyt.2022.814441

Zeeck, A. & Nickel, K. (2023). Entwicklungsstörungen und Essstörungen. In: Tebartz van Elst, L., Lahmann, C., Zeeck, A., Biscaldi-Schäfer, M. & Riedel, A. (Hrsg.), *Entwicklungsstörungen über die Lebensspanne – Interdisziplinäre Perspektiven aus der Psychiatrie, Psychotherapie und Psychosomatik des Kindes-, Jugend und Erwachsenenalters* (S. 259–265). Stuttgart: Kohlhammer.

Zeegers, M. A. J., Colonnesi, C., Stams, G.-J. J. M. & Meins, E. (2017). Mind matters: A meta-analysis on parental mentalization and sensitivity as predictors of infant-parent attachment. *Psychological Bulletin, 143*(12), 1245–1272. https://doi.org/10.1037/bul0000114

Zettl, M., Taubner, S., Hutsebaut, J. & Volkert, J. (2019). Psychometrische Evaluation der deutschen Version des Semistrukturierten Interviews zur Erfassung der DSM-5 Persönlichkeitsfunktionen (STiP-5.1). *Psychotherapie, Psychosomatik, Medizinische Psychologie, 69*(12), 499–504. https://doi.org/10.1055/a-1010-6887

Zettl, M., Volkert, J., Vögele, C., Herpertz, S. C., Kubera, K. M. & Taubner, S. (2020). Mentalization and criterion A of the alternative model for personality disorders: Results from a clinical and nonclinical sample. *Personality Disorders, 11*(3), 191–201. https://doi.org/10.1037/per0000356

Zimmermann, J., Ehrenthal, J. C., Cierpka, M., Schauenburg, H., Doering, S. & Benecke, C. (2012). Assessing the level of structural integration using operationalized psychodynamic diagnosis (OPD): Implications for DSM-5. *Journal of Personality Assessment, 94*(5), 522–532. https://doi.org/10.1080/00223891.2012.700664

Zipfel, S., Giel, K. E., Bulik, C. M., Hay, P. & Schmidt, U. (2015). Anorexia nervosa: Aetiology, assessment, and treatment. *Lancet Psychiatry, 2*(12), 1099–1111. (WOS:000366093600031). https://doi.org/10.1016/s2215-0366(15)00356-9

Die Autorin und der Autor

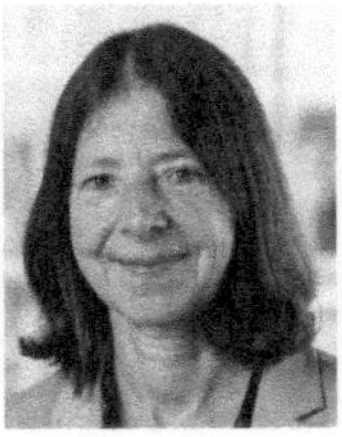

© Britt Schilling

Prof. Dr. med. Almut Zeeck, Fachärztin Psychosomatische Medizin und Psychotherapie, Fachärztin für Psychiatrie und Psychotherapie, Zusatzbezeichnung Psychoanalyse, zertifizierte MBT-Therapeutin. Gründungsmitglied der Deutschen Gesellschaft für Essstörungen (DGESS) sowie des MBT-D-A-CH. Mitglied der S3-Leitliniengruppe der AWMF 2004–2010 sowie 2015–2018. Forschungsschwerpunkte: Essstörungen, pathologisches Sport- und Bewegungsverhalten, Psychotherapieforschung, stationäre und tagesklinische Psychotherapie. Adolf-Meyer-Preis für Psychotherapieforschung 2009, Heigl-Preis für psychodynamisch orientierte Psychotherapieforschung 2016.
Leitende Oberärztin an der Klinik für Psychosomatische Medizin und Psychotherapie des Universitätsklinikums Freiburg (UKF).

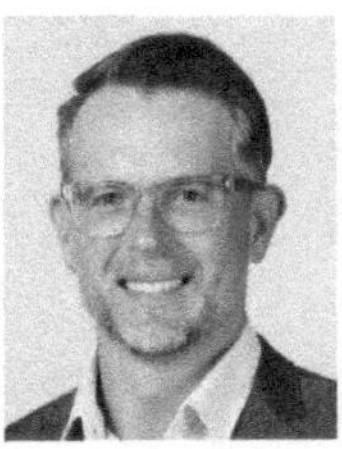

© privat

PD Dr. med. Sebastian Euler, Facharzt für Psychiatrie und Psychotherapie mit Zusatzqualifikation Psychosomatik (SAPPM) und Konsiliar- und Liaisonpsychiatrie (SSCLPP), Psychoanalytischer Psychotherapeut (EFPP) und Gruppenanalytiker (D3G), Ausbildung zum Trainer und Supervisor für Mentalisierungsbasierte Therapie (MBT) bei Anthony Bateman am Anna Freud Centre (AFCCF) in London, Forschungsaufenthalt 2017/18 am University College London (UCL) bei Peter Fonagy, Habilitation zur Psychotherapie der Borderline-Persönlichkeitsstörung an der Universität Zürich (UZH).
Stv. Klinikdirektor der Klinik für Konsiliarpsychiatrie und Psychosomatik am Universitätsspital Zürich (USZ). Stv. Vorsitzender MBT-D-A-CH (www.MBT-D-A-CH.net), Co-Herausgeber der *Psychodynamischen Psychotherapie* (PDP).